专病中西医结合诊疗丛书

慢性阻塞性肺疾病的中西医结合治疗

张　炜　李善群　主编

科学出版社
北京

内 容 简 介

慢性阻塞性肺疾病是一种常见的、可预防和可治疗的肺部疾病,是呼吸慢病中最重要的疾病之一。本书从中西医结合角度,以最新临床科研进展为依托,通过慢性阻塞性肺疾病的概念、发病病因和发病机制、临床表现、常见并发症、合并症、诊断、鉴别诊断、中西医结合治疗、中西医结合康复、中西医结合护理、自我管理、三级防控、预后与转归等角度,全面介绍慢性阻塞性肺疾病知识和最新研究成果。

本书适合从事呼吸系统疾病、中医内科学、全科医学诊疗工作者参考学习。

图书在版编目(CIP)数据

慢性阻塞性肺疾病的中西医结合治疗/张炜,李善群主编.--北京:科学出版社,2024.8.--(专病中西医结合诊疗丛书).-- ISBN 978-7-03-079200-6

Ⅰ. R563.9

中国国家版本馆 CIP 数据核字第 2024MP5588 号

责任编辑:陆纯燕/责任校对:谭宏宇
责任印制:黄晓鸣/封面设计:殷 靓

科学出版社 出版
北京东黄城根北街 16 号
邮政编码:100717
http://www.sciencep.com
南京文脉图文设计制作有限公司排版
上海锦佳印刷有限公司印刷
科学出版社发行 各地新华书店经销

*

2024 年 8 月第 一 版 开本:787×1092 1/16
2024 年 8 月第一次印刷 印张:16
字数:380 000
定价:90.00 元
(如有印装质量问题,我社负责调换)

孟子誉　上海市普陀区中心医院
赵稼莹　上海市嘉定区中医医院
胡赟皓　上海交通大学医学院附属同仁医院
都紫微　上海市嘉定区安亭镇黄渡社区卫生服务中心
栗　焱　上海中医药大学附属曙光医院
贾　维　上海市中西医结合医院
唐斌擎　上海市中医医院
黄浩丰　复旦大学附属中山医院
盛家刚　上海中医药大学附属岳阳中西医结合医院
鲍玉芳　上海市浦东新区中医医院

张炜序

慢性阻塞性肺疾病是一种常见的、可预防和可治疗的肺部疾病，是呼吸慢病中最重要的一种，也是慢性气道疾病中最重要的一种。我国20岁以上的成年人慢性阻塞性肺疾病患者总人数接近1亿，近年来患病率和病死率有逐年增高的趋势，给患者、家庭和社会都带来极大的负担。

在慢性阻塞性肺疾病全球防治创议组织（GOLD）推动下，近年来国内外医学同道们根据最新研究进展，不断推出新版慢性阻塞性肺疾病诊断、治疗和预防全球策略，促进了慢性阻塞性肺疾病诊疗的发展。国家卫生健康委员会及各学会组织，也不断制定、颁布和更新适合中国国情的规范、指南与共识，建立各类联盟，共同推动慢性阻塞性肺疾病的防控工作落地和进步。特别是近期在国家卫生健康委、国家中医药管理局和科技部的推进下，通过科技部重大研发计划，对慢性阻塞性肺疾病的康复和管理开展了深入研究，并取得了一批重点成果。

中医药对于慢性阻塞性肺疾病的临床和基础研究，近年来不断推进，成果丰硕，制定了一系列指南、专家共识和规范，对于疾病的病因、病机、分类、治疗和研究，形成了系列文件，并组织专家制定了《中药新药治疗慢性阻塞性肺疾病临床研究指导原则》等。特别是对于慢性阻塞性肺疾病的中医特色导引康复，涌现出系列研究成果，发表了《慢性阻塞性肺疾病中西医结合运动康复专家共识和操作指南》（*Expert consensus and operational guidelines on exercise rehabilitation of chronic obstructive pulmonary disease with integrating traditional Chinese medicine and Western medicine*）等国际专家共识。

本书基于上述中西医结合研究成果，结合科技部重大研发计划，综合诊断、治疗、康复特色，由国内一流中西医结合专家编撰而成，以馈读者。

上海中医药大学附属曙光医院　主任医师、教授
中国医药教育协会呼吸病运动康复分会　主任委员
中国中西医结合学会呼吸系统疾病专业委员会　副主任委员
慢性肺部疾病学术联盟　主任委员
2024 年 1 月 28 日

李善群序

　　慢性阻塞性肺疾病是发病率、致残率及病死率较高的重大慢性疾病,社会经济负担重,已成为影响人类健康的重要的公共卫生问题。据世界卫生组织估计,到 2030 年,慢性阻塞性肺疾病将成为全球第三大死亡原因,其中近 90% 为低收入和中等收入国家人群,造成极大的社会经济负担。2018 年"中国肺部健康研究"显示,40 岁以上成人慢性阻塞性肺疾病发病率高达 13.7%,按人口统计学数据来看,全中国 20 岁以上的成年人慢性阻塞性肺疾病患者约 1 亿人,做好慢性阻塞性肺疾病的防治工作意义重大。

　　最新版本的国内外指南均强调规范化治疗及慢病管理的重要性,尽管最近几年高效的复方支气管扩张剂吸入药物大量应用于临床,患者受益明显,但是临床疗效难以满足需求,结合中国患者的实际情况,建设具有中国特色的治疗体系尤为重要。

　　以祖国传统医学为特色的中西医结合应用于慢性阻塞性肺疾病的治疗,是中国特色的治疗体系和策略,临床治疗的疗效硕果累累。本人和张炜教授在科技部重点研发课题的实施过程中,结合中国患者的实际情况,创立和完善了基于祖国传统医学的中西医结合实施慢性阻塞性肺疾病的慢病管理和运动康复的多学科治疗体系,发表了具有原创性的 3 部国际指南和研究成果,极大地提升了中西医结合治疗慢性阻塞性肺疾病的理论和临床水平。我们坚信,坚持中西医结合必将极大地推动和完善疾病的治疗体系,壮大中国特色的慢性阻塞性肺疾病的治疗体系。

复旦大学附属中山医院　主任医师、教授

中国医药教育协会呼吸病康复专业委员会　主任委员

中国中西医结合学会呼吸系统疾病专业委员会　常务委员

2024 年 1 月 28 日

目录

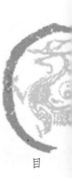

慢性阻塞性肺疾病的中西医结合治疗

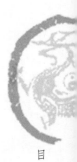

第一章 慢性阻塞性肺疾病的概念

慢性阻塞性肺疾病(chronic obstructive pulmonary disease，COPD)，简称慢阻肺，是一种常见的、可预防和可治疗的异质性肺部疾病。人们常谈到的"慢性支气管炎""肺气肿"就属于慢阻肺的范畴。慢阻肺虽然病变在肺部，但可引起全身(肺外)的不良反应。

慢阻肺是一个全球日益严重的健康问题。我国20岁以上的成年人慢阻肺患者总人数约1亿。近年来，我国慢阻肺的患病率和病死率有逐年增高的趋势，给患者、家庭和社会都带来极大的负担。在临床诊疗实践中，慢阻肺仍存在早期诊断率低和治疗不足或不规范等问题。慢阻肺早期诊断率低，使大量患者错过了尽早干预的重要时机。另外，流调结果表明，在我国临床实践中存在慢阻肺药物治疗不足和不规范，临床医师尤其是基层医疗机构医生对慢阻肺的认识和管理存在许多问题，包括中医中药的应用不广泛。本书从慢阻肺的最新指南、共识和研究成果出发，介绍慢阻肺中西医结合治疗的最新进展。

一、慢阻肺的定义

慢阻肺是一种异质性肺部疾病，其特征为由于气道异常(支气管炎、细支气管炎)和(或)肺泡异常(肺气肿)导致的慢性呼吸道症状(呼吸困难、咳嗽、咳痰加重)，导致持续的(通常是进行性的)气流受限。

二、慢阻肺的疾病范围

《慢性阻塞性肺疾病诊断、治疗和预防全球策略报告(2023)》[*Global Strategy for the Diagnosis, Management and Prevention of Chronic Obstructive Pulmonary Disease* (2023 report)，简称GOLD 2023]，认为任何主诉呼吸困难、慢性咳嗽或咳痰，有复发性下呼吸道感染史和(或)疾病风险因素暴露史的患者，均应考虑慢阻肺的诊断。凡年龄在40岁及以上，既往早产、出生低体重、儿童时期反复发生下呼吸道感染、中重度吸烟、有长期粉尘接触史，并存在以下任何一种情况：慢性咳嗽、咳痰、呼吸困难、反复下呼吸道感染史，临床医师均应考虑其罹患慢阻肺的可能。凡存在慢阻肺患病高风险人群均应进行肺功能检查以明确诊断。不具备肺功能检查条件的医疗机构，可通过筛查问卷发现疑诊患者，并将疑诊患者转诊至上级医院确诊。肺功能检查是诊断慢阻肺的必查项目：使用支气管扩张剂(如吸入沙丁胺醇400 μg)后第一秒用力呼气量(FEV_1)/用力肺活量(FVC)<70%，结合患者具备的相应危险因素、症状、体征，排除其他疾病(如支气管哮喘、心功能不全、支气管扩张、肺结核、闭塞性细支气管炎、弥漫性泛细支气管炎等)，即可诊断为慢阻肺。

三、慢阻肺国内外流行病学资料

（一）患病率特点

1. 总体趋势

根据阻塞性肺疾病负担（The Burden of Obstructive Lung Disease Initiative，BOLD）研究和其他大型流行病学研究估计，2017年全球慢阻肺患者近3亿，全人群患病率为3.9%。全球各地区关于慢阻肺患病率的报道在总体上均处于上升趋势。1990~2017年，全球慢阻肺患病率的相对增幅为5.9%，随着发展中国家吸烟率的升高，高收入国家老龄化加剧，慢阻肺的发病率预计在未来40年内持续上升，到2060年每年可能有超过540万人死于慢阻肺和相关疾病。

2. 不同国家或地区间的患病差异

美国一项研究发现，慢阻肺各州患病率不同，从夏威夷州的3.4%到西弗吉尼亚州的13.8%。欧洲调查显示，在北欧、西欧和中欧40岁及以上人群慢阻肺的患病率分别为11.5%、14.2%和14.1%。在亚洲地区，我国一项调查结果显示四川、甘肃、陕西等地区慢阻肺患病率较高。印度30岁及以上人群的慢阻肺患病率为7%。

3. 我国慢阻肺的患病情况

有研究显示，由于不同的经济水平、生活方式、人口老龄化模式，我国慢阻肺的患病率存在明显的地区差异。总体来看，全国农村地区慢阻肺患病率为14.9%，高于城市地区的12.2%。随着社会发展，人口老龄化日益加重，加之较高的吸烟率及环境污染，我国慢阻肺的发病率和死亡率还在逐年上升，总体来看，男性死亡率高于女性，农村高于城市。

（二）危险因素

目前许多研究结果表明，慢阻肺的具体发病机制是环境因素和个人因素相关作用的结果。一项Logistic回归分析结果显示，患者有吸烟史、慢阻肺遗传史、粉尘接触史和感染史均会加大慢阻肺发生的可能性。

1. 环境因素

GOLD 2023指出，吸烟是慢阻肺的关键环境因素，与非吸烟者相比，吸烟者的呼吸道症状和肺功能异常的发生率更高，FEV_1的年下降率更大，慢阻肺死亡率更高。同时被动暴露于香烟烟雾中也是危险因素。空气污染也会增加慢阻肺加重、住院和死亡的风险，研究表明，非吸烟风险因素占慢阻肺全球负担的50%以上。根据国内外研究结果可知，慢阻肺亦多发于有肺部疾病史和有长期粉尘接触史者，且其死亡率居全球第4位。此外，职业暴露产生的慢阻肺仍需探索。

2. 基因因素

GOLD 2023指出慢阻肺最相关的遗传风险因素是 *SERPINA1* 突变，导致丝氨酸蛋白酶的主要循环抑制剂 α1-抗胰蛋白酶（α1-antitrypsin，α1-AT）缺乏。

3. 肺的生长与发育

GOLD 2023认为肺功能轨迹是从出生后肺生长发育，直至肺功能达到峰值再由于肺生理性老化后肺功能减退的过程,在这个过程中,诸多因素如吸烟、营养不良、反复呼吸道感染等导致异常的肺生长发育,从而导致慢阻肺。

4. 经济社会地位

低经济社会地位地区由于空气污染严重、长期营养不良及频繁的感染,慢阻肺风险增加。

四、国内外慢阻肺相关指南、专家共识

慢阻肺诊治指南是临床防治诊治的重要指引,国内外有不少指南是各国临床上诊治慢阻肺的依据。目前国外比较有名的指南有《慢性阻塞性肺疾病诊断、治疗和预防全球策略报告》(*Global Strategy for the Diagnosis, Management and Prevention of Chronic Obstructive Pulmonary Disease*,简称 GOLD 指南)。美国胸科学会(American Thoracic Society, ATS)2020年发布了临床实践指南《慢阻肺的药物治疗》。欧洲呼吸学会(European Respiratory Society, ERS)/ATS 2017 年联合发布了《慢性阻塞性肺疾病急性加重的管理指南》(*Management of COPD exacerbations: a European Respiratory Society/American Thoracic Society guideline*)。英国国家卫生与临床优化研究所(National Institute for Health and Clinical Excellence)2019 年发布了《慢阻肺的诊断和管理指南》(NICE 指南)。国内制定的相关指南共识有《慢性阻塞性肺疾病诊治指南(2021 年修订版)》《慢性阻塞性肺疾病急性加重诊治中国专家共识(2023 年修订版)》《国际中医临床实践指南 慢性阻塞性肺疾病》等。

1. GOLD 2023

GOLD 指南始于 1998 年,由美国国立心、肺、血液研究所和世界卫生组织于 2001 年 4 月首次发表,并且每年根据最新进展更新,是目前世界上最权威的慢阻肺指南。GOLD 指南确立了以预后为核心的慢阻肺防治原则和判断标准,提出除了肺功能的分级,慢阻肺急性加重、生命质量评分和活动能力等与慢阻肺患者的长期预后密切相关,由此提出了综合判断指标和防治策略。

GOLD 2023 围绕国内外学者关注的热点问题,针对慢阻肺及急性加重定义、病情评估、初始治疗和随访期管理等做了 17 个方面修订。最重要的修订为慢阻肺定义更新:慢阻肺是一种异质性肺部状态,其特征是慢性呼吸系统症状(呼吸困难、咳嗽、咳痰),原因与气道异常(支气管炎、细支气管炎)和(或)肺泡异常(肺气肿)相关,通常表现为持续性、进行性加重的气流受限。GOLD 2023 根据最新的研究更新了背景信息,提出了不同危险因素的慢阻肺分型和相应的新术语。GOLD 2023 突破性地由 ABCD 评估更新到 ABE 评估,A、B 组患者分组模式不变;C、D 组则更新为 E 组分组模式,明确 E 组评估与呼吸困难和慢阻肺评估测试(COPD assessment test, CAT)症状评分无关,将既往 1 年中发生≥2 次中度急性加重和(或)住院次数≥1 次的高风险人群共同归为 E 组统一管理。GOLD 2023 将慢阻肺急性加重定义为 14 日内发生的以呼吸困难和(或)咳嗽和咳痰增加为特征的事件,可能伴有呼吸急促和(或)心动过速,通常与感染、污染或其他气道损伤引起的局部和全身炎症增加有关。

2.《慢阻肺的药物治疗》

该指南里所解决的问题来源于临床实践,重点关注对临床实践有重要影响的干预与决

策,并兼顾实际推荐意见的可行性。最后专家组筛选出6个有关慢阻肺临床治疗的重要问题,重点强调了双支气管扩张剂在慢阻肺治疗中的应用及地位。该指南推荐对于呼吸困难或运动不耐受的慢阻肺患者,可使用长效 β_2 受体激动剂(long-acting β_2 agonist,LABA)/长效抗胆碱能药物(long-acting muscarinic antagonist,LAMA)联合治疗,而不是长效 β_2 受体激动剂或长效抗胆碱能药物单药治疗。该指南引用文献及临床研究进一步证实,长效 β_2 受体激动剂/长效抗胆碱能药物可显著改善肺功能和运动耐力。

3.《慢性阻塞性肺疾病急性加重的管理指南》

该指南为慢阻肺急性加重的治疗提供了临床建议。综合全面的证据以总结所有可用的相关证据。慢阻肺的慢性和进展性过程通常被"急性加重"中断,临床上定义为呼吸道症状加重,尤其是呼吸困难、咳嗽和咳痰加重,以及脓性痰增加。慢阻肺急性加重会对患者生活质量产生不良影响,加速疾病进展,并可导致住院和死亡。其他基于证据的临床实践指南建议使用吸入支气管扩张剂治疗慢阻肺急性加重,并吸氧以治疗低氧血症。应为所有慢阻肺患者提供适当的肺康复治疗,包括近期因慢阻肺急性加重入院的患者。强烈推荐急性呼吸衰竭或慢性呼吸衰竭急性加重患者进行无创机械通气(non-invasive ventilation,NIV);条件性推荐门诊患者口服糖皮质激素,住院患者口服(而不是静脉应用)糖皮质激素;条件性推荐慢阻肺急性加重患者接受抗生素治疗、开展家庭医疗和出院后3周内开始家庭医疗治疗;不推荐住院期间即开始肺康复治疗。该指南提出相关推荐和建议,涉及慢阻肺急性加重的糖皮质激素、抗生素治疗,无创机械通气,家庭医疗和早期康复治疗。这些推荐基于全新的循证医学证据。

4.《慢阻肺的诊断和管理指南》(NICE 指南)

该指南更新的内容,主要是关于慢阻肺稳定期的管理,其中包括患者的教育与自我管理、肺减容术(lung volume reduction surgery,LVRS)的评估及家庭氧疗的应用,必要时结合旧版指南的观点加以阐述。慢阻肺的高效管理要求整合初级与二级保健方案,需要多学科专家组成的团队参与。该指南强调要确保每一位患者都能得到优质护理,不管是在医院还是在社区,不管是年轻起病的患者还是那些进展迅速、频繁出现急性加重、伴随多种合并症、有缺氧症状的患者,或是需要评估能否行肺减容术的慢阻肺患者,都能得到专业的护理服务。准确的诊断需要质控可靠的肺功能测定。呼吸系统评估应该注意包括相关合并症的评估,因为在慢阻肺中共患疾病是很常见的。需要积极评估吸入疗法,尤其是应该了解慢阻肺患者使用吸入性糖皮质激素的理由。在英国,获得肺减容术的机会是有限的,意味着大量这方面的需求未得到满足。肺康复路径将被纳入肺减容术的常规评估中,以便在肺康复结束时对仍受限于呼吸困难的患者进行可能的后续呼吸系统评估,以确定他们是否符合肺减容术的条件。

5.《慢性阻塞性肺疾病诊治指南(2021 年修订版)》

为了及时反映国内外的研究进展,更好地指导我国慢阻肺的临床诊治和研究工作,中华医学会呼吸病学分会慢性阻塞性肺疾病学组和中国医师协会呼吸医师分会慢性阻塞性肺疾病工作委员会组织专家制定了《慢性阻塞性肺疾病诊治指南(2021 年修订版)》。该指南提出了将危险因素、筛查问卷和普及肺功能应用相结合的策略,期望提高慢阻肺的早期诊断率,减少漏诊率;根据最新的研究证据对疾病综合评估、稳定期药物治疗、急性加重的评估、

慢性阻塞性肺疾病的中西医结合治疗

规范化治疗、后续访视和预防急性加重等方面做出了相应的调整,并对慢阻肺诊疗及临床研究方向提出了新的思考和展望。同时该指南提出了慢阻肺的诊断流程:对于年龄≥40岁和(或)有危险因素暴露史,有慢性咳嗽、咳痰、呼吸困难等症状的患者,应考虑行肺功能检查明确诊断。当不具备肺功能检查条件时,基层医生可以通过问卷筛查发现高危人群,提醒疑诊患者到上级医院行肺功能检查以使患者早日接受诊治。非高危个体则建议由基层医院定期随访。慢阻肺患者在二级及以上医院明确诊断、确定治疗方案后,应到基层医疗机构接受长期管理。稳定期药物治疗是长期管理的核心内容。全科医生应掌握稳定期慢阻肺的基本药物治疗。强调基层是慢阻肺早期筛查与稳定期管理的中坚力量。

6.《慢性阻塞性肺疾病急性加重诊治中国专家共识(2023年修订版)》

为了与国际上慢性阻塞性肺疾病急性加重期(acute exacerbation of chronic obstructive pulmonary disease,AECOPD,简称慢阻肺急性加重)诊断和治疗新进展相接轨,以及更好地推动慢阻肺急性加重预防、诊断和分级诊疗,在总结慢阻肺急性加重国内外临床诊治经验的基础上,《国际呼吸杂志》于2023年2月正式发布《慢性阻塞性肺疾病急性加重诊治中国专家共识(2023年修订版)》。本次更新结合了GOLD 2023及罗马提案中慢阻肺急性加重定义及严重程度分类的更新。新定义中,慢阻肺急性加重是一种急性事件,慢阻肺患者呼吸困难和(或)咳嗽、咳痰症状加重,症状恶化发生在14日内,可能伴有呼吸急促和(或)心动过速,通常是因为呼吸道感染、空气污染造成局部或全身炎症反应加重,或者因损伤气道的其他原因所致,意在体现慢阻肺急性加重发生发展过程的诱因。另外,结合罗马提案与新版GOLD指南,建议慢阻肺急性加重按严重程度分为无呼吸衰竭、急性呼吸衰竭-不危及生命和急性呼吸衰竭-危及生命三种,为分级治疗提供依据。结合部分客观指标修订了定义及严重程度分级标准,更加科学准确。还修订了慢阻肺急性加重发病原因,细化了抗菌药物经验性选择建议,对支气管扩张剂及糖皮质激素的使用、呼吸支持与氧疗策略等也进行了修订。

7.《国际中医临床实践指南 慢性阻塞性肺疾病》

该指南的研制过程严格遵守世界中医药学会联合会发布的《标准制定和发布工作规范》(SCM0001-2009)、《世界中联各专业委员会专业技术标准制定实施办法》(世界中联秘发〔2011〕20号)等文件要求,其结合近年来国内外临床研究证据,进行推荐分级的评估、制定与评价(grading of recommendations assessment, development, and evaluation, GRADE)证据分级和意见推荐,经过专家名义组会议讨论形成,为首个体现分期分级治疗的国际中医诊疗指南。

该指南最终形成39条推荐意见,其中强推荐使用18条、弱推荐使用21条。内容主要包括前言、引言、范围、规范性引用文件、术语及定义、流行病学特点、诊断、病因病机、辨证论治、其他治法、预防调护、附录12个部分。其中,辨证论治包括3期10证:急性加重期,包括风寒袭肺证、外寒内饮证、痰热壅肺证、痰浊阻肺证、痰蒙神窍证;急性加重危险窗期;稳定期,包括肺气虚证、肺脾气虚证、肺肾气虚证、肺肾气阴两虚证,以及兼证血瘀证。该指南对慢阻肺分期分级治疗明确指出了每个证候的症状、诊断、治法、方药、中成药等内容,同时规范了病因病机、其他治法、预防调护的基本内容。该指南的发布进一步提升了中医药防治慢阻肺的规范化程度,为海内外从事慢阻肺防治的中医、中西医结合临床医师提供了指导性意见,提高了中医药防治慢阻肺水平。

五、慢阻肺的中医认识

我国古代医学中无"慢性阻塞性肺疾病"这一病名，其根据发病机制、症状、体征等特点可归于"肺胀""咳嗽""痰饮""喘证"等疾病范畴，其中"肺胀"最符合本病特点。中医内科学将肺胀定义为常继发于肺咳、哮病等之后，因肺气长期壅滞，肺叶恒久膨胀、不能敛降，而胀廓充胸。肺胀反复发作，迁延不愈，肺、脾、肾三脏虚损，从而导致肺管不利、气道不畅、肺气壅滞、胸膺胀满，以喘息气促、咳嗽咳痰、胸部胀满、胸闷如塞、唇甲发绀、心悸浮肿，甚至昏迷、喘脱为临床特征的病证。肺胀既是一个独立的疾病，也可能是其他疾病过程中所表现的证候。《黄帝内经》首先提出了肺胀的病名，如《灵枢·胀论》中所载"肺胀者，虚满而喘咳"，明确指出肺胀的主要症状有三种，即咳、喘和胸闷。两汉时期张仲景又对其进行了发挥，主要体现在病因病机、证候分类、治法方药方面，为后来医家辨治肺胀奠定了基础。其在《金匮要略·肺痿肺痈咳嗽上气病脉证并治》中指出"咳而上气，此为肺胀，其人喘，目如脱状"，不仅提及了肺胀的病因，同时指出了肺胀的病机和症状。此外，《金匮要略·痰饮咳嗽病脉证并治》中所述支饮，症见"咳逆倚息，短气不得卧，其形如肿"也与本病类似。《诸病源候论·咳逆短气候》中也记载了肺胀的病机"肺虚为微寒所伤则咳嗽，嗽则气还于肺间则肺胀，肺胀则气逆，而肺本虚，气为不足，复为邪所乘，壅否不能宣畅，故咳逆，短乏气也"，说明肺气本虚，复感外寒引发肺胀，因肺居上焦，主气，司呼吸，开窍于鼻，外合皮毛，无论邪从口鼻而入还是经皮毛而侵，肺先受之，肺失宣降，发为喘咳，肺气上逆而为咳，升降失常则为喘。若反复感受邪气，则肺伤气弱，痰饮留滞。《丹溪心法·咳嗽》云："肺胀而嗽，或左或右不得眠，此痰挟瘀血碍气而病。"进一步阐述了痰瘀互结阻碍肺气的理论。肺胀主要病位在肺，日久累及心、脾、肾。肺主气，心主血脉，肺与心脉相通，肺气辅佐心脏运行血脉，肺虚治节失职，久则病及于心，肺心同病，形成气滞血瘀、气虚血瘀的转化，可见心悸、胸闷、憋喘、发绀、舌暗。脾主运化，肺病及脾，子盗母气，脾失健运，水湿内停，酿湿生痰，上贮于肺，肺脾两虚而见咳喘咯痰。肾主水，肾虚无以制水，水气凌心，则加重心悸、气短。肺为气之主，肾为气之根，肺主呼吸，肺气应下行归于肾，肾气又有摄纳肺气的作用，咳喘日久，肺虚及肾，肺不主气，肾不纳气，而见气短难续，动则尤甚，发为虚喘。迁延日久，肺气闭郁，脾肾气（阳）虚，肺气闭郁不得宣发肃降，脾虚不能运化水湿，肾虚不能化气行水，三焦水道通调失司，饮溢肌肤，则为水肿，凌心射肺发为喘咳心悸；心阳根于命门真火，如肾阳不振，可致阳虚水泛，甚至心肾阳衰，出现喘脱等危候。肺气衰竭，清气不得入而匮乏，浊气不得出而内蕴，脑神清窍既失清气煦养又受浊气蒙蔽，神明失主，轻则精神恍惚，精神错乱，重则神昏谵语，甚则神气涣散，转为危证、险证。《医宗金鉴》曰："风寒之邪，入于营卫，挟痰上逆，则咳而上气。烦躁而喘，肺气壅逆，谓之肺胀。"认为肺胀由外感风寒、内停水饮、风水相搏、肺气壅逆所致。《张氏医通》云："盖肺胀者实证居多。"《诊治汇补》云："又有气散而胀者，宜补肺；气逆而胀者，宜降气。"提示肺胀也要分虚实辨证论治。

武维屏教授认为慢阻肺的病位主要在肺、脾、肾三脏，气虚、气阴两虚或阴阳两虚是慢阻肺发生发展的病理基础，痰浊、瘀血既是虚损的病理产物，又是病机演变过程，虚、痰、瘀三者相互影响，贯穿疾病始终。洪广祥教授认为宗气虚是慢阻肺稳定期的基本病机，并指出阳气虚衰为慢阻肺的本虚,痰瘀阻肺为慢阻肺的标实。周仲瑛教授将慢阻肺的病机特点总结为肺虚痰瘀。晁恩祥教授指出肺胀之病变多在肺,肺是气之主宰,肾是气之根源,慢阻肺病位在肺、肾两脏,稳定期以虚为主。李建生教授指出正虚邪实是本病的主要病机,正虚以肺虚为主,先伤肺气,随着病程发展,阴阳两虚,出现邪实(以痰、瘀、湿为主),导致病情迁延难愈。

对于药物治疗,《金匮要略·肺痿肺痈咳嗽上气病脉证治》中有"咳而上气,此为肺胀,其人喘,目如脱状,脉浮大者,越婢加半夏汤主之""肺胀,咳而上气,烦躁而喘,脉浮者,心下有水,小青龙加石膏汤主之"之言。早在东汉时期张仲景便提出了肺胀的治疗。后世学者通过将肺胀分为不同证型以辨证论治。

-- 参 考 文 献 --

陈麒,张学超,蔡淦,等,2017. 健脾化痰方治疗肺脾两虚型慢性阻塞性肺疾病临床疗效及对气道炎症影响评价[J]. 北京中医药,36(4):294-298.

佚名,2017. 慢性阻塞性肺疾病急性加重诊治中国专家共识(2017)更新要点[J]. 实用心脑肺血管病杂志,25(11):50.

慢性阻塞性肺疾病急性加重诊治专家组,2023. 慢性阻塞性肺疾病急性加重诊治中国专家共识(2023年修订版)[J]. 国际呼吸杂志,43(2):132-149.

邱晨,王凤燕,陈荣昌,2019. 推进健康中国慢性呼吸系统疾病防治行动计划的实施[J]. 中华医学杂志,99(48):3761-3764.

中华医学会呼吸病学分会慢性阻塞性肺疾病学组,中国医师协会呼吸医师分会慢性阻塞性肺疾病工作委员会,2021. 慢性阻塞性肺疾病诊治指南(2021年修订版)[J]. 中华结核和呼吸杂志,44(3):170-205.

钟南山,2012. 早发现、早诊断和早干预应是我国慢性阻塞性肺疾病防治的主要研究方向[J]. 中华结核和呼吸杂志,35(4):243-245.

Agustí A, Celli B R, Criner G J, et al. , 2023. Global initiative for chronic obstructive lung disease 2023 report: gold executive summary[J]. European Respiratory Journal, 61(4): 2300239.

Chronic Respiratory Disease Collaborators G B D, 2020. Prevalence and attributable health burden of chronic respiratory diseases, 1990-2017: a systematic analysis for the Global Burden of Disease Study 2017[J]. The Lancet Respiratory Medicine, 8(6): 585-596.

Fang L W, Gao P, Bao H L, et al. , 2018. Chronic obstructive pulmonary disease in China: a nationwide prevalence study[J]. The Lancet Respiratory Medicine, 6(6): 421-430.

Li J S, Li S Y, Yu X Q, et al. , 2012. Bu-Fei Yi-Shen Granule combined with acupoint sticking therapy in patients with stable chronic obstructive pulmonary disease: a randomized, double-blind, double-dummy, active-controlled, 4-center study[J]. Journal of Ethnopharmacology, 141(2): 584-591.

Li S Y, Li J S, Wang M H, et al. , 2012. Effects of comprehensive therapy based on traditional Chinese medicine patterns in stable chronic obstructive pulmonary disease: a four-center, open-label, randomized, controlled study[J]. BMC Complementary and Alternative Medicine, 12: 197.

Orozco-Levi M, Garcia-Aymerich J, Villar J, et al. , 2006. Wood smoke exposure and risk of chronic obstructive pulmonary disease[J]. The European Respiratory Journal, 27(3): 542-546.

Shen Y C, Chen L, Wen F Q, 2018. Interpretation of 2019 Global Strategy for the Diagnosis, Management and Prevention of chronic Obstructive Pulmonary Disease[J]. Zhonghua Yi Xue Za Zhi, 98(48): 3913-3916.

Shergis J L, Thien F, Worsnop C J, et al. , 2019. 12-month randomised controlled trial of ginseng extract for moderate COPD[J]. Thorax, 74(6): 539-545.

Wang C, Xu J Y, Yang L, et al. , 2018. Prevalence and risk factors of chronic obstructive pulmonary disease in China (the China Pulmonary Health[CPH]study): a national cross-sectional study[J]. The Lancet, 391(10131): 1706-1717.

Wang N, Cong S, Fan J, et al. , 2020. Geographical disparity and associated factors of COPD prevalence in China: a spatial analysis of national cross-sectional study[J]. International Journal of Chronic Obstructive Pulmonary Disease, 15: 367-377.

Zha Z Q, Leng R X, Xu W, et al. , 2019. Prevalence and risk factors of chronic obstructive pulmonary disease in Anhui Province, China: a population-based survey[J]. BMC Pulmonary Medicine, 19(1): 102.

第一章 慢性阻塞性肺疾病的概念

第二章　慢性阻塞性肺疾病的
病因和发病机制

第一节　西医病因、发病机制和分子生物学研究

一、发病危险因素

一般认为慢阻肺的危险因素可分为宿主因素和环境因素两方面。宿主因素通常属于内源性的,主要包括遗传、气道高反应性和容易反复感染的个体体质;环境因素通常属于接触性的,包括吸烟、生物燃料、职业暴露和空气污染,以及微生物的感染。此外,社会经济状况较差的人群慢阻肺的发病率更高,这种社会经济状况使其更容易暴露在环境危险因素中,因此更容易罹患本病。

(一)宿主因素

遗传因素可增加发生慢阻肺的易感性。同样是吸烟者,即使吸烟的情况相似,也仅15%左右的吸烟者发生慢阻肺,说明机体对吸烟的反应存在个体差异。慢阻肺易患基因的研究进展表明,比较明确的 α1-抗胰蛋白酶缺乏症与非吸烟者肺气肿发生有关。其他如α尼古丁乙酰胆碱受体、编码基质金属蛋白酶 12(matrix metalloproteinase 12,MMP12)等都对发展为慢阻肺有一定的促进作用。最近的研究显示气道高反应性与慢阻肺发病有关,气道高反应者 FEV_1 的年降低率较高。欧洲共同体呼吸健康调查的结果显示,气道高反应占人群归因风险度的15%,仅次于吸烟。在之前的研究也发现在气道高反应性不存在哮喘的情况下也会极大影响 FEV_1 下降速度。哮喘患者比非哮喘患者发展成为慢阻肺的风险高 12 倍。

此外,分娩过程、出生时体重和儿童期重度呼吸道感染史等相关的肺发育生长状况也是慢阻肺发病的宿主因素。

(二)环境因素

1. 吸烟和生物燃料

烟草中含焦油、尼古丁和氢氰酸等化学物质,可损伤气道上皮细胞,使纤毛运动功能减退和巨噬细胞吞噬功能降低;支气管黏液腺肥大、杯状细胞增生,黏液分泌增多,使气道净化能力下降;支气管黏膜充血水肿、黏液积聚,容易继发感染,慢性炎症及吸烟刺激黏膜下感受器,使副交感神经功能亢进,引起支气管平滑肌收缩,气流受限。二手烟暴露也会引起慢阻

肺发病,相关研究显示被动吸烟者吸入烟草燃烧后的某些化学毒性物质浓度更高,对肺组织的损伤更大。

生物燃料是指木材、农作物、动物粪便,这些物质燃烧过程中产生的烟雾也是导致慢阻肺的环境危险因素,这在欠发达国家或地区更为常见。

2. 职业暴露和空气污染

在职业活动中长期从事刺激性化学物质高风险作业可引发慢阻肺。这些刺激性化学物质主要包括氯气、二氧化硫、氮氧化物、氨、甲醛、光气、甲胺、五氧化二磷等。职业性粉尘(二氧化硅、煤尘、棉尘和蔗尘等)的浓度过大或接触时间过久,也可导致慢阻肺的发生。空气污染物中的颗粒物质和有害气体物质对支气管黏膜有刺激和细胞毒性作用。有研究表明,暴露于细颗粒物($PM_{2.5}$)、可吸入颗粒物(PM_{10})、氮氧化物和二氧化氮(NO_2)等颗粒物环境中的时间与慢阻肺风险呈正相关。$PM_{2.5}$暴露与遗传风险和生活方式有显著的相互作用。

3. 微生物的感染

呼吸道感染不仅容易引起慢阻肺,而且慢性感染可使稳定期慢阻肺急性加重。病毒感染属于其中一种,病毒侵入呼吸道使气道损伤,同时可导致细菌感染,引发慢性炎症,破坏肺实质,加重慢阻肺。儿童期下呼吸道感染可通过影响肺的发育导致成年后肺部暴露于危险因素时患慢阻肺的可能性增加。急性肺炎衣原体感染是慢阻肺急性加重的重要影响因素,与稳定期无显著相关性;慢性肺炎衣原体感染是慢阻肺急性加重和稳定期的重要影响因素,可能参与慢阻肺的发病机制及病理过程。

(三)社会经济地位

较低的社会经济地位也是慢阻肺发病的一项独立危险因素。这是因为个人收入及社会经济地位与人们的生活质量及医疗保健水平密切相关。在中国开展的流行病学调查研究显示,收入水平与慢阻肺患病的危险性呈负相关。虽然目前较低的社会经济地位与慢阻肺之间的机制尚不清楚,但是与贫穷和较低的社会经济地位相关的因素,如环境拥挤、空气污染、免疫功能不全及营养不良等在一定程度上可能和慢阻肺的发生有关。

二、病因和发病机制

(一)蛋白酶-抗蛋白酶失衡

正常人体内蛋白酶和抗蛋白酶平衡是保护肺组织结构免受破坏的重要环节。抗蛋白酶系统中 α1-抗胰蛋白酶活性最强。α1-抗胰蛋白酶缺乏者极易发生肺气肿。除弹性蛋白和α1-抗胰蛋白酶以外,还有其他蛋白酶-抗蛋白酶系统参与发病。此外,各种原因使蛋白酶释放过度和抗蛋白酶的失活,造成后者相对不足也是发病原因。吸烟可使 α1-抗胰蛋白酶失活,同时吸烟引起中性粒细胞和肺泡巨噬细胞在肺内聚集,并释放内源性弹性蛋白酶,降解肺泡外基质。

（二）慢性炎症

引起慢阻肺的各种因素如吸烟、大气污染、职业性粉尘和有害气体及感染等均可引起支气管慢性炎症。黏膜充血水肿，黏膜下多种炎性细胞浸润，黏液腺和杯状细胞增生肥大，分泌物旺盛。T 细胞中 $CD8^+$ 细胞明显增高，$CD4^+/CD8^+$ 细胞比例降低。肿瘤坏死因子-α（tumor necrosis factor-α，TNF-α）由激活的巨噬细胞、肥大细胞和其他炎症细胞产生，可刺激黏附分子表达，并激活基质金属蛋白酶。慢阻肺患者痰中除白细胞介素-8（interleukin-8，IL-8）、TNF-α 浓度较高外，白三烯 B4（leukotriene B4，LTB4）也增高。慢性支气管炎造成支气管狭窄，形成不完全阻塞，吸气相气体容易进入肺泡，呼气相支气管闭合造成气体潴留。

（三）氧化-抗氧化失衡

为了维护肺细胞的正常结构和功能，体内存在氧化物毒性与抗氧化保护机制之间的平衡，一旦打破，会引起肺损伤。体内氧化物可以由正常肺细胞呼吸过程产生，也可以在炎症过程中由巨噬细胞产生，也可以源于吸入的污染物。氧化应激不仅直接损伤肺组织，还可使抗蛋白酶氧化失活、炎症细胞渗出、炎症介质基因表达增加，从而促进慢阻肺的发生发展。

（四）下丘脑-垂体-肾上腺轴（hypothalamic-pituitary-adrenal axis，HPA）

慢阻肺慢性炎症持续状态可能与下丘脑-垂体-肾上腺轴多环节、多水平紊乱，以及更广义上的机体致炎/抑炎平衡调控机制紊乱相关。

三、分子生物学研究近况

（一）细胞衰老

慢阻肺患者肺部衰老指细胞的一种功能状态，其特征是不可逆的复制停滞、凋亡抵抗，和获得具有促炎和组织破坏作用的衰老相关分泌表型（senescence-associated secretory phenotype，SASP）。慢阻肺患者可能存在肺泡上皮细胞、内皮细胞和肺动脉平滑肌细胞及成纤维细胞的衰老。

（二）免疫衰老

免疫衰老削弱肺部对新抗原的应答，促使自身免疫的发展，并增加个体对感染的易感性，也许还会增加对气道微生物组变化的易感性，从而影响慢阻肺的发生发展。

（三）表观遗传学

表观遗传学变化也可能导致个体对慢阻肺的易感性。相关基因组研究发现，慢阻肺患者肺组织损伤与肺功能、烟草依赖和其他因素有关的 DNA 甲基化位点发生改变有关。

第二节　中医病因、病机

一、概述

慢阻肺以呼吸困难、气促、喘息为临床特点,归属于中医学"喘证""肺胀"等范畴。《丹溪心法·喘》云:"肺以清阳上升之气,居五脏之上,通荣卫,合阴阳,升降往来,无过不及,六淫七情之所感伤,饱食动作,脏气不和,呼吸之息,不得宣畅而为喘急……又或调摄失宜,为风寒暑湿邪气相干,则肺气胀满,发而为喘。"指出了肺胀的病因主要为先有人体正气不足,又感受六淫邪气、七情内伤刺激等造成肺肃降无权,肺气上逆,肺气壅塞,津液输布障碍,血液运行受阻,痰瘀互结则出现胸部喘闷、呼吸急促的病症。《诸病源候论·咳逆短气候》云:"肺虚为微寒所伤则咳嗽,嗽则气还于肺间则肺胀,肺胀则气逆,而肺本虚,气为不足,复为邪所乘,壅否不能宣畅,故咳逆,短乏气也。"指出肺气本虚,复感外邪,邪气犯肺,壅塞不通是导致肺胀的基本病机。《金匮要略·肺痿肺痈咳嗽上气病脉证治》云:"风伤于卫,内挟痰涎,壅逆肺气,上逆奔迫,故喘而躁,是为肺胀。"认为内有痰饮,外感邪气,两者共同作用导致肺气壅塞,上逆胸中,发为咳喘,是肺胀的主要病机。肺胀病变在肺,其次影响脾、肾,甚而累及于心。因肺主气,开窍于鼻,外合皮毛,主表卫外。故外邪从口鼻、皮毛入侵,每多首先犯肺,导致肺气宣降不利,上逆而为咳,为喘。肺为气之主,肾为气之根。久病肺气亏虚,主气功能失常,肺病及肾,肾气衰惫,摄纳无权,则气短不续,动则益甚,且肾主水,肾阳衰微,则气不化水,水邪泛溢则肿,上凌心肺则喘咳心悸。肺胀的病理性质多属标实本虚。标实为痰浊、水湿、瘀血和气滞,痰有寒化与热化之分;本虚为肺、脾、肾气虚,晚期则气虚及阳,或阳虚,或阴阳两虚。如内有停饮,又复感风寒,则可成为外寒内饮证,感受风热或痰郁化热,可表现为痰热证,痰浊隆盛或痰热内扰,蒙蔽心窍,心神失主,则意识蒙眬,甚至昏迷。痰热内闭,夹痰上扰,气逆痰升,则发生肢颤、抽搐。痰热迫血妄行,则可出血,亦可因气虚日甚,气不摄血而致出血,病情进一步发展可阴损及阳,阳虚不能化气行水,成为阳虚水泛证,阳虚至极,出现肢冷汗出、脉微欲绝等元阳欲脱现象。外感六淫,以风、寒、湿三种邪气为主,内伤以肺、脾、肾三脏功能失调,导致痰浊、瘀血等病理产物,其中肺、脾、肾三脏虚损为本,痰浊、瘀血互结为标,两者相互作用。

二、体质

中医学认为,体质是由脏腑功能的盛衰、气血之盈亏所决定的,不同体质可对某些病因和疾病有特殊易感性。《灵枢·五变》云:"一时遇风,同时得病,其病各异。"指出同时受邪,因人的体质不同,得病也有别,说明了体质在疾病的发生发展过程中起重要的作用。《素问·经脉别论》云:"度水跌仆,喘出于肾与骨,当是之时,勇者气行则已,怯者则着而为病也。"说明喘疾发病与否取决于后天个体的强弱和性格。《丹溪心法·喘》云:"亦有脾肾俱虚,体弱之人,皆能发喘。"说明脾肾气虚、素体虚弱的人易发喘疾。

（一）肺气亏虚

肺主呼吸之气,是体内外气体交换的场所,当外邪从皮毛、口鼻而入,首先袭肺,肺之肃降功能失常,肺气上逆发为咳、喘。因此气虚体质的患者,自身对风寒邪气耐受能力低下,易受风寒邪气侵袭。《灵枢·百病始生》云:"风雨寒热,不得虚,邪不能独伤人。卒然逢疾风暴雨而不病者,盖无虚,故邪不能独伤人。此必因虚邪之风,与其身形,两虚相得,乃客其形。"强调平素气虚,不能抵御外来邪气是慢阻肺发病的重要原因。

（二）脾虚湿盛

"脾为生痰之源,肺为贮痰之器",脾主运化水湿,脾居中焦,为水液升降的枢纽,若肺病日久迁延至脾脏,子盗母气,或饮食不节,损伤脾胃,或素体不足,均可导致脾虚。痰湿体质的患者,其本身特点为痰湿凝聚,若脾气亏虚,脾失健运,津液输布失常,水液内停,则更易发为痰饮,痰饮阻于上焦,迫肺则咳逆上气,痰湿困于中焦,则呕恶纳减,脘腹胀满。因此痰湿体质更易诱发慢阻肺。王冰等研究认为痰湿体质、湿热体质、瘀血体质是导致慢阻肺急性加重的主要诱因。

（三）肺肾亏虚

"肺为气之主,肾为气之根",肾主纳气,肾有摄纳肺所吸入清气、防止呼吸表浅的功能。肺主气司呼吸的功能有赖于肾气的充足。先天失养、年老体弱或久病及肾均可导致肾气亏虚,肾纳气功能下降。对于肾阴虚和肾阳虚体质的患者来说,其本身就存在阳气亏虚,阴液不足,久之则易肾气亏损,肾不纳气,进而导致肺失肃降,以致出现气短喘促、呼吸表浅、呼多吸少等病理变化。因此,对于阴虚体质或阳虚体质的患者,可能进一步诱发慢阻肺的反复和病情反复。

对于慢阻肺稳定期肾虚的患者来说,若患者伴有阴虚体质和阳虚体质,一旦病邪侵袭,则体质因素在慢阻肺的发病过程中发挥着极大的影响作用。有研究通过对慢阻肺患者的体质进行研究,发现慢阻肺的体质影响因素以气虚质、阳虚质、痰湿质为主,且不同严重程度的慢阻肺患者的中医体质影响因素也有不同。

三、外感六淫

肺胀的发生与外感邪气侵袭人体有关,肺外合皮毛,开窍于鼻,与天气相通,所以外邪从口鼻或皮毛入而犯肺,致使肺络阻塞,肺气上逆而喘。外感邪气又以风、寒、热邪为主。《诸病源候论》认为肺胀的病因有实证与虚证的不同,实证是因肺气有余复感邪气,虚证是因肺虚感寒。外感六淫邪气为慢阻肺发生的常见诱因,本病总归内外合邪而发,强调肺虚为发病前提,复感外邪为发作的原因。《诸病源候论·咳逆短气候》云:"肺虚为微寒所伤则咳嗽,嗽则气还于肺间则肺胀,肺胀则气逆,而肺本虚,气为不足,复为邪所乘,壅否不能宣畅,故咳逆,短乏气也。"《诸病源候论·病气候》云:"肺主气,肺气有余,即喘咳上气。若又为风冷所加,即气聚于肺,令肺胀,即胸满气急也。"认为肺胀病机总属肺虚复感风寒外邪,正邪相搏,气聚于肺,肺气上逆,而致肺胀。

(一) 风寒袭肺

肺气不足,风寒邪气袭肺,致肺气上逆,肺失肃降,发为肺胀。肺虚易感受寒邪,正邪交争,肺中气聚,气逆壅滞于上,则容易导致肺胀发生。《灵枢·邪气脏腑病形》中有"形寒寒饮则伤肺"之说,强调了六淫邪气中寒邪尤易伤肺。《素问·气交变大论》指出:"寒气早至……甚则腹大胫肿,喘咳。"《黄帝素问宣明论方》云:"外感风邪,皮毛属肺,风寒随玄府而入……寒化热,热则生痰,喘满也。"《诸病源候论·病气候》言:"肺主气,肺气有余,即喘咳上气。若又为风冷所加,即气聚于肺,令肺胀。"指出风寒邪气的引动是肺胀发作的重要诱因。《太平圣惠方》云:"夫肺气不足,为风冷所伤则咳嗽,而气还聚于肺,则肺胀。"肺为娇脏,又为华盖,外感风寒邪气经皮毛口鼻入侵人体,肺先受之,致气壅肺道,发为喘咳,又由于反复感邪,导致肺气日益胀满,最终发为肺胀。

(二) 风热犯肺

风热之邪犯肺,肺热而致肺气壅滞,肺失宣降,继而发为喘咳。《金匮要略·肺痿肺痈咳嗽上气病脉证治》云:"咳而上气,此为肺胀,其人喘,目如脱状,脉浮大者,越婢加半夏汤主之。"越婢加半夏汤证为内有饮邪壅塞胸中,又外感风热,触动内饮,内外合邪,水饮夹热上逆壅肺而喘。《素问·至真要大论》云:"少阴司天,热淫所胜,怫热至,火行其政,……寒热咳喘,大雨且至,唾血血泄,鼽衄嚏呕,溺色变,甚则疮疡胕肿,……心痛肺䐜,腹大满,膨膨而喘咳,病本于肺。"认为"热淫"是导致肺胀发生的原因。《素问病机气宜保命集·病机论》中有"诸胀腹大,皆属于热""肺主于气,贵乎通畅。若热甚则郁于内,故肺胀而腹大"之言,认为风热犯肺,热郁于内为肺胀的病机之一。《儒门事亲·病机》云:"热郁于内,肺胀于上。"《诸病源候论·上气鸣息候》曰:"热邪客于肺,上气有热,肺主于气,邪乘于肺则肺胀,胀则肺管不利,不利则气道涩,故气上喘逆,鸣息不通。"热邪客肺,肺热壅塞气道,肺失宣降而喘闷,故认为热邪犯肺是引起肺胀发作的主要病因。

四、七情内伤

七情是指喜、怒、忧、思、悲、恐、惊七种情志的总称,若其失常可导致气机逆乱,阴阳失衡,影响脏腑功能活动,从而产生各种疾病。七情作用于人体,可引起内伤,继而发病,内伤与发病亦可相互作用。《素问·举痛论》曰:"百病生于气也,怒则气上,喜则气缓,悲则气消,恐则气下,惊则气乱,思则气结。"肺在志为忧,过度的忧愁、悲哀容易导致气机收敛,闭塞不行,终而导致肺宣发肃降失常、肺气郁闭而出现喘咳胀满。肺为华盖,气之主也。思忧气闭,上焦壅滞,可见喘闷太息;悲哀过度,可使肺失宣发肃降,肺主气司呼吸功能失调,出现气短、喘息等病症。七情内伤刺激,可以是导致慢阻肺发生的重要致病因素。肺胀的发生为内外合邪致病,由七情郁结又感寒暑湿邪,使肺气壅塞、不能宣泄所致。情绪波动异常则致人体气机升降出入失调,津液代谢失常,使气机逆乱,痰气上逆,发为喘逆。

长期强烈的情志乖戾容易影响人体气机的正常运行,进一步产生肺气的逆乱而导致本

病的发生。正如《症因脉治》所云："内有郁结先伤肺气,外复感邪,肺气不得发泄,则肺胀作矣。"《鸡峰普济方》曰："若咳逆倚息,喘急鼻张,其人不得仰卧,咽喉如水鸡声,时发时止,此由惊忧之气蓄而不散,肺气郁伏,或因过饱劳动,其气上行而不能出于肺,又遇寒邪,肺寒则诸气收聚,气稍缓则息,有所触则发,经久不能治,谓之肺胀。"此为先有情绪刺激损伤肺气,又有六淫邪气犯肺,肺气壅滞,肺失宣降而致胸闷胀满而喘。《丹溪心法·喘》云："肺以清阳上升之气,居五脏之上,通荣卫,合阴阳,升降往来,无过不及,六淫七情之所感伤,饱食动作,脏气不和,呼吸之息,不得宣畅而为喘急。"《婴童类萃·喘论》曰："七情之气,伤于五脏,亦能为喘。"《素问·经脉别论》谓："有所堕恐,喘出于肝。"《医学入门》云："七情气急无声响,惊忧气郁,惕惕闷闷,引息鼻张气喘,呼吸气促而无痰声者,四七汤、枳梗汤、分气紫苏饮、四磨汤。"认为七情内伤刺激可导致脏腑功能失衡,气机升降出入紊乱,气滞胸中,肺气胀满而喘。

五、痰饮

痰饮是津液输布障碍所形成的病理产物,所谓"积水成饮,饮凝成痰"。《素问·经脉别论》曰："饮入于胃,游溢精气,上输于脾,脾气散精,上归于肺,通调水道,下输膀胱,水精四布,五经并行。"《医学衷中参西录》云："惟心肺阳虚,不能如离照当空,脾胃即不能借其宣通之力,以运化传送,于是饮食停滞胃口……则痰饮生矣。"说明肺、脾、肾、膀胱、三焦气化功能的正常,是水液正常输布的基础。《医学从众录》言："痰之本,水也,原于肾;痰之动,湿也,主于脾;……痰之成,气也,贮于肺。"认为痰饮的产生主要与肺、脾、肾三脏有关,肺气亏虚宣发肃降不利,气机不畅,津液运化不利则停而为痰饮。脾气虚不能运化水谷精微,肾虚无法蒸化水液,三焦通调水道功能失调,最终形成痰饮,其中质地清者为饮,稍黏稠者为痰,皆可随上逆之气而出,然而或由于久病气虚无法尽数咯出,或由于痰黏质稠,深伏气道,部分痰饮不得而出,久伏于肺,反复作祟,阻碍气机,可加重喘憋之症。

(一) 痰浊壅肺

中医认为痰饮是引起慢阻肺的重要病理产物与致病因素,伴随着疾病发生发展的全过程。外邪犯肺,气道不利,肺失宣肃,水津不布,聚而成痰为饮,或热邪伤阴,灼津成痰,痰饮复与余邪胶着黏滞。伏留于内,成为其病缠绵反复,迁延不愈,长期通气不利的重要原因。《医学正传》指出："内外疾病,非正百端,皆痰之所致也。"《济生方》记载："水饮停于胸腑结而成痰,其为病也,证状非一,为喘,为咳。"《丹溪心法》曰："肺胀而嗽,或左或右不得眠,此痰挟瘀血碍气而病。"《金匮要略·肺痿肺痈咳嗽上气病脉证治》云："风伤于卫,内挟痰涎,壅逆肺气,上逆奔迫,故喘而躁,是为肺胀。"认为内有痰饮,复感邪气,两者共同作用导致肺气壅塞,上逆胸中,发为咳喘,是肺胀的主要病机。

(二) 痰瘀互结

痰浊与瘀血均为慢阻肺的重要致病因素,两者关系密切,互为因果。慢阻肺患者阳气本虚,又有痰瘀伏肺为潜在宿根,痰瘀互结、阻滞气机为本病发病的主要病机。肺朝百脉,有散布津液、通调水道、助心行血的功能。痰阻气道,肺失肃降,血行不利而致瘀。瘀血阻滞脉络,致使肺输布津液功能减退,聚为痰涎。脾为生痰之源,肺为贮痰之器,肾为生痰之本。肺失宣降,脾失健运,肾失蒸化,导致水液输布与排泄失常,从而聚湿生痰;心阴心阳不足导致血运无力、血行滞涩,而肝失疏泄,气血不通,导致气滞血瘀,形成瘀血。《医林改错》云:"元气既虚,必不能达于血管,血管无气,必停留而瘀。"痰饮和瘀血又可相互影响、相互转化。《诸病源候论·诸痰候》曰:"诸痰者,此由血脉壅塞,饮水积聚而不消散,故能痰也。"《血证论》指出:"或血积既久,亦能化为痰水。"说明痰浊与瘀血关系密切,相互影响。邓铁涛曾言:"痰是瘀的初期阶段,痰浊进一步发展可形成瘀血。"痰饮和瘀血相互作用,相互影响,最终形成痰瘀互结,阻塞气道,成为慢阻肺的重要致病因素。《丹溪心法·咳嗽》曰:"肺胀而嗽,或左或右不得眠,此痰挟瘀血碍气而病。"痰瘀互结,饮停胸膈,三者相互作用,共同壅遏肺气,阻碍气机升降,导致胸闷喘咳,进一步加重慢阻肺的病情。

(三)水饮伏肺

饮是机体阳虚化气行水功能失常的病理产物,是水液输布障碍停留而成,有变动不居、流动性的特点,布散人体各处而可致病。饮常停留于胸胁、胸膈等脏腑组织间隙,阻遏气机,形成水肿和气肿。饮留于肺可致肺肿,阻碍肺气宣肃,致呼吸气流受限形成慢阻肺。《金匮要略·痰饮咳嗽病脉证并治》云:"水在心,心下坚筑,短气,恶水不欲饮。水在肺,吐涎沫,欲饮水。水在脾,少气身重。水在肝,胁下支满,嚏而痛。水在肾,心下悸。"《素问·示从容论》云:"喘咳者,是水气并阳明也。"认为五脏受水饮的侵袭,也可以发生喘咳。张仲景认为"喘""咳""短气"等均与"水饮"有密切的关系,《伤寒论》很多条文提及喘咳均与水饮有关,如"心下有水气,咳而微喘""心下有水气……喘者,小青龙汤主之"。慢阻肺进一步发展,可出现水饮凌心,饮停聚心下,阻碍气机则短气;水饮射肺,肺气郁遏,肺气输布津液失常,津聚化为涎沫,随饮逆上犯而吐涎;水饮困脾,脾失健运,精气不生,中气不足则少气身重;水饮侵肝,肝之经脉失和则胁下支满;水饮犯肾,命门火衰,不能化气行水,水饮冲逆,则心下悸喘。

综上所述,慢阻肺的病机主要为肺气亏虚,肺气宣发肃降功能障碍,肺、脾、肾三脏功能失调,痰饮伏肺,痰瘀互结成为"伏邪",复感六淫外邪,或七情内伤刺激,饮食失调,内外合邪而致病。病位在肺,又与脾、肾密切相关。病理性质多属标实本虚。标实为痰浊、水饮、瘀血和气滞,本虚为肺、脾、肾气虚。若迁延不愈,则后期可累及于心,出现水饮凌心,亦可出现喘憋、脱证。

第三章 慢性阻塞性肺疾病的临床表现

一、病史

慢阻肺是一种慢性进行性呼吸系统疾病,了解患者的详细病史对于正确诊断和管理非常重要。对于已经确诊的新患者或疑诊慢阻肺者,应详细询问以下病史。

(一)危险因素

慢阻肺的发生与多种危险因素有关,包括吸烟史、职业或环境有害物质接触史、年龄和性别、遗传因素、肺生长发育情况、哮喘和气道高反应性、体重指数(body mass index, BMI)、感染和慢性支气管炎等,详细了解患者的危险因素情况有助于确定其暴露程度和潜在的致病因素。

(二)既往史

了解患者的既往史对于评估疾病的进展和管理策略至关重要,包括哮喘史、过敏史、鼻窦炎或鼻息肉病史、结核病史、心血管病史、代谢性疾病史、儿童时期呼吸道感染及呼吸道传染病史(如麻疹、百日咳)等。

(三)家族史

家族史对于了解患者是否存在慢阻肺及其他慢性呼吸系统疾病史的遗传倾向具有重要意义。询问家族成员是否有慢阻肺、哮喘或其他呼吸系统疾病史,可以提供有关遗传因素的线索。

(四)发病规律

慢阻肺起病隐匿,缓慢渐进性进展,多于中年以后发病,好发于秋冬寒冷季节,常有反复呼吸道感染及急性加重史,随着病情进展,急性加重愈渐频繁;部分患者就诊前可能已经出现多年的活动受限。应询问患者是否存在持续性咳嗽、咳痰、呼吸困难等症状,以及这些症状的频率、持续时间和加重因素。了解患者的发病规律有助于确定慢阻肺的严重程度和掌握疾病的进展趋势。

(五)急性加重及以往住院情况

了解患者既往急性加重的次数(总数及住院次数);询问患者以往是否出现急性加重的症状,如呼吸困难、咳嗽、咳痰等,并了解住院治疗的频率和情况。急性加重情况和住院历史可以提供有关疾病严重程度和诊疗的信息。

（六）合并症

慢阻肺常常伴随着一系列合并症,如肺部感染、慢性肺源性心脏病、呼吸衰竭、骨质疏松、骨骼肌肉疾病、肺癌、抑郁和焦虑等。详细了解患者是否存在这些合并症有助于全面评估患者的疾病状态和制订相应的治疗方案。

（七）对患者生活的影响

慢阻肺对患者的生活产生了很大影响,包括体力活动能力的下降、日常生活自理能力的受限、社交和心理健康问题等。询问患者的活动受限程度、误工情况,对日常生活、情绪的影响,是否出现焦虑、抑郁状态,对于疾病对生活影响的感受和体验,有助于取得患者信任,从心理上提供治疗方向。

（八）慢性呼吸衰竭和肺源性心脏病病史

慢阻肺后期出现低氧血症和(或)高碳酸血症,可合并慢性肺源性心脏病和右心衰竭。

总之,详细了解患者的病史有助于全面评估慢阻肺的疾病状态和严重程度,及时地制订个体化的治疗方案。以上所述的病史方面是在评估慢阻肺患者时应特别关注的内容,通过充分了解患者的病情,可以更好地改善慢阻肺患者的生活质量。

二、症状

慢阻肺的主要症状是慢性咳嗽、咳痰和呼吸困难。早期慢阻肺患者可以没有明显的症状,随病情进展日益显著;咳嗽、咳痰症状通常在疾病早期出现,而后期则以呼吸困难为主要表现。

（一）慢性咳嗽

慢性咳嗽可能是慢阻肺患者最早出现的症状之一,通常发生在慢阻肺的进展早期,是慢阻肺常见的症状,以持续性咳嗽、晨起和夜间阵咳为著。体位变换或进食、痰液引起的刺激,以及肺部感染、心功能不全或酸中毒等原因,导致夜间阵咳或排痰,慢性支气管炎和肺气肿可能引起夜间咳嗽,常伴有喘息声或呼吸不畅等不适感。

1. 慢阻肺患者咳嗽的特点

（1）持续性咳嗽:慢阻肺患者的咳嗽通常是持续存在的。持续性咳嗽是由于慢阻肺患者肺部受损引起的内部通气不畅和炎症反应增强。咳嗽迁延多年,随病程发展可终身不愈。慢阻肺患者可能每日咳嗽多次,持续时间较长。咳嗽可能会加重或减轻,但通常不会完全消失。

（2）晨起咳嗽:许多慢阻肺患者在早晨醒来时咳嗽会更加明显。这种晨起咳嗽可能与夜间睡眠期间体位改变造成肺部分泌物的积聚和因机体夜间对呼吸道的清理功能降低而致黏液积聚在呼吸道中有关,或者与夜间炎症和黏液分泌增加有关。

（3）伴随咳痰：慢阻肺患者的咳嗽通常伴随咳痰。这种咳痰通常是白色黏液或浆液性泡沫样痰，由于肺部炎症和黏液分泌增加所致。咳痰是呼吸道清除黏液和病理物质的一种自然反应。

（4）咳嗽突发：慢阻肺患者有时会经历剧烈的咳嗽发作，称为咳嗽突发。这些发作通常由刺激因素触发，如冷空气、空气污染物、病毒感染等。咳嗽突发可能导致呼吸困难和胸痛，并对患者的日常生活和睡眠质量产生负面影响。

（5）痰量增加：随着慢阻肺疾病的进展，患者的痰量可能会增加。这主要是由炎症反应加剧、黏液分泌增加和支气管壁结构改变所致。增加的痰量可能需要更频繁地咳嗽清除，以避免感染和阻塞。

（6）咳嗽与吸烟关联：大多数慢阻肺患者都是由吸烟引起的。在吸烟者中，咳嗽通常是较早出现的症状之一。咳嗽在吸烟期间可能会加剧，但即使在戒烟后，咳嗽也可能持续存在。

（7）感染和咳嗽：慢阻肺患者的呼吸道容易感染，这可能导致咳嗽加剧和咳痰颜色变化。感染可以是由细菌、病毒或真菌，如肺炎球菌、流感病毒等引起的。感染性加重可能需要使用抗生素治疗。

对于慢阻肺患者来说，咳嗽不仅仅是一个症状，也是疾病的一部分。咳嗽的产生是气道炎症、黏液分泌增加、支气管收缩等因素的综合作用。咳嗽有助于清除呼吸道中的异物、病原体和病理物质，保持呼吸道的通畅。然而，咳嗽也可能导致呼吸困难、胸痛、疲劳和睡眠障碍，对患者的生活质量产生负面影响。

2. 慢阻肺患者咳嗽的缓解

（1）吸入性支气管扩张剂和吸入性皮质类固醇：可以通过扩张支气管和减少黏液分泌来缓解咳嗽，亦可以用于减轻气道炎症和减少咳嗽的发作。

（2）镇咳药：可以用于减轻慢性咳嗽的症状。这些药物可以通过作用于呼吸中枢或呼吸道末梢咳嗽感受器来降低咳嗽的频率和强度。

（3）肺康复：是一种综合性的治疗方法，可通过体育锻炼、肺部康复训练、营养指导和心理支持等手段，改善患者的呼吸功能和生活质量。肺康复可以帮助患者减轻咳嗽和呼吸困难的症状。

（4）吸氧：对于慢阻肺患者中存在低氧血症的情况，吸氧治疗可以改善呼吸困难和减轻咳嗽。吸氧可以提供足够的氧气给身体组织，减轻缺氧引起的症状。

（5）俯卧位通气：在某些情况下，慢阻肺患者可以通过采用俯卧位通气来改善呼吸困难。俯卧位通气可以通过改变重力对肺部的作用，减轻肺部阻力和改善通气效果，同时减少咳嗽。

总之，慢阻肺患者的咳嗽是一种常见的症状，其特点包括持续性咳嗽、晨起咳嗽、伴随咳痰等。咳嗽的产生与气道炎症、黏液分泌增加和支气管收缩等因素有关。评估咳嗽的程度可以通过咳嗽评分量表和咳嗽样本分析来完成。通过药物治疗、咳嗽抑制剂、肺康复、吸氧和俯卧位通气等方法，可以改善慢阻肺患者的咳嗽症状，并提高其生活质量。

（二）咳痰

早期多为干咳，当病情进一步加重时常伴有咳痰，多为咳嗽伴随症状，常于早晨起床时剧烈阵咳,咳出较多黏液、浆液样痰后症状缓解;慢性咳嗽、咳痰可在感冒后出现急性加重,痰量增多,痰液可变为黏液脓性而不易咳出,多数在天气变化或冬春季节发生。

1. 痰的特点

(1)咳痰的次数和频率:慢阻肺患者通常会出现长期咳嗽和咳痰,且咳出痰的次数和频率较高。咳痰的次数可能1日内多次,甚至持续数周。有些患者在早晨醒来时有明显的咳嗽、咳痰,这被称为"晨起咳嗽"。

(2)痰的性质:慢阻肺患者咳出的痰液通常呈现黏液或浆液性泡沫样痰,偶可带血丝,呈现黏稠、黏液质等特点。由于气道炎症和黏液过度分泌,咳出的痰液可能呈现黏稠、胶状或黏液膜状的特点。

(3)痰的颜色:慢阻肺患者咳出的痰的颜色可能会有一定的变化。在稳定期,咳出的痰通常是白色或透明的,其中可能含有一些白色的黏液。然而,当患者出现感染或加重时,咳出的痰的颜色可能变为黄绿色或褐色,这是由于细菌感染引起的炎症反应。

(4)痰的质地:慢阻肺患者的痰通常具有一定的黏稠度,难以咳出。有时由于肺泡内的空气和黏液混合,会导致痰中带有气泡,形成泡沫样痰。

(5)痰的味道:正常情况下,咳出的痰是没有明显味道的。当患者出现感染时,由于细菌分解产物的存在,咳出的痰可能有恶臭味。

(6)某些疾病的典型痰的特点:有些疾病可能会导致特定类型的痰。例如,慢性支气管炎患者的痰可能呈现黏液膜状,或带有黄绿色;肺结核患者的痰可能带有血丝或呈现粉红色;肺部感染患者的痰可能呈现脓性或黄绿色。这些典型痰的特点可以提供一些诊断的线索。

(7)咳痰的加重或缓解:慢阻肺患者咳出痰的情况可能会在不同情况下有所改变。当患者感染或加重时,咳痰的量和黏稠度可能会增加;而在使用合适的治疗方法后,咳痰的量可能会减少,黏稠度可能会降低。

了解慢阻肺患者咳出痰的特点对于评估疾病的进展和制订合适的治疗方案至关重要。我们可以通过观察咳痰的次数,痰的性质、颜色、质地、味道等特点来判断疾病的活动程度和可能的并发症。此外,有效的痰液清除对于减轻呼吸困难、预防感染和改善生活质量非常重要。

2. 常用的慢阻肺患者排痰方法

(1)自主排痰:是最自然的排痰方式,是指通过自发地咳嗽来清除痰。患者需要深吸气,然后有力地咳嗽,以将痰排出体外。这是一种简单而常见的排痰方法,不需要额外的设备或药物。它可以随时随地进行,方便患者自我管理。然而,对于肺功能受限的患者,咳嗽效果可能不佳,需要其他辅助方法。

(2)化痰药物:是通过改变痰的黏度和性质,使痰更容易咳出。常用的化痰药物包括黏液溶解剂和黏液促排剂。黏液溶解剂如溴己新可帮助降低痰的黏度,使痰更容易排出。黏液促排剂如氨溴索可刺激气道表面的纤毛运动,帮助痰向上运动并咳出。化痰药物可以通过口服或雾化吸入的方式使用。

(3)雾化:是一种将药物转化为雾状颗粒并通过呼吸吸入肺部的方法。对于慢阻肺患者,可以使用雾化器将化痰药物或支气管扩张剂送入气道。雾化可以使更高浓度的药物到

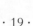

达气道,增加药物的作用效果。此外,雾化还可以帮助湿化气道,降低痰的黏稠度,促进痰的排出。然而,雾化设备的使用需要一定的技巧和耐心,并且可能需要较长时间。另外,雾化器的清洁和维护也是重要的,以避免感染和药物污染。

(4)机械辅助排痰:对于某些慢阻肺患者,自主排痰的方法可能不够有效,需要使用机械辅助排痰设备。这些设备可以通过负压或振动等机制帮助清除痰。其中,负压排痰设备如胸部引流器可通过负压吸引的方式帮助痰的排出。振动排痰设备如气道振动器可以通过振动气道壁来促进痰的运动和排出。机械辅助排痰可以提供更强的力量和更高频率来清除痰,但需要在医生的指导下进行,并且设备的使用和维护要得当。

在选择排痰方法时,要考虑患者的病情、肺功能、身体状况及个人喜好。根据患者的具体情况,可以采用单一的排痰方法或结合多种方法来达到最佳效果。此外,排痰方法的选择也应随着病情的变化而进行调整。

(三)气短或呼吸困难

早期在较剧烈活动或劳累时出现,之后逐渐加重,以致在日常活动甚至休息时也感到气短,是慢阻肺的"标志性症状"。由于慢阻肺病变导致气道狭窄,患者在吸气或呼气时感受到气流受阻,出现呼吸困难,甚至会产生高频喘息声。随着肺通气功能的下降,慢阻肺患者往往在进行轻微的体力活动如步行、上楼梯、做家务等后出现呼吸急促的现象,进一步发展则在进食、休息等静息状态下也会出现呼吸急促。呼吸困难是慢阻肺患者生活质量下降、活动能力减弱和社交功能受限的主要原因之一。慢阻肺是一种慢性进行性肺部疾病,最典型和最突出的症状是呼吸困难。

1. 慢阻肺患者呼吸困难的特点

(1)活动相关性:慢阻肺患者的呼吸困难通常与活动程度呈正相关。当进行体力活动时,患者感到呼吸困难明显加重,需要更多的努力来完成相同的任务。这包括日常生活中的一般活动,如步行、上楼梯或搬运重物等。

(2)逐渐进展:呼吸困难是慢阻肺进展的典型表现。随着疾病的恶化,患者的呼吸困难逐渐加重,并可能出现在日常生活的各个方面,甚至在休息状态下也会出现。

(3)不可逆性:慢阻肺引起的呼吸困难通常是不可逆的。尽管治疗可以缓解症状,但肺功能损害无法完全恢复,呼吸困难仍然存在。因此,早期诊断和干预对于延缓病情进展和减轻呼吸困难至关重要。

(4)伴随其他症状:慢阻肺患者的呼吸困难通常伴随其他症状,包括咳嗽、咳痰、胸闷和气促等。这些症状可能会相互影响,加重患者的不适感和呼吸困难。

此外,需要注意的是,慢阻肺患者的呼吸困难与其他疾病引起的呼吸困难有区别。与心脏病引起的呼吸困难相比,慢阻肺患者的呼吸困难更多地与活动相关,并可能伴有慢性咳嗽和咳痰等肺部症状。与支气管哮喘相比,慢阻肺患者的呼吸困难通常是慢性进行性的,并且应用吸入性支气管扩张剂的效果不如哮喘患者显著。总结起来,慢阻肺患者的呼吸困难具有活动相关性、逐渐进展、不可逆性和伴随其他症状等特点。了解这些特点有助于对慢阻肺患者进行准确评估和治疗,以改善患者的生活质量和缓解呼吸困难。

2. 慢阻肺导致呼吸困难的机制

(1)气流受限:慢阻肺患者的气道狭窄和阻塞导致气流受限,使得空气在呼吸过程中难以顺畅通过气道。这使得患者呼吸时需要更大的努力来实现足够的通气。

（2）肺组织破坏：慢性炎症和肺泡结构的破坏导致肺组织的弹性降低。这使得肺组织无法有效地收缩和扩张，导致通气不足和呼吸困难。

（3）气道痉挛：支气管平滑肌的痉挛会引起气道狭窄，加重呼吸困难。痉挛的发生可能与炎症反应和刺激性物质释放有关。

3. 呼吸困难程度的评估方式

评估慢阻肺患者呼吸困难程度的常用方法如下。

（1）问卷调查：使用 CAT 和改良版英国医学研究委员会（modified British medical research council，mMRC）呼吸困难量表等问卷调查工具，通过评估患者在日常生活中呼吸困难的程度和对活动的影响，来量化患者的症状严重程度。

（2）肺功能测试：通过肺功能测试，如 FEV_1/FVC，可评估肺功能的损害程度和气流受限的程度。

4. 改善呼吸困难

（1）药物治疗：使用支气管扩张剂［如短效 β_2 受体激动剂（short-acting β_2 agonist，SABA）或长效 β_2 受体激动剂、抗胆碱能药物］可扩张气道，减轻气道狭窄和呼吸困难。

（2）吸氧疗法：对于缺氧的慢阻肺患者，吸氧疗法可以提供足够的氧气，以改善呼吸困难和减轻症状。

（3）俯卧位通气：对于严重的呼吸困难患者，俯卧位通气可以通过改变肺部重力分布来改善通气和氧合，减轻呼吸困难。

（4）运动训练：有氧运动训练和肌力训练可以提高患者的体力和肺功能，以减轻呼吸困难，提高生活质量。

（四）胸闷和喘息

重症或急性加重时，狭窄的气道造成肺部气流的速度加快使得部分患者有明显的胸闷和喘息。胸闷和喘息不是慢阻肺的特异性症状，在不同的时间变化很大。部分患者，特别是重症患者常有明显喘息，听诊可有较多的吸气相或呼气相哮鸣音。胸闷多在活动后出现，常不能明确定位，与呼吸费力和肋间肌收缩有关。如果患者出现这些症状，应注意鉴别是否合并哮喘。

1. 胸闷和喘息的特点

（1）呼吸困难：慢阻肺患者在进行日常活动或体力活动时常感到呼吸困难。这种呼吸困难是由气道狭窄和肺功能受限所致。患者可能感到气喘、气短，需要更多的力气才能完成正常的呼吸。

（2）胸闷感：慢阻肺患者常常感到胸闷或压迫感。这是由于气道狭窄导致气体在呼出时受阻，使得肺部气体无法充分排出，导致胸腔内气体积聚。与心脏疾病相关的胸闷和喘息常常伴有心悸、胸痛和水肿等症状，而慢阻肺患者的胸闷和喘息主要与气道狭窄和肺功能障碍有关。

（3）呼吸时的哮鸣音：慢阻肺患者在呼吸时可听到哮鸣音。这是由于气道狭窄和肺组织弹性降低所导致的气流阻力增加，使得呼气时气流受到限制，产生哮鸣音。支气管哮喘患者也会出现呼吸困难和胸闷、喘息,但与慢阻肺不同,支气管哮喘的症状往往具有间歇性,会在发作后缓解。

2. 慢阻肺导致胸闷喘息的机制

(1) 气道炎症和黏液分泌过多:慢阻肺患者的气道受到炎症反应的影响,导致气道壁肿胀和黏液分泌过多,引起气道狭窄和被黏液堵塞,造成呼吸困难和胸闷感。

(2) 气道痉挛:气道平滑肌的痉挛是慢阻肺患者呼吸困难和胸闷喘息的重要原因。气道炎症和刺激物导致平滑肌收缩,使得气道狭窄,气流受限。

(3) 肺组织弹性降低:慢阻肺患者的肺组织弹性受损,导致肺泡过度膨胀和肺容积减小。这使得肺部气体在呼气时更难排出,导致呼吸困难和胸闷感。

3. 改善胸闷喘息

(1) 药物治疗:使用支气管扩张剂如短效 β_2 受体激动剂和长效 β_2 受体激动剂可缓解气道痉挛,减轻胸闷喘息。抗炎药物如吸入性类固醇也可以减轻气道炎症,改善症状。

(2) 氧疗:对于严重的慢阻肺患者,根据血氧饱和度和呼吸功能进行评估,予以氧疗,氧疗可以提供充足的氧气,改善呼吸困难和缓解胸闷喘息。

(3) 肺康复:通过参加定期的肺康复计划,包括肺功能锻炼、教育和支持、呼吸训练、动作训练等,可以改善慢阻肺患者的肺功能和运动耐力,减轻胸闷喘息的症状。

(4) 减少诱因:避免吸烟和接触空气污染物,尽可能避免会诱发慢阻肺的诱因,保持良好的室内空气质量和采取适当的防护措施以帮助减轻症状。

慢阻肺患者的胸闷喘息是由气道炎症、气道痉挛和肺组织弹性降低所致。与其他疾病的胸闷喘息有所区别。通过药物治疗、氧疗、肺康复和减少诱因等方法,可以改善胸闷喘息的症状,提高患者的生活质量。

(五) 其他

部分慢阻肺患者可具有显著的肺外(全身)效应,包括体重减轻、营养不良及骨骼肌功能障碍等。重度和极重度的慢阻肺患者常有全身性症状,如乏力、体重下降和食欲减退,这些表现对于判断疾病的预后有重要意义。长时间剧烈咳嗽,胸腔内压力会快速升高,可导致咳嗽性晕厥。剧烈咳嗽也可以导致肋骨骨折,有时甚至是无症状性的。下肢水肿可能是提示患者出现肺源性心脏病的早期症状。慢阻肺患者常合并抑郁和焦虑,除影响生活质量外,还可能增加急性加重的风险,在询问病史时应加以重视。

1. 体重减轻、营养不良及骨骼肌功能障碍

慢阻肺患者常常伴随着体重减轻和营养不良的问题。呼吸困难导致患者进食量减少,肺部炎症反应和代谢率增高也会消耗更多的能量。此外,患者可能出现骨骼肌功能障碍,表现为肌肉无力、乏力和运动耐力下降。

2. 乏力、体重下降和食欲减退

重度和极重度的慢阻肺患者常常表现出全身性症状,包括乏力、体重下降和食欲减退。呼吸困难导致患者活动能力下降,身体日常活动需求的增加使得患者消耗更多的能量。这些因素导致患者体重减轻和全身乏力。

3. 咳嗽性晕厥和肋骨骨折

慢阻肺患者常常伴随剧烈咳嗽,尤其是在急性加重阶段。长时间剧烈咳嗽导致胸腔内压力快速升高,可能引发咳嗽性晕厥,即因咳嗽引起突然昏厥。此外,尤其是在伴有骨质疏松的患者中,咳嗽可能导致肋骨骨折。

4. 肺源性心脏病患者的下肢水肿等早期症状

部分慢阻肺患者可能存在肺源性心脏病,即由于肺动脉高压导致的心脏功能异常。肺源性心脏病患者常出现心脏负荷过重,使心脏泵血能力下降,导致全身循环淤血。早期可出现下肢水肿及颈静脉充盈等。

5. 抑郁和焦虑

慢阻肺患者由于长期呼吸困难、身体功能受限及慢性疾病的负面影响,易出现抑郁和焦虑症状。呼吸困难引起的抑郁和焦虑情绪可能进一步加重患者的呼吸困难,形成恶性循环。抑郁和焦虑症状对患者的生活质量和治疗效果都有重要影响。

三、体征

慢阻肺的早期体征可能不明显,随着疾病进展,胸部体检可见以下体征。

(一) 视诊

1. 桶状胸

慢阻肺患者常常呈现桶状胸,即胸廓的前后径增大,胸廓外观呈桶状。桶状胸的主要机制是肺气肿引起肺组织过度膨胀和胸廓肌肉功能改变。肺气肿导致气体在肺组织中潴留,使得肺部过度充气,进而使胸廓扩大。此外,肺组织的弹性减低和肺泡壁的破坏也会导致胸廓形态改变。

2. 呼吸变浅

慢阻肺患者的呼吸往往变得浅而快速。这是由于气道阻塞导致呼吸困难,患者需要进行较多的呼吸运动来保持正常的气体交换。呼吸变浅主要是由于肺泡通气减少,导致有效肺容积降低。此外,肺组织的弹性减低也会使呼吸运动变得困难。

3. 呼吸频率增快

慢阻肺患者常常呼吸频率增快,这是为了满足身体对氧气的需求,以及排出体内过多的二氧化碳。由于气道阻塞和肺组织弹性减低,患者需要更频繁地呼吸来维持正常的气体交换。

4. 呼气时相延长

慢阻肺患者的呼气时间通常比吸气时间更长。这是由于气道阻塞导致呼气困难,患者需要更多的时间来完全排空肺部的气体。呼气时相延长的主要机制是气道炎症和气道狭窄导致的气流受阻。

5. 辅助呼吸肌的参与

在慢阻肺患者中,辅助呼吸肌(如斜角肌和胸锁乳突肌)常常参与呼吸运动。由于肺气肿和气道阻塞,呼吸肌需要更大的力量来推动呼气。这导致辅助呼吸肌过度使用,表现为呼

吸肌的凸显和活动。

气道炎症、气道狭窄、肺气肿和肺组织弹性减低是导致以上体征出现的主要机制。气道炎症导致气道黏液分泌增加和气道壁的肿胀,进而导致气道阻塞和呼吸困难。气道狭窄使气流受限,增加了呼吸肌的负担。肺气肿导致肺组织过度膨胀,使得胸廓膨隆,并且降低了肺组织的弹性。这些病理生理改变共同导致了慢阻肺患者在视诊中表现出的特征性体征。需要注意与其他呼吸系统疾病的区别,如哮喘、肺部感染等。哮喘患者的呼吸变浅和呼气时相延长主要发生在吸气期,而慢阻肺患者常在吸气末和呼气期表现。此外,肺部感染常伴有发热、咳嗽有痰、呼吸音增强等症状。

6. 胸腹矛盾呼吸运动

慢阻肺重症患者中一种常见的呼吸模式是胸腹矛盾呼吸运动,这是一种肺功能异常导致的特殊呼吸模式。胸腹矛盾呼吸运动即矛盾呼吸,又称反常呼吸,是指在呼吸过程中,胸廓和腹部的运动方向不协调,胸廓扩张时腹部内缩,腹部扩张时胸廓内缩。这种运动模式与正常呼吸的协调胸腹运动相比,对呼吸功能和肺部稳定性都会产生负面影响。

胸腹矛盾呼吸运动的机制涉及慢阻肺患者的呼吸肌群的异常运动和肺容积改变。在正常情况下,呼吸是由膈肌和肋间肌等协调运动的结果,胸腹同时扩张和收缩,呼吸顺畅。然而,在慢阻肺患者中,由于气流受限和肺组织的弹性减弱,肺容积变化受到限制,导致呼吸运动异常。首先,由于气流受限,慢阻肺患者在呼气时需要更多的努力来将空气排出肺部。这会导致胸廓内缩,呼气肌群(如斜角肌和胸锁乳突肌)收缩使胸腔变小,胸廓下降,呼气时胸部腹部运动方向不协调。同时,呼气时气流受限还会导致呼气相延长,使呼吸节奏紊乱。其次,由于肺组织的弹性减弱,慢阻肺患者的肺容积变化受到限制。这意味着在吸气时,肺部扩张受到限制,使胸腔腹部不易向外扩张,造成胸部呼吸运动不协调。这种限制性肺容积变化还会导致呼吸肌群不协调,使呼吸过程中胸廓和腹部的运动产生矛盾。

胸腹矛盾呼吸运动不仅影响患者的呼吸功能,还可能导致其他一系列的问题。这种不协调的呼吸模式会增加呼吸肌群的负担,导致呼吸肌疲劳和乏力,进一步加重呼吸困难。此外,不正常的呼吸模式还可能影响肺通气分布,使某些肺区域通气不足,导致肺功能下降和气体交换障碍。

(二) 触诊

肺部触诊可发现双侧语音震颤减弱,部分患者在呼吸困难加重时采用缩唇呼吸方式和(或)前倾体位;合并低氧血症时可见患者黏膜和皮肤发绀,伴有右心衰竭的患者可见下肢水肿和肝大;有时可触及剑突下心脏抬举感等。

1. 肺部触诊体征

(1) 双侧语音震颤减弱:慢阻肺患者双侧肺部触诊时,语音震颤常常减弱。这是由于肺气肿引起的肺组织过度膨胀和气道阻塞导致声音的传导受阻。肺气肿使得肺组织变得蓬松,减少了声音在肺部的传导,从而导致双侧语音震颤减弱。

(2) 缩唇呼吸方式和(或)前倾体位:慢阻肺患者在呼吸过程中常常采用缩唇呼吸方式和(或)前倾体位来减轻呼吸困难。缩唇呼吸方式通过增加呼气时间,有助于减少气道阻力和提高气体排出效率。前倾体位可以减少胸腔压力,改善呼吸肌的机械效能,使呼吸更加轻松。

（3）黏膜和皮肤发绀：慢阻肺患者常常出现黏膜和皮肤发绀的现象。这是由于肺部通气不足，导致氧气供应不足和二氧化碳排除障碍，使得血氧饱和度下降。发绀是机体对氧气不足的一种自我调节机制，表示组织缺氧的存在。

2. 心脏触诊体征

（1）水肿：慢阻肺患者常出现下肢水肿。这是由于肺部气道阻塞导致肺循环阻力增加，引起右心室负荷过重，进而导致心脏排血功能减退，静脉回流受阻，血液在静脉系统中滞留，形成水肿。

（2）肝大：慢阻肺患者可出现肝大的体征。肺部阻塞导致肺循环受损，使得肺动脉压力升高，进而影响心脏排血功能。心脏排血受限会导致回心血量增加，使得静脉回流增加，肝脏充血，从而出现肝大的体征。

（3）剑突下心脏抬举感：在重度慢阻肺患者中，由于肺气肿和胸廓变形，心脏位置常常上移，出现剑突下心脏抬举感。这是由肺气肿引起的胸廓膨胀使得心脏受压并向上移位所致。

肺部触诊体征反映了肺部病理生理的改变，如肺组织膨胀、气道阻塞和肺部通气不足。心脏触诊体征则反映了肺部通气不足引起的肺循环改变和心脏负荷过重的情况。

（三）叩诊

肺部叩诊呈过清音、肝浊音界和肺下界下移、肺底活动度减小、心浊音界缩小，均系肺过度充气所致。

1. 肺部叩诊呈过清音

慢阻肺患者的肺部叩诊中，常常可以听到过清音的体征。这是由于肺气肿引起的肺组织过度膨胀，使得肺部的共鸣腔增大，声音在肺组织中传导速度加快，从而导致叩击声音的响度增加。

2. 肝浊音界和肺下界下移

慢阻肺患者在肺部叩诊时，肝浊音界常常下移，而肺下界也相应下移。这是由肺气肿引起的肺组织膨胀，使得肺下界下移，同时由于肺组织膨胀向下挤压膈肌，使得腹腔内压力升高，进而使肝脏下移。

3. 肺底活动度减小

慢阻肺患者在呼吸过程中，肺底的活动度常常减小。这是由肺气肿导致的肺组织过度膨胀，使得肺底的运动受限。此外，呼吸肌的疲劳和功能受损也会导致肺底活动度减小。

4. 心浊音界缩小

慢阻肺患者的心脏叩诊中，心浊音界常常呈现缩小的体征。这是由于肺气肿导致肺组织过度膨胀和肺下移，使得心脏位置上移，从而导致心浊音界缩小。

肺部叩诊体征反映了肺组织的膨胀和气道阻塞的情况，如过清音和肺下界下移。肺底活动度减小和心浊音界缩小则反映了肺气肿引起的肺组织膨胀和心脏位置的改变。

（四）听诊

1. 双肺呼吸音降低

慢阻肺患者的听诊中，双肺呼吸音常常降低。这是由气道阻塞引起的，气道阻力增加导致气流通过肺部受阻,进而减弱了呼吸音的传导。此外,肺气肿引起的肺组织过度膨胀也会使呼吸音降低。

2. 呼气延长

慢阻肺患者的听诊中,呼气常常呈现延长的特点。这是由气道狭窄和气道阻塞导致的。气道狭窄使得气流在呼气过程中受阻,导致呼气时间延长。

3. 可闻及干啰音或哮鸣音和(或)湿啰音

慢阻肺患者的听诊中,常常可以听到干啰音或哮鸣音和(或)湿啰音的体征。干啰音或哮鸣音是由气道狭窄和气道壁的振动引起的,通常在呼气时听得更清楚。湿啰音则是由气道黏液积聚和炎症导致的,常常伴随着感染或痰液增加。

4. 心音遥远

慢阻肺患者的听诊中,肺气肿引起的肺组织过度膨胀和气道阻塞,使得心脏位置上移和肺组织隔离心脏,导致心音听起来较为遥远。

5. 剑突下心音较清晰响亮

慢阻肺患者的听诊中,常常可以听到剑突下心音较为清晰响亮。这是由于肺气肿引起的肺组织过度膨胀和胸腔扩大,使得心脏相对位置下移和心脏在剑突下更为明显,从而使心音在该区域听起来更清晰响亮。

气道狭窄和气道阻塞导致呼吸音减弱和呼气延长,反映了肺功能受损和气道阻力增加。干啰音或哮鸣音和(或)湿啰音则提示了气道狭窄和气道壁的振动,以及黏液积聚和炎症的存在。心音遥远和剑突下心音较清晰响亮反映了肺组织过度膨胀和胸腔扩大对心脏位置的影响。

此外,合并肺源性心脏病时患者可见下肢水肿、腹水和肝大并压痛等体征;合并肺性脑病时偶可引出神经系统病理体征。

四、慢阻肺急性加重

慢阻肺急性加重是一种急性事件,慢阻肺患者呼吸困难和(或)咳嗽、咳痰症状加重,症状恶化发生在14日内,可能伴有呼吸急促和(或)心动过速,通常是因为呼吸道感染、空气污染造成局部或全身炎症反应加重,或者因损伤气道的其他原因所致。慢阻肺急性加重的最常见原因是气管-支气管感染,主要是由病毒、细菌感染所致。但是约1/3的慢阻肺急性加重不能发现原因。

(一)临床表现

慢阻肺急性加重的主要症状是气促加重,伴有喘息、胸闷、咳嗽加剧、痰量增加、痰液颜色和(或)黏度改变,此外,还可出现心动过速、全身不适、失眠、嗜睡、疲乏、抑郁和精神紊乱等症状。痰量增加及出现脓性痰常提示细菌感染。体格检查对于判断慢阻肺急性加重的严重程度具有重要意义,神志变化是病情恶化的最重要指标。

1. 呼吸困难加重

慢阻肺急性加重时,患者的呼吸困难感明显加重,可能出现进行性呼吸急促、呼吸不适

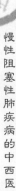

或无法深呼吸的感觉。呼吸困难可能会导致患者活动耐受性下降,甚至在休息状态下也感到窒息。

2. 咳嗽加重

慢阻肺急性加重时,咳嗽可能会明显加重,患者可能出现频繁的咳嗽发作,甚至咳嗽持续时间较长。咳嗽通常伴随着剧烈的胸部不适和疼痛感。

3. 痰液改变

慢阻肺急性加重时,痰液的性质可能会发生变化。通常,痰液会增多并变得黏稠,有时可能呈现黄绿色或脓性。痰液的改变反映了肺部炎症的加重和感染的可能性。

4. 胸闷喘息

慢阻肺急性加重时,患者可能出现胸闷感和喘息。胸闷感是指患者感到胸部压迫或受限,呼吸不畅。喘息是指呼气时发出的高音调的呼吸音,通常与气道狭窄有关。

5. 心动过速

慢阻肺急性加重时,由于呼吸困难和缺氧引起的身体应激反应,患者可能出现心动过速的症状。心动过速是指心率加快,可能伴随心悸和不规则的心跳感。

6. 全身不适

慢阻肺急性加重时,患者可能会出现全身不适的感觉,包括乏力、疲劳、无力和食欲不振。这些症状可能与炎症反应、代谢紊乱和体力活动减少有关。

7. 失眠、嗜睡

慢阻肺急性加重时,患者可能会出现睡眠问题。有些患者可能会经历失眠,难以入睡或保持睡眠,而另一些患者可能会感到过度嗜睡,即使在白天也难以保持清醒状态。

8. 抑郁和精神紊乱

慢阻肺急性加重可能会对患者的心理状态产生负面影响,导致情绪低落、抑郁和焦虑。患者可能会感到沮丧、无助和孤独,对疾病的长期限制和潜在的生活质量下降感到沮丧。

慢阻肺急性加重的临床表现症状包括呼吸困难加重、咳嗽加重、痰液改变、胸闷喘息、心动过速、全身不适、失眠、嗜睡、疲乏、抑郁和精神紊乱等。这些症状的出现可能是由气道炎症加重、气道狭窄、气体交换障碍和体力活动减少等因素引起的。对于慢阻肺急性加重的治疗,需要考虑使用药物治疗、氧疗、康复训练、症状缓解措施和心理支持等综合治疗策略,以改善患者的症状、提高生活质量,并预防复发和进展。

(二)辅助检查

1. 动脉血气分析

慢阻肺急性加重期间,动脉血气分析结果常常显示氧分压下降和二氧化碳分压升高。低氧血症(hypoxemia)反映了气体交换的严重障碍,可能导致组织缺氧和其他相关的症状。高碳酸血症(hypercapnia)则反映了通气不足和二氧化碳排出障碍,可能导致酸中毒和呼吸衰竭。

2. 胸部 X 线检查

慢阻肺急性加重期间,胸部 X 线检查可以显示肺部炎症、气道阻塞和其他与慢阻肺急性加重相关的异常。典型的表现包括肺野透亮度增加、肺纹理模糊、肺气肿和肺部感染的征象。这些异常反映了肺部炎症状况和肺组织的损伤。

3. 肺功能检查

肺功能检查是评估肺功能和气流限制程度的重要工具。在慢阻肺急性加重期间,肺功能检查结果可能显示肺通气功能下降。常见的异常包括 FEV_1 降低、FEV_1/FVC 下降。这些异常反映了气道炎症、气道收缩和肺组织弹性减退导致的气流受限。

4. 炎症标志物

慢阻肺急性加重期间,炎症标志物的指标可以反映肺部炎症的程度和病情的严重程度。常用的炎症标志物包括 C 反应蛋白(C-reactive protein, CRP)、白细胞计数和红细胞沉降率等。这些指标的升高提示炎症反应的活跃性增加,可能与气道炎症、感染和系统性炎症反应有关。

5. 胸部计算机体层成像(CT)扫描

胸部 CT 扫描可以提供更详细的肺部结构和病变信息,对慢阻肺急性加重的定位和评估有较高的准确性。CT 扫描可以显示气道炎症、肺实质损伤、肺大疱和肺部感染等病变。

这些异常指标的形成机制与慢阻肺急性加重的病理生理变化密切相关。主要机制包括气道炎症的加重、气道收缩和阻塞的加剧、肺组织的破坏和弹性减退,以及气体交换的紊乱。慢阻肺急性加重期间的辅助检查指标反映了肺部炎症的加重、气道阻塞的加剧、肺功能的下降及气体交换异常等病理生理变化。

(三)注意事项

慢阻肺急性加重症状通常持续7~10日。慢阻肺急性加重促使疾病进展,有些慢阻肺患者有频繁急性加重倾向(定义为每年有 2 次及以上的急性加重),健康状态也更差。因此,对于初始就医的慢阻肺急性加重患者应认真询问病史,了解既往急性加重风险与严重程度,并借助客观检查进一步确定,如胸部 CT 提示肺气肿、气道壁增厚及慢性支气管炎等。

另外,需要重点关注的情况包括辅助呼吸肌使用的情况、胸腹矛盾呼吸运动、中心性发绀的出现或加重、外周水肿进展、血流动力学不稳定。患者的既往病史对于评价慢阻肺急性加重的严重程度亦很重要,所以应详细询问以下病史:症状加重或出现新症状的时间、既往急性加重的次数(总数及住院次数)、合并症情况、目前的治疗方法、既往气流受限的严重程度、既往机械通气的使用情况。

五、临床表现的评估

mMRC 呼吸困难量表(表 3-1)可作为评价呼吸困难的简单指标来评价患者的症状,其与反映健康状况的其他指标相关,能够预测未来的死亡发生风险。慢性呼吸系统疾病问卷(chronic respiratory questionnaire, CRQ)和圣·乔治呼吸问卷(St George's respiratory questionnaire, SGRQ)是全面反映疾病特异性生活质量或健康状况的问卷,但是由于过于复杂而难以在临床实践中应用。目前已经开发出了两个较短的比较适合临床应用的综合评价指标,即 CAT 和慢阻肺控制问卷(COPD control questionnaire, CCQ)。CAT 包含 8 条内容,评分范围是 0~40 分,与 SGRQ 有很好的相关性(表 3-2)。CCQ 有 10 个问题,主要用来评价慢阻肺患者的临床控制情况。我国临床医师更多使用 mMRC 呼吸困难量表和 CAT。

表 3-1　改良版英国医学研究委员会（mMRC）呼吸困难量表

呼吸困难评价等级	呼吸困难严重程度
0 级	只有在剧烈活动时才感到呼吸困难
1 级	在平地快步行走或步行爬小坡时出现气短
2 级	由于气短，平地行走时比同龄人慢或需要停下来休息
3 级	在平地行走 100 m 左右或数分钟后需要停下来喘气
4 级	因严重呼吸困难以至于不能离开家，或在穿衣服、脱衣服时出现呼吸困难

表 3-2　慢阻肺评估测试（CAT）

序号	症状		评分					症状
1	我从不咳嗽	0	1	2	3	4	5	我总是咳嗽
2	我肺里一点痰都没有	0	1	2	3	4	5	我有很多痰
3	我一点也没有胸闷的感觉	0	1	2	3	4	5	我有很严重的胸闷感觉
4	当我在爬坡或爬一层楼梯时没有喘不过气的感觉	0	1	2	3	4	5	当我上坡或爬一层楼时，会感觉严重喘不上气
5	我在家里的任何活动都不受慢阻肺的影响	0	1	2	3	4	5	我在家里的任何活动都很受慢阻肺的影响
6	尽管有肺病，我仍有信心外出	0	1	2	3	4	5	因为有肺病，我没有信心外出
7	尽管有肺病，我仍睡得好	0	1	2	3	4	5	因为有肺病，我睡得不好
8	我精力旺盛	0	1	2	3	4	5	我一点精力都没有

注：评分 0~5 表现严重程度，如 0 分代表我从不咳嗽，5 分代表我总是咳嗽，请标记最能反映您当时情况的选项，并在数字上打√，每个问题只能标记 1 个选项。

六、实验室检查及其他监测指标

（一）肺功能检查

肺功能检查提示气流受限不完全可逆，是目前检测气流受限公认的客观指标，是慢阻肺诊断的"金标准"，近年来，脉冲振荡技术（impulse oscillometry system, IOS）检测肺功能及小气道功能测定也是慢阻肺的严重程度评价、疾病进展监测、预后及治疗反应评估中常用的指标。

1. 表现征象及检测方法

（1）气流受限：肺功能检查是诊断慢阻肺的关键指标，它能够显示气流受限的程度和可逆性。在慢阻肺患者中，肺功能检查通常显示气流受限不完全可逆，表现为 FEV_1 降低和 FEV_1/FVC 降低。吸入支气管扩张剂后 $FEV_1/FVC<70\%$，即明确存在持续的气流受限，除外其他疾病后可确诊为慢阻肺。气流受限导致的肺过度充气，使肺总量（total lung capacity, TLC）、残气量（residual volume, RV）、功能残气量（functional residual capacity, FRC）、残气量与肺总量比值（RV/TLC）增高，肺活量（vital capacity, VC）减低。深吸气量（inspiratory capacity, IC）是潮气量与补吸气量之和。在慢阻肺中，IC 的下降与呼气末肺容量增加有关，可作为肺容量变化的简易评估指标。IC/TLC 可以反映慢阻肺呼吸困难程度，预测死亡风险。这些指标的异常反映了患者气流受限的程度，对慢阻肺的诊断和严重程度评估非常重要。

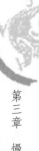

（2）容量和弥散功能：除了气流受限的评估如 FEV_1、FEV_1/FVC 以外，肺功能检查还包括对肺容量和弥散功能的测定。在慢阻肺患者中，肺过度充气导致 TLC、RV 和 FRC 增加，而 VC 降低。这些指标反映了肺功能的进一步异常变化，有助于评估疾病的严重程度和进展，也有助于疾病鉴别诊断。弥散功能受损可导致一氧化碳弥散量降低。肺泡间隔破坏及肺毛细血管床丧失可使弥散功能受损，一氧化碳弥散量降低。在临床实践中，如果 FEV_1/FVC 为 68%~70%，建议 3 个月后复查是否仍然符合 $FEV_1/FVC<70\%$ 的条件，以减少临界值病例的过度诊断。

（3）小气道功能测定：适用于检测早期肺部疾病，如轻度和中度的慢阻肺及哮喘等疾病，其中小气道狭窄可能是疾病发展的早期指标之一。在通气肺功能检查中，反映小气道功能的指标主要有呼出 50% 肺活量时的呼气流速（FEF50%）、呼出 75% 肺活量时的呼气流速（FEF75%）、用力呼出肺活量 25%~75% 时的平均流量[FEF25%~75%，也称为用力呼气中段流量（即最大呼气中期流量，maximal mid-expiratory flow，MMEF）]，用于评价小气道阻塞和气流受限。其中，FEF25%~75% 不仅能够反映气道阻塞，也被认为是反映小气道功能的主要标志。目前多个研究将 FEF25%~75%<65% 预计值定义为小气道功能受损，也有研究认为当此 3 项指标中有 2 项低于 65% 预计值，可判断为小气道功能障碍。

（4）IOS 检测肺功能：IOS 是一种测定呼吸系统阻力的新方法，用于评估哮喘、慢阻肺等各类气道疾病的高危因素、严重程度和患者治疗反应等。IOS 在哮喘患者中的应用已经较为成熟，已证实被动吸烟、儿童时期的支气管炎或慢性咳嗽病史、呼吸道疾病家族史均是 IOS 小气道指标持续异常，并进展为哮喘的高危因素；使用 IOS 测得的小气道功能障碍（SAD）与夜间哮喘、难治性哮喘反复发作、致死性哮喘相关。也有专家共识表明，评估哮喘的控制治疗情况，应考虑利用 IOS 测定患者小气道功能。而在仅有咳嗽咳痰等呼吸系统症状，FEV_1/FVC 正常的人群中，相对于常规肺功能，IOS 能够更加敏感地诊断 SAD，与患者症状严重程度的相关性也更好。相对于肺通气功能检查，IOS 操作更加简便，患者容易配合，可重复性好，对气道阻力的测定更加准确，尤其对于不能很好地配合用力呼气的老年患者，IOS 有可能成为老年慢阻肺患者行支气管舒张试验时肺通气功能检查的必要补充手段。

（5）评估疾病严重程度：肺功能检查是评估慢阻肺严重程度的重要工具。根据 FEV_1 占 FEV_1 预计值的百分比（FEV_1% 预计值），可以将慢阻肺分为不同的阶段（如 GOLD 分级），从而指导治疗和管理。FEV_1 与 FEV_1 预计值的比较可以帮助确定疾病的进展和预后。

（6）疾病进展监测和治疗反应评估：肺功能检查在监测慢阻肺疾病的进展和评估治疗反应方面起着关键作用。定期进行肺功能检查可以帮助医生了解疾病的演变和治疗的效果，以及根据需要进行调整和优化治疗计划。

2. 肺功能检查的缺点

（1）依赖患者合作：肺功能检查需要患者主动参与和配合，包括正确的呼吸技巧和合适的力量使用。有些患者可能由于年龄、认知能力或其他因素而无法完全配合，可能会影响结果的准确性。

（2）限制性指标：肺功能检查主要关注气流受限的评估，而对肺实质创伤、弥散功能损害等其他肺功能异常的敏感性较低。

（3）肺功能的正常值可根据性别、年龄、身高、体重等估算：随着年龄的增长，肺功能正常值逐渐降低,FEV$_1$/FVC 随之下降,在这种情况下应用 FEV$_1$/FVC<70%这个固定比值可能导致某些健康老年人被诊断为轻、中度慢阻肺,也会对<45 岁的成年慢阻肺患者造成漏诊。

3. 研究进展

(1)目前,已有某些国家应用气道阻塞的正常值下限(lower limit of normal value, LLN)来评估气流受限。LLN 是指正常人 FEV$_1$/FVC 比值的第五百分位数。LLN 的值随着年龄的增长逐渐降低。理论上来讲,应用 LLN 更符合慢阻肺患者的实际情况。但到目前为止,并无明确研究表明 FEV$_1$/FVC 和 LLN 这两个指标哪个更好。

(2)虽然应用 FEV$_1$/FVC<70%这个固定比值会造成个别慢阻肺的误诊和漏诊,但是其风险有限,而且方法简单,易于实施,所以目前 GOLD 仍然将其作为诊断慢阻肺的标准。

(3)单独的峰流速不能用于慢阻肺的诊断,因为峰流速检查会低估气流受限的严重程度。峰流速检查并不是诊断慢阻肺的必要条件,峰流速正常不能排除气流受限。对于怀疑慢阻肺的患者,有肺功能检查条件的医院都应进行肺功能检查,但是在不具备肺功能检查条件的情况下,也可以采用简单的呼气峰流速进行筛查。如果呼气峰流速小于 80% FEV$_1$ 预计值,结合病史、临床症状、体征,并排除其他可能的疾病,可做出临床诊断。

肺功能检查在慢阻肺的研究进展中仍然扮演着重要的角色。随着技术的不断进步和研究的深入,可能会出现更精确、非侵入性和全面的肺功能评估方法。此外,结合其他影像学和生物标志物的检测,有望实现更早期的慢阻肺诊断和个体化治疗的发展。

(二)胸部 X 线检查

1. 特点和表现的征象

慢阻肺早期胸部 X 线检查可无明显变化,随后可出现肺纹理增多和紊乱等非特征性改变。

(1)肺气肿:胸部 X 线检查可以显示肺气肿的特征,主要 X 线征象为肺过度充气,表现为肺野透亮度增高、双肺外周纹理纤细稀少、横膈降低等。这些征象反映了肺部气体潴留和肺组织的破坏。

(2)胸廓变形:慢阻肺患者中,由于肺气肿和呼吸肌肥大,胸廓可能出现扩张和变形。常见的表现包括胸腔前后径增大、肋骨走向变平、横膈位置低平、心脏悬垂狭长、胸骨旁突出、胸腔横径增加和肋间隙增宽。

(3)支气管壁增厚:慢阻肺导致的支气管炎症和痉挛可引起支气管壁增厚,胸部 X 线检查可以显示支气管壁的轮廓增粗,严重者常合并有肺大疱的影像学改变。

2. 意义

(1)初步筛查:胸部 X 线检查可以作为对慢阻肺患者进行初步筛查的方法之一。它是一种简单、快速和经济的影像学检查,可用于评估肺部的形态和结构变化。

(2)辅助诊断:胸部 X 线检查对确定肺部并发症及与其他疾病(如肺间质纤维化、肺结核、肺部感染和肺部肿瘤等)鉴别具有重要意义。

慢阻肺并发肺动脉高压和肺源性心脏病时,胸部 X 线检查表现为右下肺动脉干扩张,其横径>15 mm 或右下肺动脉横径与气管横径比值≥1.07,或动态观察右下肺动脉干增宽>2 mm;肺动脉段明显凸出或其高度>3 mm;中心肺动脉扩张和外周分支纤细,形成"残根"征;

圆锥部显著凸出(右前斜位45°)或其高度>7 mm;右心室增大。

胸部 X 线检查还有助于与以下疾病进行鉴别诊断:充血性心力衰竭、胸腔积液、间质性肺疾病、肺肿瘤、脊柱后凸等。

（3）监测疾病进展:通过连续观察胸部 X 线检查的变化,可以评估肺气肿和胸廓的进展情况,帮助判断疾病的严重程度和预后。

3. 缺点

（1）限制信息量:胸部 X 线检查提供的信息相对有限,无法提供关于肺部细微结构和组织病变的详细信息,对于早期病变的检测和评估有一定的局限性。

（2）低灵敏度:胸部 X 线检查对于轻度肺气肿和早期阻塞性疾病的检测灵敏度较低,容易漏诊或误诊。

4. 研究进展

借助人工智能技术,胸部 X 线检查图像可以进行自动分析和解读,提供更准确、快速的诊断和病变定位。这有助于提高胸部 X 线检查在慢阻肺患者中的诊断准确性和效率。

综上所述,胸部 X 线检查在慢阻肺患者的诊断和评估中具有一定的价值,特别是作为初步筛查和辅助诊断的方法。然而,它在早期病变和病情监测方面存在一定的局限性。随着影像学技术的进步和人工智能的应用,胸部 X 线检查在慢阻肺的诊断和监测中可能会有更广阔的研究进展。

（三）胸部 CT 检查

胸部 CT 检查可见慢阻肺小气道病变的表现、肺气肿的表现及并发症的表现,以评估慢阻肺患者的肺部结构和组织的状况,或评估病情的严重程度并选择最佳的治疗方案,并排除其他具有相似症状的呼吸系统疾病,在慢阻肺患者的诊断和评估中起着重要的作用。

1. 特点和表现的征象

慢阻肺患者的胸部 CT 常常显示出肺部结构的变化和肺部组织的破坏,包括肺气肿、肺大疱、肺部炎症和感染等。

（1）肺气肿:胸部 CT 可以显示肺气肿的特征,如肺泡扩张、肺实质破坏和薄壁囊样结构形成。这些征象反映了气流受限和肺组织的破坏。

（2）肺大疱:慢阻肺患者可能出现肺大疱,即直径>1 cm 的气囊状腔隙。肺大疱的存在与肺组织的破坏和肺功能的下降有关。

（3）肺部炎症和感染:胸部 CT 可以显示肺部炎症和感染的征象,如肺实质浸润、结节和炎性改变。这些表现可能是慢阻肺患者急性加重或合并感染的指标。

2. 意义

（1）诊断和分级:胸部 CT 可以帮助医生确认慢阻肺的诊断,并评估疾病的严重程度。通过观察肺气肿和肺大疱的程度与分布,可以确定患者的疾病阶段和进展情况。

（2）弥补肺功能检查的局限性:胸部 CT 提供了对肺部结构的直接观察,能够帮助评估肺组织的破坏和变化。这有助于更全面地了解患者的肺功能受损情况。

（3）排除其他病因:高分辨率 CT 对辨别小叶中心型和全小叶型肺气肿及确定肺大疱的大小与数量有较高的敏感度和特异度,多用于鉴别诊断和非药物治疗前评估,可以排除其他可能引起类似临床表现的肺部疾病,如肺部肿瘤、间质性肺病和支气管扩张等,对预测肺大疱切除或外科减容手术等的效果有一定价值。利用高分辨率CT计算肺气肿指数、气道壁厚度、功能性小气道病变等指标,有助于慢阻肺的早期诊断和表型评估。

3. 缺点

(1) 辐射暴露:胸部CT需要使用X射线,因此会暴露患者于辐射。尽管胸部CT的辐射剂量已经大大降低,但长期进行多次CT检查仍可能增加患者的癌症风险。

(2) 费用和可及性:胸部CT相对于其他检查方法来说较昂贵,并且在某些地区可能不太容易获得。

4. 研究进展

(1) 低剂量胸部CT:随着技术的进步,低剂量胸部CT已经成为一种可能用于慢阻肺患者筛查和监测的方法。它可以减少辐射暴露,并提供足够清晰的图像质量。

(2) 三维重建技术:胸部CT的三维重建技术可以更好地显示肺部结构和病变的立体形态,有助于更准确地评估疾病的程度和病灶的分布。

(3) 人工智能辅助诊断:借助人工智能技术,胸部CT图像可以进行自动分析和解读,提供更快速、准确的诊断和病变定位,从而改善临床决策的准确性和效率。

总的来说,胸部CT在慢阻肺患者中具有重要的诊断和评估价值。随着技术的进步,胸部CT将在慢阻肺的早期诊断、疾病监测和个体化治疗方面发挥更大的作用。然而,我们也应该注意到其辐射暴露和经济成本等问题,以平衡利益和风险,并将其合理应用于临床实践中。

(四)脉搏血氧饱和度监测和动脉血气分析

动脉血气分析在慢阻肺患者的评估和管理中具有重要的地位。当患者临床症状提示有呼吸衰竭或右心衰竭时应监测脉搏血氧饱和度。如果脉搏血氧饱和度<92%,应该进行动脉血气分析检查。

1. 特点和可能表现的异常指标

(1) 动脉血氧分压:慢阻肺患者常常出现低氧血症,其动脉血氧分压水平降低。这反映了肺部气体交换的障碍,以及肺泡-动脉氧分压差的增加。呼吸衰竭的动脉血气分析诊断标准为静息状态下海平面呼吸空气时动脉血氧分压<60 mmHg(1 mmHg=0.133 kPa),伴或不伴有动脉血二氧化碳分压>50 mmHg。

(2) 动脉血二氧化碳分压:慢阻肺患者血气异常早期表现为低氧血症,后期随着病情加重,可出现高碳酸血症。在慢阻肺患者中,动脉血二氧化碳分压水平往往升高,这是由于气流受限导致的通气不足和肺泡过度膨胀,使得二氧化碳排出受限。

(3) pH:慢阻肺患者通常会出现呼吸性酸中毒,表现为动脉血液pH下降,这是由于呼吸性排酸功能受损导致的。

2. 意义

(1) 评估气体交换:动脉血气分析可以提供关于氧和二氧化碳的血液水平,帮助评估肺部气体交换功能,了解氧合和通气情况。

(2) 疾病严重程度评估:动脉血气分析的结果可以反映慢阻肺患者的疾病严重程度。

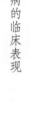

低氧血症和高二氧化碳血症的程度可以指示疾病的进展和患者的病情严重程度。

（3）指导治疗：动脉血气分析结果可以指导治疗方案的制订。例如，对于低氧血症，可考虑给予氧疗；对于高二氧化碳血症，可能需要使用呼吸辅助装置或调整通气支持。

3. 缺点

（1）采样难度：动脉血气分析需要从患者的动脉血管中获取样本，因此需要专业的技能和经验。对于某些患者，如老年患者或存在出血倾向的患者，可能存在一定的采样困难和风险。

（2）不适宜用于长期监测：由于动脉血气分析需要进行实时的血样采集和分析，因此不适合用于长期的疾病监测。对于长期监测，其他非侵入性的方法可能更为合适。

4. 研究进展

随着技术的进步，动脉血气分析在慢阻肺管理中可能会有更大的研究进展。例如，无创性动脉血气分析技术的发展，如经皮动脉血气监测，可能会减少采样困难和并发症的风险。此外，结合其他生物标志物和影像学技术的综合分析，可能会提供更全面的慢阻肺患者评估和个体化治疗方案。

因此脉搏血氧饱和度和血气分析对确定发生低氧血症、高碳酸血症、酸碱平衡失调及判断呼吸衰竭的类型有重要价值。

（五）心电图和超声心动图检查

心电图和超声心动图检查对于晚期慢阻肺和慢阻肺急性加重的鉴别诊断、并发肺源性心脏病，以及慢阻肺合并心血管系统疾病的诊断、评估和治疗具有一定的临床意义与实用价值。慢阻肺合并慢性肺动脉高压或慢性肺源性心脏病心电图可表现为额面平均电轴>+90°，V_1 导联 R/S>1，重度顺钟向转位（V_5 导联 R/S<1），$R_{V_1}+S_{V_5}$>1.05 mV，aVR 导联 R/S 或 R/Q>1，$V_1 \sim V_3$ 导联呈 QS、Qr 或 qr 波（酷似心肌梗死，应注意鉴别），肺型 P 波。慢阻肺合并慢性肺源性心脏病超声心动图可出现以下改变：右心室流出道内径>30 mm；右心室内径>20 mm；右心室前壁厚度>5 mm 或前壁搏动幅度增强；左、右心室内径比值<2；右肺动脉内径>18 mm 或肺动脉干>20 mm；右心室流出道/左心房内径>1.4；肺动脉瓣曲线出现肺动脉高压征象（a 波低平或<2 mm，或有收缩中期关闭征等）。

（六）心肺运动试验

心肺运动试验（cardiopulmonary exercise testing, CPET）是一种评估患者在运动状态下心肺功能的检查方法，旨在评估人体在高强度和持续运动时心肺功能的变化，对于慢阻肺患者的评估和管理具有重要意义。

1. 特点和表现

（1）低氧耗量阈值：慢阻肺患者往往表现出低氧耗量阈值，这是指肌肉细胞开始产生乳酸、肌肉疲劳的阈值。在心肺运动试验中，这一阈值常常出现在患者最大耗氧量 80%左右的水平上。

（2）最大耗氧量：肺气肿和慢性支气管炎等慢阻肺的主要表现是呼吸困难。慢阻肺患者的最大耗氧量通常降低，反映了他们的运动耐力和身体对氧气的利用能力下降。慢阻肺患者通常无法达到与年龄和性别匹配的标准最大耗氧量，在接近达到这一最大水平时会出现呼吸困难和疲劳。

（3）呼吸气体交换比：慢阻肺患者的呼吸气体交换比可能升高,表示他们在运动时更倾向于使用碳水化合物而不是脂肪作为能源。

（4）低运动耐力：慢阻肺患者通常表现出低运动耐力,这一识别标准是运动时肺容积的持续降低。通常情况下,慢阻肺患者比健康人更容易出现呼吸急促、胸闷和肌肉疲劳等症状。

（5）心率响应：慢阻肺患者在运动时心率上升可能不如正常人明显,这可能是由于慢阻肺导致的心肺功能限制。

（6）呼气末二氧化碳分压：慢阻肺患者的呼气末二氧化碳分压可能升高,反映了肺通气与血流比例失调和通气与血流不匹配。

（7）其他：当慢阻肺患者尝试进行较大强度的运动时,心血管系统负担也会增加。心肺运动试验可以评估心血管反应,包括最大心率、心排血量、心肌收缩力和冠状动脉血流量等指标,从而评估患者的运动耐受性。

2. 意义

（1）评估运动耐力：心肺运动试验可以评估慢阻肺患者的运动耐力水平,了解他们在运动时的身体功能状况和耐受能力。

（2）评估疾病严重程度：心肺运动试验结果可以反映慢阻肺患者的疾病严重程度,帮助医生确定疾病阶段和制订个体化的治疗方案。

（3）预测预后：心肺运动试验结果与慢阻肺患者的预后相关,较低的最大耗氧量和异常的呼气末二氧化碳分压与较差的预后及生存率相关。

3. 缺点

（1）检查条件要求较高：心肺运动试验需要专业设备和专业人员进行操作,且对患者的合作度要求较高。

（2）费时费力：心肺运动试验通常需要较长时间进行,对患者体力消耗较大。

4. 研究进展

心肺运动试验的研究进展包括以下方面。

（1）结合其他指标：未来可能通过结合其他生物标志物、影像学检查和遗传学分析等,进一步提高心肺运动试验的诊断和预测能力。

（2）应用于个体化治疗：基于心肺运动试验结果,可以制订个体化的康复计划和治疗方案,以提高患者的运动能力和生活质量。

（3）利用技术创新：随着技术的进步,未来可能出现更便携、简便和准确的心肺运动试验设备,使其更广泛地应用于临床实践中。

心肺运动试验作为一种综合评估慢阻肺患者身体功能和疾病严重程度的方法,为医生制订治疗策略和评估治疗效果提供了重要的参考依据。然而,其在临床实践中的应用仍面临一些挑战,需要进一步研究和探索。

（七）其他

血常规和血生化检查在慢阻肺患者的评估和管理中也起着重要的作用。慢阻肺合并细菌感染时,外周血白细胞计数增高,核左移。

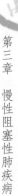

1. 血常规

(1) 嗜酸性粒细胞计数：稳定期外周血嗜酸性粒细胞计数对慢阻肺药物治疗方案是否联合吸入性糖皮质激素有一定的指导意义。

(2) 血红蛋白(Hb)和红细胞计数(RBC)：慢阻肺患者常常出现贫血，其血红蛋白和红细胞计数水平降低。贫血可能与慢性炎症、营养不良和肺部损伤相关。

(3) 血小板计数(PLT)：慢阻肺患者血小板计数可能增高，这可能与慢性炎症状态和肺部血管病变有关。

(4) 白细胞计数(WBC)：慢阻肺患者的白细胞计数可能升高，特别是中性粒细胞计数。这反映了慢性炎症的存在，可能与呼吸道感染和肺部炎症相关。

2. 血生化

(1) CRP：慢阻肺患者的CRP水平通常升高，这是一个非特异性的炎症标志物，反映了慢性炎症的存在。

(2) 肺特异性蛋白(SP-D)：在慢阻肺患者中可能升高，这是一种肺泡表面活性物质，其升高可能反映肺部炎症和损伤。

3. 意义

(1) 评估炎症状态：血常规和血生化指标可以提供关于慢性炎症状态的信息，帮助评估慢阻肺患者的疾病活动性和严重程度。

(2) 指导治疗：异常的血常规和血生化指标可以指导治疗方案的制订。例如，贫血的存在可能需要考虑给予补充铁剂或红细胞生成素；炎症标志物的升高可能需要进一步评估和针对炎症进行治疗。

4. 缺点

(1) 非特异性：血常规和血生化指标在慢阻肺患者中出现异常并不具有特异性，也可能受到其他因素的影响，如感染、其他疾病或药物的影响。因此，需要综合考虑其他临床信息进行综合分析和解释。

(2) 局限性：血常规和血生化指标只能提供有限的信息，不能直接反映肺部病变的具体情况。对于评估肺功能和炎症程度，其他的检查方法如肺功能测试与影像学检查更为准确和直接。

5. 研究进展

随着生物标志物和分子生物学技术的不断发展，未来可能发现更具特异性和敏感性的血常规和血生化指标，用于慢阻肺的早期诊断、疾病进展监测和治疗反应评估。此外，与其他检查方法的结合应用，如基因表达谱分析和蛋白质组学分析等，可能有助于更全面、精准地评估慢阻肺患者的病情和预后。然而，这需要进一步研究和临床验证。

慢性阻塞性肺疾病的中西医结合治疗

---------------------------- 参 考 文 献 ----------------------------

陈亚红,冯淬灵,王婧,等,2022.慢性阻塞性肺疾病免疫调节治疗专家共识[J].中国全科医学,25(24):2947-2959.

杨爽,赵海金,蔡绍曦,2015.哮喘-慢性阻塞性肺疾病重叠综合征[J].中国呼吸与危重监护杂志,14(2):214-217.

Balady G J, Arena R, Sietsema K, et al., 2010. Clinician's guide to cardiopulmonary exercise testing in adults[J]. Circulation, 122(2): 191-225.

Bednarek M, Grabicki M, Piorunek T, et al. , 2020. Current place of impulse oscillometry in the assessment of pulmonary diseases. [J]. Respiratory Medicine, 170: 105952.

Chiu H Y, Hsiao Y H, Su K C, et al. , 2020. Small airway dysfunction by impulse oscillometry in symptomatic patients with preserved pulmonary function[J]. The Journal of Allergy and Clinical Immunology: in Practice, 8(1): 229-235.

Halpin D M G, Criner G J, Papi A, et al. , 2021. Global initiative for the diagnosis, management, and prevention of chronic obstructive lung disease. the 2020 GOLD science committee report on COVID-19 and chronic obstructive pulmonary disease [J]. American Journal of Respiratory and Critical Care Medicine, 203(1): 24-36.

Li L Y, Yan T S, Yang J, et al. , 2021. Impulse oscillometry for detection of small airway dysfunction in subjects with chronic respiratory symptoms and preserved pulmonary function[J]. Respiratory Research, 22(1): 68.

Papi A, Morandi L, Fabbri L, 2020. Small airway dysfunction: not so silent after all? [J]. The Lancet Respiratory Medicine, 8(11): 1062-1063.

Plaza V, Trigueros J A, Cisneros C, et al. , 2021. The importance of small airway dysfunction in asthma: the GEMA-FORUM Ⅲ task force[J]. Journal of Investigational Allergology & Clinical Immunology, 31(5): 433-436.

Simon M R, Chinchilli V M, Phillips B R, et al. , 2010. Forced expiratory flow between 25% and 75% of vital capacity and FEV_1/forced vital capacity ratio in relation to clinical and physiological parameters in asthmatic children with normal FEV_1 values[J]. Journal of Allergy and Clinical Immunology, 126(3): 527-534.

Sposato B, Scalese M, Migliorini M G, et al. , 2014. Small airway impairment and bronchial hyperresponsiveness in asthma onset [J]. Allergy, Asthma & Immunology Research, 6(3): 242-251.

Vogelmeier C F, Criner G J, Martinez F J, et al. , 2017. Global strategy for the diagnosis, management, and prevention of chronic obstructive lung disease 2017 report. GOLD executive summary [J]. American Journal of Respiratory and Critical Care Medicine, 195(5): 557-582.

Zaidan M F, Reddy A P, Duarte A, 2018. Impedance oscillometry: emerging role in the management of chronic respiratory disease [J]. Current Allergy and Asthma Reports, 18(1): 3.

Zou J H, Sun T, Song X H, et al. , 2022. Distributions and trends of the global burden of COPD attributable to risk factors by SDI, age, and sex from 1990 to 2019: a systematic analysis of GBD 2019 data[J]. Respiratory Research, 23(1): 90.

第四章　慢性阻塞性肺疾病的常见并发症

慢阻肺并非单一的疾病,它不仅损伤肺组织,同时还会损伤包括心脏、骨骼、免疫系统、消化系统和中枢神经系统在内的肺外器官和组织。常见并发症有肺动脉高压、肺源性心脏病、呼吸衰竭、肺性脑病、肺血栓栓塞症、气胸、消化性溃疡等。

第一节　肺动脉高压和肺源性心脏病

慢阻肺患者肺通气功能障碍会引起缺氧和二氧化碳潴留,一方面可以直接增加心脏的工作负担,引起心律失常和心肌收缩功能障碍;另一方面可以引起肺动脉高压而导致右心室肥大和功能障碍(慢性肺源性心脏病)。慢阻肺患者常处于紧张、焦虑和应激状态,增加了心血管疾病的风险。

一、肺动脉高压

肺动脉高压(pulmonary hypertension,PH)是一种由多种已知或未知原因引起的肺动脉内压力异常升高的疾病或病理生理综合征。血流动力学的诊断标准:在海平面、静息状态下,右心导管测量平均肺动脉压(mean pulmonary artery pressure,mPAP)≥ 25 mmHg。肺动脉高压是一种常见病、多发病,且致残率和病死率均很高,应引起人们的高度重视。

(一)临床表现

肺动脉高压的症状是非特异的,早期可无症状,随病情进展可有如下表现。①呼吸困难:最早出现,也最常见。表现为进行性活动后气短,病情严重的在休息时也可出现。②疲劳、乏力、运动耐量减低:与心排血量减少、组织灌注不足有关。③晕厥:心排血量下降导致脑组织供血不足。④心绞痛或胸痛:右心缺血所致,与右心室肥厚冠状动脉灌流减少、心肌相对供血不足有关。⑤咯血:肺毛细血管前微血管瘤破裂所致。⑥声音嘶哑:肺动脉扩张压迫喉返神经所致。⑦右心衰竭的症状:食欲缺乏、恶心、呕吐、上腹胀痛,双下肢、会阴、腰骶部水肿,胸腔积液,腹水,口唇、指尖、耳郭发绀,神经系统症状等。⑧某些类型肺动脉高压还会有原发病的症状如结缔组织病相关性肺动脉高压可有脱发、光敏、口腔溃疡、关节炎等。

（二）诊断标准

1. 识别肺动脉高压高危人群

患以下列举的基础疾病者均为肺动脉高压的高危人群,如患先天性心脏病、结缔组织病、门静脉高压、肺部疾病、慢性肺栓塞、人类免疫缺陷病毒感染等基础疾病者。另外,服用减肥药、中枢性食欲抑制剂者,家族中有特发性肺动脉高压或遗传性肺动脉高压病史者亦为高危人群。

2. 超声心动图

将超声心动图检查中的肺动脉收缩压(pulmonary artery systolic pressure,PASP)作为肺动脉高压的筛选指标,等级判定为轻度 30~50 mmHg,中度 51~70 mmHg,重度>70 mmHg。超声心动图的检查操作简便且无创,既可估测肺动脉压,又可筛查肺动脉高压的原因,还能评估患者病情、治疗及预后的情况。

3. 右心导管检查

右心导管检查是确诊肺动脉高压的金标准,但操作复杂,具有一定的风险性,用于早期诊断筛查并不适合。

（三）治疗

1. 一般治疗

（1）氧疗:保持动脉血氧饱和度持续>90%。

（2）预防感染:感染可导致肺动脉高压患者病情加重,在秋冬交替季节接种流感疫苗和肺炎链球菌疫苗,可降低肺部感染发生的风险。

（3）康复和运动训练:病情相对稳定的患者应进行适度运动和康复训练,其有助于提高患者的运动耐量、心肺功能,以及改善患者生活质量。

（4）心理支持:必要时可请专科医生进行干预指导。

2. 药物治疗

（1）初始治疗:对于合并右心功能不全或水肿的肺动脉高压患者,初始治疗应给予利尿药。心排血量低于 4 L/min,或者心排血指数低于 2.5 L/(min·m²)是应用地高辛的绝对指征;华法林可预防肺部小动脉内血栓形成;重度右心衰竭和急性右心衰竭患者首选多巴酚丁胺。

（2）肺血管扩张剂:急性血管反应试验结果阳性是应用钙通道阻滞剂治疗的指征;前列环素类药物不仅能扩张血管而降低肺动脉压,长期应用还可逆转肺血管重构;内皮素拮抗剂有对抗内皮素的缩血管作用,可降低血管压力;磷酸二酯酶-5 抑制剂和鸟苷酸环化酶(GC)激动剂可改善肺循环阻力。

（3）联合治疗:联合应用不同作用机制的药物,其疗效可能相加,或可能在联用药物剂量较低的情况下发挥与使用高剂量单药相同的药效。联合治疗可最初即联用两种药物,也可采用"添加治疗"的方式。

3. 手术治疗

肺动脉高压患者在进行麻醉、机械通气及重大手术时发生心血管衰竭和死亡的风险较

高,因此应避免不必要的手术。若患者有必要行手术治疗,术前应继续肺动脉高压的药物治疗,不要中断。

(1)肺或心肺移植:经积极内科治疗临床效果不佳的患者可行肺移植治疗。首选手术为双肺移植或心肺移植。

(2)房间隔球囊造口术:通常不推荐采用左右分流术治疗肺动脉高压,但对于重度症状性肺动脉高压成人患者,可考虑该方法。

4. 其他治疗措施

位于高海拔的患者或计划航空旅行的患者应继续其常规肺动脉高压药物治疗。同时,可在医生指导下使用辅助供氧(2~4 L/min),以将血氧饱和度维持在>90%。

基因治疗国外有成功报道,但是距离临床推广使用尚远。

二、慢性肺源性心脏病

慢性肺源性心脏病的病因主要为慢性支气管-肺疾病,其中慢阻肺是最常见原因。全身的低氧和高二氧化碳的静脉血回流到右心房和右心室,右心室收缩做功将血液通过肺动脉泵向肺,血液在肺内进行氧气和二氧化碳的交换,即肺泡内氧气进入血液,二氧化碳经过肺排出体外。慢阻肺会引起缺氧和(或)二氧化碳增加(高碳酸血症),从而通过各种生物因子和离子的变化等机制,导致肺血管收缩、肺血流量减少、阻力增加,引起肺动脉高压,产生慢性肺源性心脏病。慢性肺源性心脏病呈长期慢性进展,逐渐出现呼吸衰竭、心力衰竭。

(一)临床表现

按疾病进展,慢性肺源性心脏病可分为肺、心功能代偿期和肺、心功能失代偿期,不同阶段患者可表现出不同症状。

1. 肺、心功能代偿期

代偿期主要表现为呼吸系统疾病的症状,最常见的为慢阻肺相关症状,包括咳嗽、咳痰、气促,活动后可有心悸、呼吸困难、乏力和劳动耐力下降。

体格检查时,可发现不同程度的发绀(如嘴唇青紫)、原发肺脏疾病体征,如肺气肿体征、肺部干湿啰音;肺动脉瓣第二心音增强;心脏三尖瓣区可出现收缩期杂音或剑突下心脏搏动增强,提示右心室肥厚。

部分患者因为胸腔内压力升高,阻碍静脉回流,出现颈静脉充盈甚至怒张、肝界下移、下肢水肿,这种现象往往在午后明显,次晨消失。

2. 肺、心功能失代偿期

此期以呼吸衰竭为主,严重者可出现右心衰竭。

(1)呼吸衰竭:因缺氧和二氧化碳潴留,表现为呼吸困难加重、胸闷、心慌、气短、乏力、发绀、皮肤潮红、多汗,甚至出现头痛、躁动不安、表情淡漠、嗜睡和昏迷,应警惕出现肺性脑病。

(2)右心衰竭:主要表现为气促、心悸、乏力、食欲缺乏、腹胀、恶心等。体征可出现颈静脉怒张,心率增快,甚至出现心律失常,剑突下可出现心脏收缩和舒张期杂音。颈静脉怒张加重可出现肝颈静脉回流征阳性,下肢水肿严重者可有腹水。少数患者可出现肺水肿及全心衰竭的表现。

3. 伴随症状

肺源性心脏病是以心、肺病变为基础的多脏器受损害的疾病,因此在重症患者中可有肾功能不全所致少尿、全身浮肿,弥散性血管内凝血所致出血,肾上腺皮质功能减退所致面颊色素沉着等表现。

(二)诊断标准

(1)既往有慢阻肺、慢性支气管炎、肺气肿病史或其他胸肺疾病病史,出现肺动脉高压、右心室增大或右心衰竭的症状、体征。

(2)心电图、胸部 X 线检查、超声心动图有肺动脉增宽和右心增大、肥厚的征象。

(三)治疗

治疗目标为减轻症状、减少急性加重、改善生活质量、延长寿命。

1. 急性加重期治疗

急性加重期患者最好留院观察或住院治疗。治疗原则为积极治疗和去除诱发因素,控制呼吸道感染;改善呼吸功能,控制呼吸衰竭;控制心力衰竭。

(1)治疗和去除诱发因素,控制呼吸道感染:呼吸系统感染是引起慢性肺源性心脏病急性加重的常见原因,如存在感染征象,需积极控制感染,根据痰液的细菌培养结果,应用抗生素行抗感染治疗。

(2)改善呼吸功能,控制呼吸衰竭:根据基础病因的不同,采取相应措施,纠正呼吸衰竭,减轻心脏负荷。可给予扩张支气管、祛痰等治疗,通畅呼吸道,改善通气功能。合理氧疗可纠正缺氧,必要时给予无创正压通气或气管插管有创正压通气治疗。

(3)控制心力衰竭:对于慢阻肺导致的肺源性心脏病,一般在积极控制感染、改善呼吸功能、纠正缺氧和二氧化碳潴留后,心力衰竭便能得到改善,不需要常规使用利尿药和正性肌力药,但对经上述治疗无效或严重心力衰竭患者,可选用利尿药、正性肌力药或扩血管药物。

2. 一般治疗

(1)增强免疫功能,预防感染。对于慢性肺源性心脏病、慢阻肺老年患者,建议每年进行流感疫苗接种;对于反复发生肺炎者,可接种肺炎链球菌疫苗。

(2)加强康复锻炼和营养,每周进行至少 5 日的康复锻炼。

(3)对于血氧饱和度低的患者,可使用长期家庭氧疗或家庭无创呼吸机治疗等。

(4)吸烟的患者应戒烟。

(5)右心衰竭患者需注意控制饮水量并严格记录尿量。

3. 药物治疗

(1)在疾病稳定缓解期,应积极治疗和改善基础支气管、肺疾病,延缓基础疾病进展。

(2)对于具有明显气流受限的患者,使用吸入性糖皮质激素联合长效 β 受体激动剂和(或)长效 M 受体阻滞剂吸入。若患者咳嗽、痰多不易咳出,可使用化痰药物如盐酸氨溴索或乙酰半胱氨酸等。

（3）对于慢性肺源性心脏病无法控制的患者，经过严格评估适应证和禁忌证后，可考虑进行肺减容术或者肺移植术。另外，可进行介入治疗，置入导管粉碎或抽吸栓子，同时可局部行溶栓治疗。

第二节　呼吸衰竭和肺性脑病

慢阻肺最常见的并发症，在急性期是呼吸衰竭、肺性脑病。

一、呼吸衰竭

呼吸衰竭是各种原因引起的肺通气和（或）换气功能严重障碍，以致不能进行有效的气体交换，导致缺氧伴（或不伴）二氧化碳潴留，从而引起一系列生理功能和代谢紊乱的临床综合征。在标准大气压下，于静息条件下呼吸室内空气，并排除心内解剖分流和原发于心排血量降低等情况后，动脉血氧分压低于 60 mmHg，或伴有动脉血二氧化碳分压高于 50 mmHg，即为呼吸衰竭。

（一）临床表现

呼吸衰竭的临床表现为呼吸困难、发绀、神志改变、昏迷、心率加快、血压升高等症状，严重时可危及生命。急性呼吸衰竭多继发于溺水、电击、外伤、药物中毒、严重感染、休克。慢性呼吸衰竭多继发于慢性呼吸系统疾病，如慢阻肺等。

（二）诊断标准

1. 分类
（1）按动脉血气分析分类
1）Ⅰ型呼吸衰竭：缺氧无二氧化碳潴留，或伴二氧化碳降低（Ⅰ型），见于换气功能障碍（通气与血流比例失调、弥散功能损害和肺动-静脉样分流）的病例。
2）Ⅱ型呼吸衰竭：系肺泡通气不足所致的缺氧和二氧化碳潴留，单纯通气不足，缺氧和二氧化碳的潴留的程度是平行的，若伴换气功能损害，则缺氧更为严重。
（2）按病程分类
1）急性呼吸衰竭：指各种突发原因，引起通气或换气功能严重损害，突然发生呼吸衰竭的临床表现，如脑血管意外、药物中毒抑制呼吸中枢、呼吸肌麻痹、肺梗死、急性呼吸窘迫综合征等。如不及时抢救，会危及患者生命。
2）慢性呼吸衰竭：多见于慢性呼吸系统疾病，如慢阻肺、重度肺结核等。其呼吸功能损害逐渐加重，虽有缺氧或伴二氧化碳潴留，但通过机体代偿适应，仍能从事日常活动。
2. 症状
除原发病症状外主要为缺氧和二氧化碳潴留的表现，如呼吸困难、急促、精神神经症状

慢性阻塞性肺疾病的中西医结合治疗

等,并发肺性脑病时,还可有消化道出血。

3. 查体

查体可见口唇和甲床发绀、意识障碍、球结膜充血、水肿、扑翼样震颤、视神经乳头水肿等。

(三)治疗

（1）首先积极治疗原发病,合并细菌等感染时应使用敏感抗生素,去除诱发因素。

（2）保持呼吸道通畅和有效通气量,可给予解除支气管痉挛和祛痰药物,如沙丁胺醇、硫酸特布他林解痉,乙酰半胱氨酸、盐酸氨溴索等祛痰。必要时可用肾上腺皮质激素静脉滴注。

（3）纠正低氧血症,可用鼻导管或面罩吸氧,严重缺氧和伴有二氧化碳潴留、有严重意识障碍、出现肺性脑病时应使用机械通气以改善低氧血症。

（4）纠正酸碱失衡、心律失常、心力衰竭等并发症。

二、肺性脑病

肺性脑病是由于呼吸衰竭导致的缺氧、二氧化碳潴留而引起高碳酸血症及低氧血症,加之因肺部循环障碍及肺动脉高压更进一步诱发或加重脑组织损害的疾病。肺性脑病可出现一系列神经精神障碍症状,包括头痛、头晕、烦躁不安、口齿不清、精神错乱等。肺性脑病致死率较高,常继发于慢阻肺。

(一)临床表现

早期可表现为头痛、头昏、记忆力减退、精神不振、工作能力降低等症状。继之可出现不同程度的意识障碍,轻者呈嗜睡、昏睡状态,重则昏迷,主要系缺氧和高碳酸血症引起的二氧化碳麻醉所致。此外,还可有颅内压升高、视神经乳头水肿、扑翼样震颤、肌阵挛、全身强直-阵挛样发作等各种运动障碍。精神症状可表现为兴奋、不安、言语增多、幻觉、妄想等。

(二)诊断标准

主要依据有慢性肺部疾病伴呼吸衰竭;临床表现有意识障碍、神经、精神症状和定位神经体征;血气分析有高碳酸血症的表现;排除其他原因引起的神经、精神障碍。

(三)治疗

（1）首先应对各种慢性呼吸系统疾病进行治疗。

（2）控制呼吸道感染,合理应用抗生素。

（3）改善呼吸功能、缺氧及二氧化碳潴留状况。

（4）纠正酸碱失衡。

（5）对神经、精神障碍行对症处理。

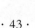

第三节　肺血栓栓塞症

肺栓塞(pulmonary embolism，PE)是内源性或外源性栓子阻塞肺动脉引起肺循环障碍的临床和病理生理综合征,包括肺血栓栓塞症、脂肪栓塞综合征、羊水栓塞、空气栓塞、肿瘤栓塞等。其中肺血栓栓塞症(pulmonary thromboembolism，PTE)是最常见的肺栓塞类型,指来自静脉系统或右心的血栓阻塞肺动脉或其分支所致的疾病,以肺循环和呼吸功能障碍为主要临床表现和病理生理特征,占肺栓塞的绝大多数,通常所称的肺栓塞即指肺血栓栓塞症。

(一)临床表现

肺血栓栓塞症患者多数有呼吸困难、胸痛、先兆晕厥、晕厥、咯血、咳嗽、心悸、烦躁不安和濒死感。值得注意的是,临床上出现所谓"肺血栓栓塞症三联征"(呼吸困难、胸痛及咯血)者不足30%,另有个别患者可无症状。咯血,提示肺梗死,多在肺梗死后24 h内发生,血液呈鲜红色,或数日内发生可为暗红色。体征主要是呼吸系统和循环系统体征,尤其是呼吸频率增加(超出20次/分)、心率加快(超出90次/分)、血压下降及发绀,下肢水肿应高度怀疑静脉血栓栓塞症。其他呼吸系统体征有发热、发绀、肺部听诊湿啰音及哮鸣音、胸腔积液等。肺动脉瓣区可出现第二心音亢进或分裂,三尖瓣区可闻及收缩期杂音。慢阻肺是肺血栓栓塞症的重要危险因素之一,在住院治疗的慢阻肺急性加重患者中尤为突出。可能原因:①低氧血症导致继发性红细胞增多,使血液黏稠度增加、血小板功能异常;②慢阻肺急性加重患者并发肺源性心脏病时常伴有右室壁栓子形成;③慢阻肺急性加重患者的心肺储备功能差,体力活动受限,长期卧床,深静脉血栓发病率增加。

(二)诊断标准

1. 病史及临床表现

多数肺血栓栓塞症患者有久坐、长期卧床、外伤或手术史、恶性肿瘤病史、服用雌激素类药物(如戊酸雌二醇、炔雌醚等)史、静脉血栓病史等。

2. 辅助检查

(1)CT肺动脉造影:可直观显示肺动脉内血栓形态、部位及血管堵塞程度,对肺血栓栓塞症诊疗敏感性及特异性均较高,是当前诊疗肺血栓栓塞症首选检验方法。

(2)超声心动图:对提示肺血栓栓塞症和除外其他心血管疾病及进行急性肺血栓栓塞症危险度分层有重要价值。若在右心房或右心室发现血栓,同时患者临床表现符合肺血栓栓塞症,即可做出诊断。

(3)血浆肌钙蛋白:急性肺血栓栓塞症并右心功能不全可引发肌钙蛋白升高,水平越高,提醒心肌损伤越严重。当前认为,肌钙蛋白升高提醒急性肺血栓栓塞症患者预后不良。

(4)D-二聚体:阴性预测值很高,阳性预测价值很低,主要在于排除肺血栓栓塞症,而对确诊无益。

（5）血气分析：是诊断急性肺血栓栓塞症筛选性指标，低氧、低碳酸血症、肺泡-动脉血氧梯度增大及呼吸性碱中毒。值得注意的是，约20%确诊为急性肺血栓栓塞症的患者血气分析结果正常。

（6）胸部X线检查：缺乏特异性，但有利于排除血栓外其他原因。核素肺通气/灌注扫描(V/Q)对慢阻肺急性加重并发肺血栓栓塞症的诊断价值有限。

（7）磁共振肺动脉造影：对肺段以上肺血栓栓塞症诊疗敏感度和特异度较高，适合用于肾功能严重受损、碘造影剂过敏或者妊娠者。但对肺段以下肺血栓栓塞症诊疗价值有限。

（三）治疗

慢阻肺急性加重患者并发肺血栓栓塞症的发病率为5.9%~16.1%。未经治疗的肺血栓栓塞症患者病死率约为30%。慢阻肺急性加重并发肺血栓栓塞症的诊断和治疗都比较困难，可疑患者需同时治疗慢阻肺急性加重和肺血栓栓塞症。

1. 一般治疗

对高度疑诊或者确诊急性肺血栓栓塞症的患者，需监测生命体征，为预防栓子再次脱落要求绝对卧床，保持大便通畅，防止用力。焦虑和惊慌患者应予抚慰并可适当使用镇静剂，胸痛者可予止痛剂。动态监测心电图、动脉血气分析变化情况。

2. 呼吸循环支持治疗

低氧血症患者，给予吸氧；合并呼吸衰竭时，可使用无创或有创机械通气，机械通气中应尽可能降低正压通气对循环系统的不良影响。出现血压下降或低血压，可给予正性肌力药品，如多巴胺、多巴酚丁胺或去甲肾上腺素等。对于液体负荷疗法需慎重，因为过多液体负荷可能会加重右心室扩张进而影响心排血量。确诊肺血栓栓塞症后尽可能防止气管切开和其他有创检查，以免在抗凝或溶栓治疗过程中出现局部大出血。

3. 抗凝治疗

高度疑诊或确诊急性肺血栓栓塞症患者应马上给予抗凝治疗，可选择普通肝素或低分子量肝素，抗凝必须充分，否则将严重影响疗效，造成肺血栓栓塞症复发率显著增高。对于有严重出血倾向患者，一旦出血可用鱼精蛋白快速纠正。急性肺血栓栓塞症抗凝时间长短应个体化，最少需要3个月。如果急性肺血栓栓塞症发展成慢性血栓栓塞性肺动脉高压者应长久抗凝治疗。口服抗凝药物有达比加群酯、利伐沙班等。

4. 溶栓治疗

溶栓时间窗通常定在2周之内，但鉴于可能存在血栓动态形成过程，对溶栓时间窗不作严格要求。常用的溶栓药物有尿激酶、链激酶和阿替普酶。

5. 介入治疗

对于急性高危且存在溶栓绝对禁忌证患者可考虑介入治疗，介入方法包括经导管进行碎解和抽吸血栓，或同时进行局部小剂量溶栓。

6. 外科治疗

（1）血栓摘除术：肺动脉血栓摘除术是治疗高危险度且存在溶栓禁忌证或溶栓无效急性肺血栓栓塞症患者一个值得推荐的治疗方法。

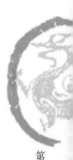

（2）下腔静脉滤器：肺血栓栓塞症合并抗凝治疗禁忌或抗凝治疗出现并发症者，充分抗凝治疗后肺血栓栓塞症复发者，以及高危患者的预防，可选择植入静脉滤器。

第四节 气　胸

慢阻肺是继发性气胸的最常见病因，约57%的继发性气胸由慢阻肺所致。近年来，本病发病率有增高趋势。男性较女性多。慢阻肺在肺气肿的基础上，细支气管变得狭窄、扭曲，产生活瓣机制而形成肺大疱，肺大疱破裂而形成气胸。

（一）临床表现

症状的轻重取决于起病快慢、肺压缩程度和肺部原发疾病的情况。典型症状为突发性胸痛，继之有胸闷和呼吸困难，并可有刺激性咳嗽。这种胸痛常为针刺样或刀割样，持续时间很短暂。刺激性干咳因气体刺激胸膜所致。大多数起病急骤，气胸量大或伴肺部原有病变者，则气促明显。部分患者在气胸发生前有剧烈咳嗽、用力屏气排便或提重物等诱因，但不少患者在正常活动或安静休息时发病。年轻健康人的中等量气胸很少有不适，有时患者仅在体格检查或常规胸部透视时才发现；而有肺气肿的老年人，即使肺压缩不到10%，亦可产生明显的呼吸困难。

（二）诊断标准

1. 胸部 X 线检查

胸部 X 线检查为诊断气胸的重要方法。气胸的典型表现为外凸形的细线条形阴影，称为气胸线，线外透亮度增高，无肺纹理，线内为压缩的肺组织；大量气胸时，肺脏压向肺门，纵隔及心脏移向健侧。

2. CT 检查

CT 检查示胸膜腔内出现极低密度的气体影，伴有肺组织不同程度的萎缩改变。

（三）治疗

治疗的目的是促进患侧肺复张，消除病因，减少复发。

1. 保守治疗

大多数可行保守治疗，仅10%~20%的患者需手术治疗。保守治疗适用于稳定型小量气胸、首次发生症状较轻的闭合性气胸。

2. 胸腔穿刺

胸腔穿刺适用于小量气胸（20%以下）、呼吸困难较轻、心肺功能尚好的闭合性气胸。胸腔穿刺可加速肺复张，迅速缓解症状。

3. 胸腔闭式引流

适用于不稳定型气胸、呼吸困难明显、肺压缩程度较重、交通性气胸、张力性气胸、反复发生气胸、胸穿抽气效果不佳者。无论气胸容量多少,均应尽早行胸腔闭式引流。

4. 化学性胸膜固定术

为避免复发,可在胸腔内注入硬化剂,产生无菌性胸膜炎症,使脏胸膜与壁胸膜粘连而消灭胸膜腔间隙。适用于不宜手术或拒绝手术的下列患者:①持续性或复发性气胸;②双侧气胸;③合并肺大疱;④肺功能不全,不能耐受手术者。常用硬化剂有多西环素、滑石粉等。

5. 手术治疗

经内科治疗无效的气胸为手术适应证:主要适用于长期气胸、血气胸、双侧气胸、复发性气胸、张力性气胸引流治疗失败、胸膜增厚致肺膨胀不全、多发性肺大疱者。

第五节 消化性溃疡

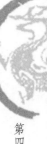

慢阻肺患者中消化性溃疡(peptic ulcer, PU)发生率增高的原因目前尚不完全清楚。目前认为胃酸分泌过多、幽门螺杆菌感染和胃黏膜保护机制削弱等因素是慢阻肺引起消化性溃疡的主要环节。一般而言,十二指肠溃疡发生与高胃酸分泌有关,而胃、食管溃疡则与局部黏膜防护因素削弱有关。多数研究显示,缺氧可导致胃损伤,高碳酸血症能降低 pH。部分慢阻肺患者膈肌下降,致食管下段括约肌功能降低,抗反流作用减弱;部分慢阻肺患者常年处于高碳酸血症状态,胃液酸性增加,对胃黏膜攻击力加强;同时慢阻肺患者往往合并右心功能不全,导致肝淤血,门静脉压力增高,引起消化道黏膜长期淤血,血流缓慢,进而导致胃、食管黏膜缺血缺氧;慢阻肺患者常合并营养不良,也可致黏膜再生能力下降,保护机制削弱,均易致黏膜变性、坏死,黏膜表皮细胞再生能力下降,进而发生溃疡。此外,慢阻肺患者由于肺过度充气,使肺内负压增大,腹内压升高,增加了有利于胃食管反流的压力梯度,胃食管反流的发生进一步推动了胃、食管溃疡的产生。加之慢阻肺患者长期服用支气管扩张剂,也可降低食管下括约肌张力,易诱发胃食管反流,以及胃、食管溃疡。

(一)临床表现

消化性溃疡的典型症状是中上腹痛和反酸,呈周期性和节律性发作,十二指肠溃疡疼痛一般发生在空腹或夜间,而胃溃疡疼痛多发生在餐后 0.5~1 h。部分患者可无明显症状,部分以出血、穿孔等并发症为首发症状,或表现为恶心、厌食、纳差、腹胀等消化道非特异症状。慢阻肺并发消化性溃疡表现多不典型,很多患者无明显症状,疼痛也多无规律,食欲缺乏、恶心呕吐、贫血、体重减轻等症状比较突出。

(二)诊断标准

1. 病史和体格检查

患者是否出现上腹部疼痛或不适,上消化道出血(呕血、黑便)等症状,以及询问患者疼痛发生在空腹状态还是餐后。腹部查体:有无上腹压痛、胃型和胃肠蠕动波、局限性或弥漫性腹膜炎等体征。典型胃溃疡疼痛部位在剑突下偏左,好发于餐后 30~120 min;十二指肠溃痛疼痛位于上中腹偏右,好发于餐后 3~4 h 或半夜,进食后可缓解,常伴嗳气、反酸。

2. 实验室检查

实验室检查包括消化内镜检查、幽门螺杆菌检测、X 线钡餐检查。消化内镜检查可在胃、十二指肠发现圆形、椭圆形、线形或霜降样溃疡,底部平整,覆有白色或灰白色苔,边缘多整齐,无结节状隆起,周围黏膜充血水肿,有时可见皱襞向溃疡集中。活检及细胞组织学检查可排除恶性病变。应用聚合酶链反应(polymerase chain reaction, PCR)技术测定幽门螺杆菌 DNA。细菌培养是诊断幽门螺杆菌感染最可靠的方法。X 线钡餐检查可见龛影及黏膜皱襞集中征象,单纯局部压痛、激惹或变形为间接征象。

(三)治疗

对于慢阻肺合并消化性溃疡患者,在治疗慢阻肺的基础上,需进行消化性溃疡的对症治疗。消化性溃疡的治疗目的为去除病因、消除症状、促进溃疡愈合、预防溃疡复发和避免并发症的出现,治疗包括根除幽门螺杆菌、抗酸分泌和保护胃黏膜。除此之外,还应注意生活规律、劳逸结合、饮食清淡、戒烟戒酒,必要时可以进行手术治疗。

1. 根除幽门螺杆菌

幽门螺杆菌根除治疗一般采用三联或四联治疗,不推荐单种药物治疗,目前主要推荐质子泵抑制剂(proton pump inhibitor, PPI)+铋剂+两种抗生素的四联疗法,推荐的疗程为 10 日或 14 日。

2. 抗酸分泌

抗酸分泌的药物主要有组胺受体拮抗剂(histamine receptor antagonist)和质子泵抑制剂两大类,质子泵抑制剂抑制胃酸分泌的作用比组胺受体拮抗剂强而持久。

质子泵抑制剂治疗的疗程推荐胃溃疡 6 周,十二指肠溃疡 4 周,溃疡愈合率≥90%。组胺受体拮抗剂类药物包括西咪替丁、雷尼替丁、法莫替丁、尼扎替丁等。

碱性抗酸药物能中和胃酸,可适度缓解溃疡的疼痛,但溃疡愈合率低,现已很少使用。

3. 保护胃黏膜

现在除胶体次枸橼酸铋用于根除幽门螺杆菌联合治疗外,对于老年人消化性溃疡、难治性溃疡、巨大溃疡和复发性溃疡,建议在抑酸、抗幽门螺杆菌治疗同时联合应用胃黏膜保护剂,其主要包括铝镁合剂、替普瑞酮、瑞巴派特等。

------------------------------- 参 考 文 献 -------------------------------

陈维,樊晶,艾娇,等,2019. 慢性阻塞性肺疾病急性加重患者肺栓塞的危险因素及 Caprini 血栓风险评估量表的预测价值[J]. 江苏大学学报(医学版),29(2):142-146.

陈妍,2013. 慢性阻塞性肺病伴消化性溃疡临床研究[J]. 中国卫生产业,10(29):98-99.

胡碧江,陈建南,陈文腾,等,2013. 慢性阻塞性肺疾病急性发作住院患者发生静脉血栓栓塞症的危险因素研究[J]. 中国全科医学,16(25):2236-2238.

林果为,王吉耀,葛均波,2017. 实用内科学[M]. 15 版. 北京:人民卫生出版社.

徐盼,2012. 慢性阻塞性肺病呼吸衰竭中西医结合临床路径的疗效评价[D]. 广州:广州中医药大学.

翟慧萍,张大未,李岩,等,2020. 超声心动图、ECG 及联合检查对 PAH-CHD 肺动脉压力的预测价值观察[J]. 罕少疾病杂志,27(1):11-13.

郑琦,曾晓丽,包海荣,等,2020.慢性阻塞性肺疾病合并外周血管疾病危险因素分析[J].中国实用内科杂志,40(2):119-126.

中华医学会呼吸病学分会肺栓塞与肺血管病学组,中国医师协会呼吸医师分会肺栓塞与肺血管病工作委员会,全国肺栓塞与肺血管病防治协作组,2018.肺血栓栓塞症诊治与预防指南[J].中华医学杂志,98(14):1060-1087.

Galiè N, Humbert M, Vachiery J L, et al., 2016. 2015 ESC/ERS Guidelines for the diagnosis and treatment of pulmonary hypertension: the Joint Task Force for the Diagnosis and Treatment of Pulmonary Hypertension of the European Society of Cardiology (ESC) and the European Respiratory Society (ERS): endorsed by: association for European Paediatric and Congenital Cardiology (AEPC), International Society for Heart and Lung Transplantation (ISHLT) [J]. European Heart Journal, 37(1): 67-119.

Huang W C, Hsu C H, Sung S H, et al., 2019. 2018 TSOC guideline focused update on diagnosis and treatment of pulmonary arterial hypertension[J]. Journal of the Formosan Medical Association, 118(12): 1584-1609.

MacDuff A, Arnold A, Harvey J, et al., 2010. Management of spontaneous pneumothorax: British Thoracic Society Pleural Disease Guideline 2010[J]. Thorax, 65(Suppl 2): ii18-ii31.

Olschewski H, Behr J, Bremer H, et al., 2018. Pulmonary hypertension due to lung diseases: updated recommendations from the Cologne Consensus Conference 2018[J]. International Journal of Cardiology, 272: 63-68.

Onuki T, Ueda S, Yamaoka M, et al., 2017. Primary and secondary spontaneous pneumothorax: prevalence, clinical features, and In-hospital mortality[J]. Canadian Respiratory Journal, 2017: 6014967.

第四章 慢性阻塞性肺疾病的常见并发症

第五章　慢性阻塞性肺疾病的合并症

慢阻肺的流行病学特点是老年人多发,病理生理学上存在肺部和全身的持续性炎症、肺气肿和动态过度充气导致的肺内压力变化及反复的急性加重,这些因素决定了慢阻肺患者容易出现诸多的合并症,包括肺癌、支气管哮喘、阻塞性睡眠呼吸暂停综合征、心血管疾病、骨质疏松症、焦虑与抑郁、感染、代谢综合征和糖尿病、支气管扩张等。

第一节　肺　癌

慢阻肺合并肺癌的发病率和病死率逐年升高,对患者的生活质量带来严重影响,且相比单纯慢阻肺或者肺癌更复杂、更易产生不良后果。慢阻肺是肺癌发展的强独立风险因素,与烟草暴露无关,慢阻肺合并肺癌患者的发病率是肺功能正常吸烟者的 5 倍。慢阻肺与肺癌有共同的危险因素和致病机制。

一、慢阻肺与肺癌的流行病学特征

慢性呼吸系统疾病是全球发病和死亡的主要原因之一,根据最新报道显示,全球慢阻肺40 岁以上发病率已高达 9% ~ 10%。肺癌发病率占全球新发癌症的 11.6%,病死率达18.4%,是中国乃至全球发病率和病死率最高的癌症。慢阻肺合并肺癌的发病率在不断上升,年发病率约为 16.7%。慢阻肺与肺癌发生关系密切,两者相互影响。在一项随访研究中发现,大于 1/3 的慢阻肺患者可以发展成肺癌;肺癌患者中慢阻肺的患病率为 30%~70%,因慢阻肺导致的死亡发生率约为 261.5/10 万,是普通人群的 2 倍,且以肺气肿为主的慢阻肺患者合并鳞状细胞肺癌的比例更高,预后较差。慢阻肺严重程度和恶化频率增加均与肺癌发生风险增加有关,但肺癌人群中慢阻肺确诊率很低,仅有 13.3%。

二、慢阻肺合并肺癌的发病机制及致病因素

(一)长期吸烟

吸烟是慢阻肺和肺癌的常见发病原因。已知香烟烟雾中含有上千种化学物质,其中与慢阻肺和肺癌发病密切相关的物质主要有多环芳烃化合物、苯、尼古丁、一氧化碳、烟草焦油和氢氰酸等。这些化学物质不仅可引起气道炎症反应,使肺部充血水肿、纤维化,平滑肌痉

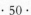

挛和肥大,导致肺功能下降,而且可通过氧化应激引起支气管上皮细胞损伤,使某些致癌基因激活,抑癌基因突变和失活导致细胞无限生长,最终发展成肺癌。戒烟不但可以延缓肺功能恶化,而且还可以降低慢阻肺患者发生肺癌的风险。此外,女性吸烟引起慢阻肺和肺癌的风险高于男性,可能与女性的气道直径较小有关。

(二)基因表达与遗传因素

慢阻肺合并肺癌可见异常甲基化、组蛋白修饰及微RNA(microRNA,miRNA)的异常表达,这些可引起NF-κB和糖皮质激素受体α的乙酰化,导致慢阻肺患者发生异常炎症和激素抵抗。其中miRNA可以发挥癌基因和抑癌基因的特性,还可影响慢阻肺患者IL-6、IL-8、TNF-α等的调控。此外,*PIK3CA*突变也是一种具有慢阻肺和肺癌的独特遗传特征。慢阻肺和肺癌具有家族聚集倾向也表明遗传在两种疾病中都起着重要作用。其中α1-抗胰蛋白酶缺乏是最常见的遗传病因之一。α1-抗胰蛋白酶缺乏会降低支气管壁弹性蛋白酶的防护能力,引起肺内蛋白酶-抗蛋白酶严重失衡,导致不可逆的肺泡结构损伤,从而增加肺气肿的风险。此外,中性粒细胞弹性蛋白酶和α1-抗胰蛋白酶之间的不平衡可能导致慢阻肺患者合并肺癌。

(三)慢性炎症

慢性炎症也是慢阻肺合并肺癌的常见发病原因,反复慢性气道感染易诱发肺癌。慢阻肺患者具有慢性肺损伤和慢性纤维增生特性,可促进上皮细胞对致癌物敏感从而引起癌症发生。肺内癌细胞可分泌中性粒细胞中的蛋白质,进而促进炎症反应,表明慢性炎症可能是慢阻肺合并肺癌的重要机制之一。慢阻肺合并肺癌还与炎症细胞浸润、核因子-κB(nuclear factor-κB,NF-κB)和Wnt信号通路的异常激活有关。

(四)其他因素

肺功能下降也与肺癌有关,随着肺功能的下降,肺癌的风险逐渐升高,这可能与慢阻肺患者黏膜的清除能力下降,包括清除致癌物质的能力下降有关,从而使肿瘤的发生率升高。同时,在患肺癌后,可引起肺不张,导致有效通气面积减少,从而引起阻塞性通气功能障碍,进一步影响肺功能。慢阻肺合并肺癌主要发生在老年患者中,这可能与细胞衰老有关,而端粒缩短和氧化应激是促进细胞衰老的重要因素。此外,空气污染、汽车尾气、室内烹饪油烟、生物燃料、工业燃料的不完全燃烧,职业暴露被认为与慢阻肺合并肺癌的发病有关。

三、诊断

如果有长期吸烟史(>400支/年),高危职业暴露史[与辐射、煤、石油、化学、钢铁(焊工)、灰尘、毛绒等接触有关],年龄>45岁,肺癌家族史,临床表现有反复刺激性干咳、痰中带血、胸痛、发热、气短、固定部位湿啰音者,应将其归为高危人群,需进行早期筛查。通过行常规低剂量胸部CT和肺功能检查可早期诊断。

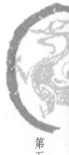

四、治疗

（1）戒烟及减少二手烟吸入：有研究发现，戒烟者比不戒烟者肺癌发生风险减少 50%。

（2）西药治疗给予慢阻肺患者长效支气管扩张剂及糖皮质激素联合制剂可改善临床症状。研究表明吸入性糖皮质激素对肺癌有预防作用。

（3）手术：肺切除术是慢阻肺合并肺癌治疗的最佳方案，但是部分患者由于较差的肺功能，无法耐受手术治疗。有研究发现，视频辅助胸腔镜手术与开胸手术相比可以减少术后肺部并发症。此外，还有研究认为肺切除术后使用长效支气管扩张剂可以减少术后并发症的发生。

（4）立体定向放疗：由于肺功能差而不适合手术的患者，可以选择立体定向放疗，目前该疗法已被证实是一种安全并且有效的治疗早期肺癌的替代方案。

（5）全身化疗：推荐体力状况评分≤2 分，重要脏器功能可耐受化疗的患者给予全身化疗。

（6）局部化疗：胸腔内灌注化疗药物可以抑制恶性胸腔积液的产生。

（7）中药治疗：与化疗联合使用可以增加抗肿瘤的效果，同时减轻不良反应。

第二节　支气管哮喘

支气管哮喘和慢阻肺是最常见的两种呼吸系统疾病。支气管哮喘是一种异质性疾病，常以慢性气道炎症为特征，包含喘息、气短、胸闷和咳嗽等随时间不断变化与加剧的呼吸道症状，同时具有可变性呼气气流受限。慢阻肺是一组以气流受限为特征的肺部疾病，气流受限不完全可逆，呈进行性发展，主要累及肺部。尽管哮喘和慢阻肺均具有气道炎症、气流受限等特征，但两者的病因、病理生理、预后和治疗反应不同，是不同的疾病状态。

2014 年《全球哮喘防治创议》和 GOLD 指南首次联合提出，哮喘-慢阻肺重叠综合征（asthma chronic obstructive pulmonary disease overlap syndrome，ACOS）。2017 年 GOLD 指南将哮喘-慢阻肺重叠综合征更新命名为哮喘-慢阻肺重叠（asthma-chronic obstructive pulmonary disease overlap，ACO），并阐释其作为哮喘与慢阻肺并存的定义，避免将哮喘-慢阻肺重叠综合征误作为一个独立的疾病。2019 年的《全球哮喘防治创议》与 GOLD 指南联合指出，哮喘-慢阻肺重叠患者同时存在"哮喘"与"慢阻肺"发病的临床特点，其临床特征为阻塞性通气功能障碍不能完全恢复。

一、哮喘-慢阻肺重叠的发病机制

（一）哮喘-慢阻肺重叠的气道重塑

与单纯慢阻肺相比，哮喘-慢阻肺重叠与气道疾病的关系更为密切。在病理学上，慢阻

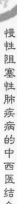

肺的典型特征是气道炎症及气道重塑(气道壁增厚),涉及小气道(直径)及呼吸性细支气管和远端实质的破坏,从而导致肺气肿的产生。小气道的变化和肺气肿的发生均可导致气流受限。另外,支气管哮喘的主要特征也是气道炎症和气道重塑,但支气管哮喘同时涉及较大和较小的气道。虽然在支气管哮喘患者中可以发现实质性改变,但这种改变实际上很少见,通常与严重(威胁生命)的疾病或支气管哮喘急性加重有关。

(二)哮喘-慢阻肺重叠的炎症机制

支气管哮喘气道炎症的炎症驱动因子与慢阻肺完全不同。支气管哮喘的炎症过程与嗜酸性粒细胞和 Th2 细胞有关。而在慢阻肺中,起主要作用的是中性粒细胞。但在支气管哮喘患者中,特别是发展至中度至重度症状的老年支气管哮喘患者,其气道中存在大量的中性粒细胞,30%~40%慢阻肺患者的痰液及外周血中均可发现嗜酸性粒细胞计数升高。

二、哮喘-慢阻肺重叠的诊断

2016 年许多专家在欧洲呼吸学会上达成了北美专家共识,其要求满足三个主要标准和至少一个次要标准,即可诊断哮喘-慢阻肺重叠。

1. 主要标准

(1)持续气流限制。

(2)吸烟史或者同等的室内或室外空气污染暴露。

(3)既往史显示 40 岁前患有支气管哮喘疾病,或吸入支气管扩张剂后,FEV_1 改善值≥400 mL。

2. 次要标准

(1)已确诊的过敏性或变应性鼻炎史。

(2)至少有两次支气管舒张试验阳性,即吸入支气管扩张剂后 FEV_1 改善值≥200 mL,改善率≥12%。

(3)外周血中嗜酸性粒细胞计数≥300 个/μL。

2018 年日本呼吸学会对于哮喘-慢阻肺重叠的诊断标准共识,包括以下两点:①年龄≥40 岁并伴有呼吸道症状或既往有气流受限病史(除外其他可能存在的疾病),说明患者可能患有哮喘-慢阻肺重叠;②慢阻肺或支气管哮喘的特征应通过历史记录和临床研究加以证实,目前推荐的检查方法有高分辨率 CT、肺功能检查、呼出气一氧化氮的测量、外周血嗜酸性粒细胞计数及 IgE 水平的检测。

三、哮喘-慢阻肺重叠的治疗

目前哮喘-慢阻肺重叠的治疗方案尚无统一标准,个体化治疗很重要。2018 年《哮喘-慢性阻塞性肺疾病临床指南》建议根据哮喘-慢阻肺重叠临床症状严重程度首选低或中等剂量的吸入性糖皮质激素药物,必要时可加用长效 β_2 受体激动剂(如沙美特罗)和(或)长效抗胆碱能药物(如噻托溴铵)。多数哮喘-慢阻肺重叠的治疗研究不推荐长效 β_2 受体激动

剂/长效抗胆碱能药物的单药治疗,因为单独使用长效 β_2 受体激动剂可增加哮喘-慢阻肺重叠患者的病死率。如果病情进一步发展,可在三联疗法中加入阿奇霉素(大环内酯类)、茶碱类进行辅助治疗。如果存在嗜酸性粒细胞升高,可在长效抗胆碱能药物+长效 β_2 受体激动剂中加入口服的阿奇霉素。

四、哮喘-慢阻肺重叠的预防

哮喘-慢阻肺重叠的预防至关重要。

(1) 寻找控制哮喘-慢阻肺重叠发病机制的关键作用靶点,制订一个既能调控气道平滑肌重塑,又能避免气道炎症反应的治疗策略。

(2) 戒烟。

(3) 肺康复治疗可预防呼吸系统并发症,提高呼吸功能,减少患者的就诊次数,缩短住院时间。

(4) 长期家庭氧疗。

(5) 建议哮喘-慢阻肺重叠患者每年接种流感疫苗及肺炎链球菌疫苗以预防哮喘-慢阻肺重叠发病。

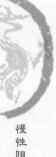

第三节　阻塞性睡眠呼吸暂停综合征

慢阻肺与阻塞性睡眠呼吸暂停综合征(obstructive sleep apnea,OSA)均为临床常见呼吸系统疾病,当同时存在时,称为重叠综合征(overlap syndrome,OS),最早为弗伦利(Flenley)在 1985 年提出。重叠综合征在普通人群和住院患者中并不常见(1%~3.6%),但在诊断为阻塞性睡眠呼吸暂停综合征患者中的发病率为 7.6%~55.7%,诊断为慢阻肺患者中的发病率为 2.9%~65.9%,在严重慢阻肺和因慢阻肺恶化而住院的患者中,重叠综合征的发病率可以超过 50%。两种疾病可分别引起上、下气道阻塞,均可引起低氧血症、高碳酸血症和炎症反应,因此认为重叠综合征存在交互作用,继而引起相应病理生理变化和并发症,增加慢阻肺急性加重频率和死亡风险。临床上我们应重视重叠综合征患者特异性病理生理过程、临床表现与个性化诊疗。

一、病理生理机制

睡眠障碍是慢阻肺患者常见问题,可出现肺泡低通气、通气-血流灌注比减小和呼气末容积减少,导致睡眠期间出现严重缺氧和高碳酸血症,同时,阻塞性睡眠呼吸暂停综合征患者经历呼吸暂停和低通气,因上气道塌陷、胸内压力降低和交感神经系统激活,导致夜间睡眠片段化和白天过度嗜睡。因此,阻塞性睡眠呼吸暂停综合征患者睡眠中出现的生理紊乱包括上气道阻力增加、气体交换减少和对中枢呼吸驱动的影响,夜间低氧血症(nocturnal hypoxemia，NOD）伴高碳酸血症和低氧血症的发生比单一慢阻肺或阻塞性睡眠呼吸暂停综合征更为严重。睡眠期间，舌和软腭的底部是导致气流阻力增加的两个主要区域，这种口咽狭窄在肥胖个体表现更为明显，而随着上气道阻力的增加，膈肌和腹肌必须在睡眠期间更努力地维持下呼吸道的气流。另外，在慢阻肺患者中，睡眠期间咳嗽反射降低，气道分泌物清除能力下降，导致黏液堵塞，从而进一步减少肺泡通气。除了阻塞性睡眠呼吸暂停综合征的经典危险因素外，肺体积和呼吸力学也对上气道大小和通畅有显著影响。睡眠期间仰卧位的体液移位是阻塞性睡眠呼吸暂停综合征发展的公认促进因素，主要是由于颈部液体积聚，导致上气道狭窄，咽壁顺应性增加，并可能减少咽扩张肌收缩。慢阻肺合并右心衰竭患者特别是在外周水肿的情况下容易发生阻塞性睡眠呼吸暂停综合征。肥胖被认为是阻塞性睡眠呼吸暂停综合征的关键危险因素。颈部肥胖导致上气道狭窄，慢阻肺和阻塞性睡眠呼吸暂停综合征患者容易出现夜间低氧血症。慢阻肺合并阻塞性睡眠呼吸暂停综合征患者的平均BMI低于单一阻塞性睡眠呼吸暂停综合征患者，特别是中重度阻塞性睡眠呼吸暂停综合征患者。慢阻肺患者的BMI和吸烟指数是与阻塞性睡眠呼吸暂停综合征重叠的主要预测因子。吸烟是慢阻肺和阻塞性睡眠呼吸暂停综合征的共同危险因素。吸烟还能促进氧化应激和炎症介质的释放，从而加速潜在的病理生理过程。全身性肌肉萎缩在慢阻肺中很常见，并可致咽肌无力。皮质类固醇可用于慢阻肺的治疗，由于存在肌病、腹型肥胖和体液潴留等常见不良反应，可显著增加睡眠相关上气道阻塞的风险。晚期慢阻肺患者常有低BMI和快速眼动（rapid eyes movement，REM）睡眠减少，这可能是减少阻塞性睡眠呼吸暂停综合征发生、发展的因素。慢阻肺的不同临床表型影响合并阻塞性睡眠呼吸暂停综合征的可能性。肺总量增加和低BMI与主要的肺气肿表型有关，对阻塞性睡眠呼吸暂停综合征有保护作用，而外周水肿和较高的BMI往往与慢性支气管炎表型有关，会加重阻塞性睡眠呼吸暂停综合征。

二、临床表现

（一）夜间低氧血症

重叠综合征患者的平均外周血氧饱和度（脉搏血氧饱和度）的下降明显高于阻塞性睡眠呼吸暂停综合征患者，脉搏血氧饱和度<90%的总睡眠时间显著增加。阻塞性睡眠呼吸暂停综合征的核心问题是间歇性夜间血氧饱和度的降低与呼吸暂停和低通气。重叠综合征患者也可以发生间歇性缺氧，尤其是在REM睡眠期间，而且与单纯慢阻肺或者阻塞性睡眠呼吸暂停综合征患者比较，更容易出现低氧血症，并且夜间低氧血症更为显著。

（二）肺动脉高压

重叠综合征患者即使不存在严重的气道阻塞，也会出现肺动脉高压的情况。有研究结果显示，在FEV_1/FVC接近60%的重叠综合征患者中，可以出现显著的低氧血症和肺动脉高压。而单纯慢阻肺患者，一般只有在严重气道阻塞（FEV_1<50%）导致显著低氧血症时才会出现肺动脉高压。阻塞性睡眠呼吸暂停综合征患者的16%存在肺动脉高压，而重叠综合征患者的86%存在肺动脉高压。阻塞性睡眠呼吸暂停综合征的严重程度（呼吸暂停低通气指

数、最低血氧饱和度)与肺动脉高压的出现没有明确相关性。仅仅存在夜间血氧饱和度下降的慢阻肺患者,与肺动脉高压的出现也没有明确相关性。同时存在的阻塞性睡眠呼吸暂停综合征和慢阻肺可能会对肺血流动力学产生协同作用,从而导致右心室功能障碍。有研究表明,重叠综合征患者的肺动脉高压程度要高于单独的阻塞性睡眠呼吸暂停综合征患者,与单独的慢阻肺患者相比,重叠综合征与增加的右心室负荷及右心室重塑有关。

三、治疗

(一) 控制体重

减肥对于改善肥胖和阻塞性睡眠呼吸暂停综合征都是有好处的。然而,慢阻肺患者的体重下降是和病死率相关的,并且恶病质状态是疾病恶化的开始表现之一。目前还没有研究推荐减肥的治疗适用于重叠综合征患者。但是对于轻度慢阻肺患者,节食和体育锻炼应该是有益的。

(二) 氧疗

尽管吸氧可以改善睡眠质量,但单纯纠正夜间低氧血症(不存在白天低氧血症的患者),并不能显著改善肺血流动力学或降低病死率。目前也缺乏关于吸氧在单纯阻塞性睡眠呼吸暂停综合征患者中作用的相关研究。目前认为单独氧疗不适用于重叠综合征患者。

(三) 支气管扩张剂的使用

噻托溴铵能改善夜间低氧血症,但对睡眠质量的改善无明显作用。长效 β_2 受体激动剂也有上述类似的作用。稳定期慢阻肺患者口服泼尼松能改善夜间低氧血症,延长睡眠时间。

(四) 无创通气

虽然持续气道正压通气(continuous positive airway pressur, CPAP)对重叠综合征患者的真正影响尚未通过随机对照试验确定,但目前公认的治疗阻塞性睡眠呼吸暂停综合征标准方法仍然是 CPAP,而且也是治疗重叠综合征的可行手段。但单独使用 CPAP 可能不能完全纠正低氧血症,仍然需要氧疗。有研究结果发现,人工调定的 CPAP 压力通常显著低于全自动正压呼吸机(auto-CPAP)的平均治疗压力。由于重叠综合征患者肺残气量增高,若 CPAP 治疗压力过高,患者的反应会高于单纯阻塞性睡眠呼吸暂停综合征患者,更容易产生呼吸不畅感,因此难以耐受 CPAP 治疗。我们主张使用人工调定 CPAP 压力来治疗重叠综合征,特别是对一些抱怨治疗压力过高,不能耐受 auto-CPAP 治疗的患者。当需要较高的压力才能消除呼吸暂停事件时,或者重叠综合征患者不能耐受固定 CPAP 治疗时,可考虑使用双水平正压通气治疗。

第四节　心血管疾病

一、流行病学

慢阻肺与心血管疾病具有共同的危险因素,如吸烟、增龄、男性和体力活动少。慢阻肺最常见的合并症为心血管疾病,患病率高达 50% 左右,主要包括缺血性心脏病、心力衰竭、高血压、心律失常。

(一)慢阻肺与缺血性心脏病

慢阻肺和缺血性心脏病是世界范围内疾病死亡的主要原因,而缺血性心脏病的患病率在慢阻肺患者中明显增加。约有 30% 的慢阻肺患者合并缺血性心脏病。这可能是因为两者存在共同的发病机制,如衰老和吸烟。缺血性心脏病是慢阻肺患者发病和死亡的重要影响因素。

(二)慢阻肺与心力衰竭

慢阻肺明显增加心力衰竭的风险,在慢阻肺急性加重时更常见。

(三)慢阻肺与高血压

高血压是慢阻肺患者最常见的合并症之一,患病率在 50% 以上;而且在慢阻肺和高血压共存的患者中,通常同时存在肥胖、心力衰竭和冠心病等,这可能是因为这些患者全身炎症较重,进而增加心血管疾病发生的风险。

(四)慢阻肺与心律失常

慢阻肺患者发生心律失常的风险较大,尤其是急性加重期患者。心房颤动是慢阻肺患者最常见的具有重要临床意义的心律失常合并症。慢阻肺不仅影响心房颤动的发生发展,而且影响药物及消融治疗效果,会增加心房颤动的复发风险。

二、病理生理基础

慢阻肺的病理生理改变主要包括不完全可逆的气流受限、炎症、低氧血症和氧化应激,这些改变同时形成了慢阻肺合并心血管疾病的病理生理基础。

(一)不完全可逆的气流受限

气流受限导致肺过度充气,过度膨胀的肺持续加压于心脏及肺微循环系统,对肺循环血流量、心脏舒张末压力、心室充盈、心搏量和心肌做功均造成不良影响。

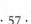

（二）炎症

炎症不仅局限于气道、肺实质和肺血管，还累及全身各系统。慢阻肺的炎症能够促进血管内皮细胞组织因子表达而激活凝血过程，凝血活性增强反过来又放大了炎症反应。炎症还可增强血小板的活性，在慢阻肺发生心血管事件中具有重要作用。

（三）低氧血症

低氧血症是由肺过度充气-肺泡气氧分压下降和肺泡组织破坏，导致通气与血流比例失调所致。在疾病早期，低氧血症常于体力活动或者慢阻肺急性加重时出现，随着病情进展低氧血症则持续存在。低氧血症一方面使肺血管收缩，导致肺动脉高压，右心室负荷增加、肥厚，进而失代偿，同时通过左右心室间的相互作用而影响左心功能；另一方面，低氧血症可增强系统性炎症和氧化应激反应，包括上调细胞黏附分子、CRP、P选择素、趋化因子等，促进动脉粥样硬化和血管病变。低氧血症还与慢阻肺患者心脏电生理改变相关，可增加室性心律失常和心源性猝死的风险。

（四）氧化应激

氧自由基通过上调细胞黏附分子，刺激血管平滑肌细胞增生、内皮细胞凋亡、脂质氧化、金属基质蛋白酶活化，改变血管舒缩活性等机制导致心血管病变。

三、治疗

（一）药物治疗概述

合并缺血性心脏病、心力衰竭、高血压和心房颤动的慢阻肺患者，无须特别调整慢阻肺常规药物治疗方案。但需注意的是，个别患者对吸入的支气管扩张剂（包括 β_2 受体激动剂、抗胆碱药物）和茶碱类药物特别敏感，存在诱发心房颤动等心律失常的风险，此类反应通常在开始应用早期出现，对于多数可以耐受的患者，长期应用不增加不良事件的风险。

（二）慢阻肺的药物治疗

1. 抗胆碱能药物

长效抗胆碱能药物通过舒张支气管，可减轻肺过度充气，改变胸腔内压力，对心血管系统可能会产生有益影响。但在部分敏感的患者中，长效抗胆碱能药物可能增加心率，导致部分患者出现心悸，故应根据不同患者对药物的反应差异调整长效抗胆碱能药物使用剂量。

2. β_2 受体激动剂

β_2 受体激动剂包括短效 β_2 受体激动剂和长效 β_2 受体激动剂。与抗胆碱能药物类似，长效 β_2 受体激动剂在缓解肺过度充气的同时，能明显改善慢阻肺患者的肺血流动力学指标。长效 β_2 受体激动剂还可引起血管扩张，与高血压发病率降低相关。长效 β_2 受体激动剂以剂量依赖的方式导致心率增加、心悸、快速性心律失常和反射性心动过速，这可能会增

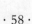

慢性阻塞性肺疾病的中西医结合治疗

加心力衰竭的风险,故对慢阻肺合并心血管疾病患者应充分结合临床实际调整长效 β_2 受体激动剂剂量或停用长效 β_2 受体激动剂。

3. 茶碱类药物

《慢性阻塞性肺疾病诊治指南(2021 年修订版)》推荐,缓释型或控释型茶碱口服可能对慢阻肺稳定期具有一定治疗效果。然而茶碱类药物的治疗窗窄,药物不良反应和剂量高度相关,主要不良反应包括恶心、呕吐、腹痛、头痛、胸痛、失眠、兴奋、心动过速、呼吸急促等,故监测茶碱血药浓度尤为重要。当血液中茶碱浓度>5 mg/L 即有治疗作用,而>15 mg/L 时药物不良反应明显增加。

4. 大环内酯类抗生素

阿奇霉素等大环内酯类抗生素可预防慢阻肺急性加重。但某些大环内酯类抗生素(如红霉素和克拉霉素)可能会引起心肌细胞复极异常,导致尖端扭转性室性心动过速、室性心律失常和猝死。阿奇霉素可延长 QT 间期,并在极少数情况下诱发尖端扭转型室性心动过速。因此,大环内酯类药物禁用于先天性长 QT 综合征。

(三)心血管疾病的药物治疗

1. β_1 受体阻滞剂

β_1 受体阻滞剂已被广泛证实可使冠心病、心力衰竭、高血压、心房颤动及室性心律失常的患者获益。β_1 受体阻滞剂在个别患者中可使肺功能变差,但在慢阻肺患者中不是禁忌,宜从小剂量起始,密切监测气道阻塞症状。因此合并慢阻肺的心血管疾病患者应按照《慢性阻塞性肺疾病诊治指南(2021 年修订版)》使用选择性 β_1 受体阻滞剂。

2. 血管紧张素转换酶抑制剂(ACEI)与血管紧张素 II 受体阻滞剂(ARB)

ACEI 与 ARB 广泛用于高血压和心力衰竭的治疗。一般情况下,在合并慢阻肺的患者中不需要调整治疗方案。5%~20% 使用 ACEI 的患者会出现咳嗽的不良反应,有可能与气道高反应性有关,因此建议将 ACEI 作为二线用药。

3. 他汀类药物

对于合并心血管疾病且具有他汀类药物适应证的慢阻肺患者,应遵循《慢性阻塞性肺疾病诊治指南(2021 年修订版)》使用他汀类药物。

4. 抗血小板药物

对于合并缺血性心脏病的慢阻肺患者,应遵循《慢性阻塞性肺疾病诊治指南(2021 年修订版)》使用抗血小板药物。

5. 利尿剂

有研究显示,袢利尿剂可诱发代谢性碱中毒,降低化学感受器的敏感性从而导致肺泡低通气,而停用袢利尿剂则可降低外周性水肿慢阻肺患者的动脉血二氧化碳分压。因此,在合并心力衰竭的慢阻肺患者中,使用利尿剂时应注意监测动脉血二氧化碳分压的水平。

6. 钙通道阻滞剂

一般情况下,钙通道阻滞剂不影响慢阻肺的病情及药物治疗。

第五节 骨质疏松症

一、患病率和危险因素

骨质疏松症是慢阻肺的一个重要合并症,与慢阻肺患者健康状况和预后有关。有研究显示,慢阻肺患者骨质疏松症的患病率为9%~69%,平均患病率为35.1%,骨量减少发生率达27%~67%。慢阻肺患者合并骨质疏松症的危险因素包括吸烟、低 BMI、衰老、性别、活动受限及维生素 D 缺乏等。

二、主要发病机制

(一)糖皮质激素

规律使用糖皮质激素能改善慢阻肺患者(FEV$_1$<60% FEV$_1$ 预计值)的症状、肺功能、生存质量及减少急性加重频率,但糖皮质激素通过增加 NF-κB 受体激活蛋白配体(receptor activator of NF-κB ligand, RANKL)表达、减少骨保护素(osteoprotegerin, OPG)和抑制破骨细胞凋亡影响体内骨的动态平衡;降低骨强度,减少骨量、骨血管、骨组织间液,以及血管内皮生长因子;同时间接引起肌肉弱化和萎缩。糖皮质激素的影响与每日剂量、使用疗程和累积剂量有关。

(二)全身性炎症

全身性炎症与慢阻肺稳定期患者低骨密度(bone mineral density, BMD)有关,骨密度越低,全身性炎症水平越高。TNF-α 和 IL-6 是低骨密度的独立预测因子,两者与 RANKL 协同作用,诱导破骨细胞分化,增强骨吸收活动。此外,已发现其他的炎症介质(如纤维蛋白原)与 OPG/RANKL 相互作用,这提示炎症介质可能导致慢阻肺患者骨重建。

第六节 焦虑和抑郁

一、患病率和危险因素

焦虑和抑郁是慢阻肺的重要合并症,与疾病预后不良有关。有研究显示,慢阻肺患者中抑郁的患病率为22.8%,焦虑的患病率为9.6%。慢阻肺患者合并焦虑和抑郁的危险因素包括吸烟、长期应用糖皮质激素、运动受限、性别、文化水平和病程等。

二、主要发病机制

1. 全身性炎症

焦虑和抑郁与慢阻肺患者全身性炎症反应有关。慢阻肺患者血浆中的炎症细胞因子(如 TNF-α)升高,并且常伴有促炎因子的产生,这些对中枢神经系统有直接影响,包括增强消极情绪。另外,TNF-α 和 IL-6 等细胞因子可通过直接或间接作用于大脑、影响单胺类神经递质的释放、激活下丘脑-垂体-肾上腺轴,以及损伤情绪中枢的神经可塑性等途径,导致抑郁的发生。

2. 血管因素

慢阻肺患者通过低氧血症、二氧化碳潴留和酸中毒 3 个因素共同损伤脑血管和脑细胞,从而导致额叶和基底节部位的脑白质和小血管等病变,累及情感调节中枢结构,这种血管性损伤可能导致慢阻肺患者焦虑和抑郁的产生。

第七节 感 染

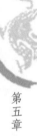

一、患病率和危险因素

严重感染,尤其是呼吸道感染在慢阻肺患者中很常见。慢阻肺患者合并感染的危险因素包括吸烟、长期应用糖皮质激素、遗传、免疫力低下和额外的炎症刺激等。

二、主要发病机制

气道炎症和细菌定植可能是慢阻肺患者合并感染的主要发病机制。慢阻肺患者气道和肺组织存在慢性炎症,一旦遇到额外的炎症刺激,就会引起感染性疾病,尤其是呼吸道感染。另外,随着慢阻肺气流受限程度加重,细菌定植诱导的炎症就会增加,表现为中性粒细胞计数显著增加,IL-8、IL-6、内毒素和 MMP-9 等水平显著升高,这些均与感染有关。

第八节 代谢综合征和糖尿病

一、患病率和危险因素

慢阻肺患者合并代谢综合征和糖尿病较为常见,而且合并糖尿病可能影响疾病的预后。慢阻肺患者合并代谢综合征和糖尿病的危险因素包括吸烟、长期应用糖皮质激素、肥胖、缺乏运动和遗传等。

二、主要发病机制

1. 全身性炎症

慢阻肺患者中 IL-6、超敏 C 反应蛋白（hypersensitive C-reactive protein，hs-CRP）、TNF-α 水平均升高，这些促炎因子通过阻滞胰岛素受体的信号转导导致胰岛素抵抗，从而增加慢阻肺患者患糖尿病的风险。

2. 氧化应激

氧化应激可激活 NF-κB 和 AP-1 等转录因子，进而调节多种炎症介质的释放，募集在肺内的多种炎症细胞，又可释放多种活性氧，进一步促进炎症反应，加重肺损伤。慢阻肺伴发的氧化应激的增加，不但造成气道上皮细胞的损伤，增加炎症介质表达，而且在细胞内多层面影响胰岛素的信号转导，抑制细胞膜葡萄糖转运蛋白的作用，造成胰岛素抵抗。

第九节 支气管扩张

一、患病率和危险因素

支气管扩张以持续存在的气流受限为特征，范围从轻度柱状支气管扩张到更严重的静脉曲张改变（囊性支气管扩张并不常见）。随着 CT 在慢阻肺评估中应用的增加，先前未能确诊的支气管扩张得以确诊。有研究发现，支气管扩张在中度到重度慢阻肺患者中的患病率为 57.2%，而且与慢阻肺患者死亡风险增加有关。慢阻肺患者合并支气管扩张的危险因素包括吸烟、遗传、反复呼吸道感染、严重的气流受限、气道病原微生物定植和慢阻肺急性加重等。

二、主要发病机制

慢阻肺可能是支气管扩张的一个危险因素，而气道炎症和细菌定植可能是慢阻肺患者合并支气管扩张的主要发病机制。研究发现，患有支气管扩张的慢阻肺患者气道炎症表现出更高的水平，表现为痰中 IL-6 和 IL-8 等炎症标志物水平更高。慢阻肺患者的支气管扩张最常见于下气道，其与定植在下气道的潜在病原微生物（如流感嗜血杆菌）有关。下气道中细菌的存在破坏了机体自我防御机制，使得支气管结构、内皮细胞完整性、纤毛间隙破坏更加严重，黏液分泌更多，进一步加重了黏膜的损伤和炎症。

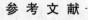

-------------------------------- **参 考 文 献** --------------------------------

Barnes P J, 2019. Inflammatory endotypes in COPD[J]. Allergy, 74(7)：1249-1256.

Cavaillès A, Brinchault-Rabin G, Dixmier A, et al. , 2013. Comorbidities of copd[J]. European Respiratory Review: an Official Journal of the European Respiratory Society, 22(130): 454-475.

Cazzola M, Mantero A, Santus P, et al. , 2007. Doppler echocardiographic assessment of the effects of inhaled long-acting beta2-agonists on pulmonary artery pressure in COPD patients[J]. Pulmonary Pharmacology & Therapeutics, 20(3): 258-264.

Corriveau S, Pond G R, Tang G H, et al. , 2021. A population-based analysis of spirometry use and the prevalence of chronic obstructive pulmonary disease in lung cancer[J]. BMC Cancer, 21(1): 14.

de Torres J P, Marín J M, Casanova C, et al. , 2011. Lung cancer in patients with chronic obstructive pulmonary disease: incidence and predicting factors[J]. American Journal of Respiratory and Critical Care Medicine, 184(8): 913-919.

Graat-Verboom L, Wouters E F M, Smeenk F W J M, et al. , 2009. Current status of research on osteoporosis in COPD: a systematic review[J]. The European Respiratory Journal, 34(1): 209-218.

Lahousse L, Verhamme K M, Stricker B H, et al. , 2016. Cardiac effects of current treatments of chronic obstructive pulmonary disease[J]. The Lancet Respiratory Medicine, 4(2): 149-164.

MacDonald M I, Shafuddin E, King P T, et al. , 2016. Cardiac dysfunction during exacerbations of chronic obstructive pulmonary disease[J]. The Lancet Respiratory Medicine, 4(2): 138-148.

MacLay J D, MacNee W, 2013. Cardiovascular disease in COPD[J]. Chest, 143(3): 798-807.

Malhotra D, Thimmulappa R K, Mercado N, et al. , 2011. Denitrosylation of HDAC2 by targeting Nrf2 restores glucocorticosteroid sensitivity in macrophages from COPD patients[J]. The Journal of Clinical Investigation, 121(11): 4289-4302.

Martínez-García M Á, Soler-Cataluña J J, Sanz Y D, et al. , 2011. Factors associated with bronchiectasis in patients with COPD [J]. Chest, 140(5): 1130-1137.

Patel A R C, Donaldson G C, MacKay A J, et al. , 2012. The impact of ischemic heart disease on symptoms, health status, and exacerbations in patients with COPD[J]. Chest, 141(4): 851-857.

Rabe K F, Hurst J R, Suissa S, 2018. Cardiovascular disease and COPD: dangerous liaisons? [J]. European Respiratory Review: an Official Journal of the European Respiratory Society, 27(149): 180057.

Sawa K, Koh Y, Kawaguchi T, et al. , 2017. *PIK3CA* mutation as a distinctive genetic feature of non-small cell lung cancer with chronic obstructive pulmonary disease: a comprehensive mutational analysis from a multi-institutional cohort[J]. Lung Cancer, 112: 96-101.

Wang M T, Liou J T, Lin C W, et al. , 2018. Association of cardiovascular risk with inhaled long-acting bronchodilators in patients with chronic obstructive pulmonary disease: a nested case-control study[J]. JAMA Internal Medicine, 178(2): 229-238.

第五章 慢性阻塞性肺疾病的合并症

第六章 慢性阻塞性肺疾病的诊断

第一节 诊断标准

慢阻肺的疾病诊断需依据危险因素暴露史、症状、体征及肺功能检查等临床资料,并排除其他疾病,综合分析确定。对于任何有呼吸困难、慢性咳嗽或咳痰和(或)有疾病危险因素暴露史的患者,应考虑慢阻肺的诊断,使用支气管扩张剂后的 $FEV_1/FVC<70\%$ 是确定慢阻肺诊断的强制性条件。

一、危险因素

慢阻肺是由基因-环境在个体一生中发生相互作用的结果,这种相互作用可能损害和(或)改变其正常的发育/衰老过程。导致慢阻肺的主要外在因素是吸烟(包括主动吸烟及被动吸烟)、吸入来自家庭(二手烟、燃气、装饰建筑材料)和室外空气污染(汽车尾气、化工生产、社会活动)的有毒颗粒和气体、职业暴露(机器操作员、建筑行业人员、棉纺工人、公共汽车司机)及社会生活水平(疾病认知、职业选择、生活环境)等;而年龄、性别、个体基因、先天性的肺脏发育程度及幼年时期的肺病疾病史(尤其是反复的下呼吸道感染病史)则是慢阻肺发生的最常见内在因素。

二、临床表现

(一)主要症状

逐渐加重的慢性呼吸困难是慢阻肺最典型的临床症状。早期慢阻肺患者可以没有明显症状,或仅有咳嗽咳痰,而后期出现呼吸困难。高达30%的患者会出现咳嗽伴有咳痰。这些症状可能每日都有变化,并可能在发展成气流受限之前的数年先行出现。出现这些症状的个体,特别是那些有慢阻肺危险因素的个体,应该进行检查以寻找潜在原因。气流受限之前也可能不会出现慢性呼吸困难和(或)咳嗽咳痰,反之亦然。虽然慢阻肺的定义是基于气流受限,但实际上,患者是否会寻求医疗帮助的决定,通常是由症状对患者功能状态的影响决定的,可能因为慢性呼吸道症状,也可能是因为急性、短暂的呼吸道症状加重。

如果这些临床指标存在任意一个,则考虑慢阻肺的诊断,并进行肺活量测定(表6-1)。这些指标本身并不能诊断,但多个关键指标的存在增加了慢阻肺存在的可能性。在任何情况下,都需要肺活量测定来确定慢阻肺的诊断。

慢性阻塞性肺疾病的中西医结合治疗

表 6-1　慢阻肺临床指标及其具体表现

临床指标	具体表现
呼吸困难、喘息	随着时间的推移进行性加重 运动时症状加剧 持续出现的,反复存在的
慢性咳嗽	可能是间断性咳嗽或者不产生咳嗽症状
危险因素史	吸烟 来自家庭的烹饪和燃料燃烧 职业灰尘暴露、挥发气体、烟雾、煤气及其他化学产物 宿主因素(如遗传因素、肺先天发育异常、低出生体重、早产儿、幼年时的呼吸道感染等)

1. 呼吸困难

呼吸困难是慢阻肺的主要临床症状,也是慢阻肺患者在临床上的"标志性症状",同时也是产生与该病相关的和焦虑的主要原因。临床上常见的呼吸困难症状包括感觉和情感两部分。典型的慢阻肺患者将他们的呼吸困难症状描述为逐渐加重的呼吸费力、胸部沉重、缺氧或喘息感。然而,用于描述呼吸困难的术语可能因个人和文化而异。

呼吸困难在慢阻肺患者气流受限的所有阶段都非常普遍,尤其在用力、劳累或体力活动时发生。据报道,在基层医疗机构中诊断为慢阻肺的患者中,有超过 40%的患者存在中度至重度呼吸困难。

呼吸困难的发病机制复杂且多样,包括气流受限和肺过度充气导致的呼吸力学受损、气体交换异常、与失调作用(部分患者有全身性炎症)相关的外周肌肉功能障碍、心理困扰、呼吸功能障碍、心血管或其他共病。

2. 慢性咳嗽

慢性咳嗽通常是慢阻肺的首发症状,往往不受患者重视,会被认为是吸烟和(或)环境暴露的预期后果。起初,咳嗽是间歇性的,但随后可能每日都有,通常持续 1 日。慢阻肺的慢性咳嗽可以是有痰的或无痰的,通常出现缓慢,迁延多年,以晨起和夜间咳嗽为著。在某些情况下(也可能在没有咳嗽的情况下)可发展成明显的气流受限。慢性咳嗽需排除其他原因引起的咳嗽,包括胸腔内疾病(如哮喘、肺癌、肺结核、支气管扩张、左心衰竭、间质性肺病、囊性纤维化、特发性咳嗽等)和胸腔外疾病[如慢性变应性鼻炎、鼻后滴漏综合征、上气道咳嗽综合征、胃食管反流、药物治疗(如 ACEI)等]。重症慢阻肺患者可出现咳嗽时晕厥,其原因是持续地咳嗽使胸腔内压力快速升高。咳嗽发作也可以导致肋骨骨折,有时还是无症状的。

3. 慢性咳痰

慢性咳痰多为慢性咳嗽的伴随症状,痰液常为白色黏液浆液性,可为间歇性产生,常于早晨起床时发生剧烈阵发性咳嗽,咳出较多黏液浆液样痰后症状缓解,急性加重时咳痰量大,痰液可变为黏液脓性且不易咳出,反映了细菌感染的可能、炎性介质的增加。

4. 喘息和胸闷

慢阻肺患者早期喘息、胸闷症状并不明显,或仅在劳动时出现,之后逐渐加重,以致发展严重时在日常活动甚至休息时也感到呼吸困难。吸气性和(或)呼气性喘息和胸闷的症状可能在几日之间或 1 日之内变化。或者,听诊时可出现广泛的吸气或呼气喘息。

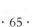

5. 疲劳

疲劳是一种主观不适的感觉,是慢阻肺患者常见和痛苦的症状之一。慢阻肺患者描述他们的疲劳是一种"全身疲劳"或"精力耗尽"的感觉。疲劳影响患者的日常生活能力和生活质量。

(二) 伴随症状(全身症状)

慢阻肺主要累及肺脏,但也可以引起全身(或肺外)不良反应。

慢阻肺可伴有呼吸系统症状的急性恶化,进展至慢阻肺急性加重,重度慢阻肺急性加重可因呼吸衰竭引起缺氧和体内酸碱平衡紊乱,进而导致精神神经症状,如嗜睡、头痛、神志恍惚等。慢阻肺发展到后期累及右心,出现右心衰竭,可见双下肢及踝部肿胀,有肺源性心脏病可能。晚期患者常见体重下降、食欲减退、肌肉萎缩、营养不良、精神焦虑、抑郁等,对于大多数患者,慢阻肺往往合并有其他明显临床症状的疾病,这会增加慢阻肺的病死率。

三、体征

虽然体格检查是患者治疗的重要组成部分,但用于慢阻肺确诊的却很少,慢阻肺早期体征不明显,气流受限的体征通常直到肺功能出现显著损害时才出现,并且基于体格检查的诊断依据的敏感性和特异性相对较低。随着疾病进展可出现以下体征。

(一) 肺部体征

1. 视诊
呼吸深度浅、频率增快,桶状胸,胸廓前后径增大,肋间隙增宽,剑突下胸骨下角增宽,吸气时可见三凹征,严重时可呈现胸腹矛盾呼吸。

2. 触诊
触觉语颤减弱。若合并下呼吸道感染,则分泌物增多,可有触觉语颤增强。

3. 叩诊
叩诊可呈过清音,肺下界移动度减小,肝浊音界下移,心脏相对浊音界缩小。

4. 听诊
两肺呼吸音粗低,呼气相延长,急性发作时可闻及呼气相哮鸣音,合并感染则肺内分泌物较多,且可闻及湿啰音或痰鸣音。

(二) 其他器官及全身体征

(1) 可见剑突下心尖搏动、心脏浊音界缩小;心音遥远,剑突部心音较清晰响亮,出现肺动脉高压和肺源性心脏病时肺动脉瓣区第二心音>主动脉瓣区第二心音,三尖瓣区可闻及收缩期杂音。

(2) 肝浊音界下移,右心功能不全时肝颈静脉反流征阳性,腹水移动性浊音阳性。

(3) 急性加重严重时可出现前倾坐位,球结膜水肿,颈静脉充盈或怒张。

· 66 ·

慢性阻塞性肺疾病的中西医结合治疗

（4）如长期存在慢性低氧血症，可见口唇发绀、皮肤黏膜发绀、杵状指/杵状趾。

（5）如合并右心衰竭，可见颈静脉充盈、双下肢凹陷性水肿。

四、肺功能检查

肺功能检查是测定气流受限的最具可重复性和最客观的方法。它是一种无创、可重复、廉价、容易获得的检测方法。肺功能检查可在任何医疗机构进行，所有照护慢阻肺患者的医疗工作者都应该能执行肺功能检查。目前 GOLD 2023 选择的气流受限的肺功能检查标准，仍然是使用支气管扩张剂后 $FEV_1/FVC<70\%$。这一标准很简单，而且独立于参考值，只与在同一个体中测量的变量有关，并且被用在构成治疗建议的证据基础的所有临床试验中。需要注意的是，相比起使用基于 FEV_1/FVC 的正常值下限（lower limit of normal，LLN）的临界值来判断，使用固定的 $FEV_1/FVC<70\%$ 来定义气流受限，可能会导致在老年人群中过度诊断慢阻肺，而在年轻人中，特别是在轻症人群当中会诊断不足。

（一）肺功能检查的注意事项

1. 准备

（1）肺功能检查应提供打印或数字显示的呼气曲线，以便检查技术错误，或是当识别到一次不满意的检查及其原因时能自动提示。

（2）检查技师需要为最佳技术及有质量的测试而进行培训。

（3）在测试时需要患者尽最大的努力，避免评估过低，并因此在诊断和管理中出现错误。

2. 执行检查

（1）肺功能检查应遵从国家和（或）国际的指南推荐来进行。

（2）呼气的容积-时间曲线应是平滑的，无不规则之处。

（3）吸气和呼气之间的停顿应该<1 s。

（4）应保持足够长的记录时间来记录一个容积平台，这在严重病例中可超过 15 s。

（5）FVC 和 FEV_1 都应该取任意 3 次技术上满意的曲线中最大值，而 FVC 和 FEV_1 的值在这 3 条曲线中的变异都不应该超过 5%或 150 mL，以较大者为准。

（6）FEV_1/FVC 的值应取自技术上可接受的曲线，而这条曲线上的 FVC 与 FEV_1 之和应是最大的。

3. 支气管扩张剂

（1）可能的剂量方案是 400 mg 的短效 β_2 受体激动剂、160 mg 的短效抗胆碱能药物，或者两者结合；FEV_1 应该在使用短效 β_2 受体激动剂后 10~15 min 再行检测，在使用短效抗胆碱能药物或合用两类药物后 30~45 min 再行检测。

（2）已经在使用支气管扩张剂的患者，如果行肺功能检查的目的是进行监测，那么则不必为了行肺功能检查而停用常规的治疗。

4. 肺功能的评估

肺功能检查的结果是需要与合适的参考值进行比较的，参考值是基于年龄、身高、性别、种族而得出。

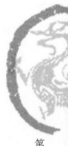

（1）FEV_1/FVC 是评价气流受限的一项敏感指标。FEV_1% 预计值常用于慢阻肺病情严重程度的分级评估，其变异性小，易于操作。吸入支气管扩张剂后 $FEV_1/FVC<70\%$，提示为不完全可逆的气流受限。

（2）肺总量（TLC）、功能残气量（FRC）、残气量（RV）增高和肺活量（VC）降低，提示肺过度充气。由于 TLC 增加不及 RV 增加程度明显，故 RV/TLC 升高。

（3）肺一氧化碳弥散量（D_LCO）及 D_LCO/肺泡通气量（VA）下降，表明肺弥散功能受损，提示肺泡间隔的破坏及肺毛细血管床的丧失。

（4）支气管舒张试验：吸入短效支气管扩张剂后 FEV_1 改善率 ≥12% 且 FEV_1 绝对值增加超过 200 mL 是支气管舒张试验阳性的判断标准。其临床意义在于：①有助于慢阻肺与支气管哮喘的鉴别，或提示两者可能同时存在；②不能可靠预测患者对支气管扩张剂或糖皮质激素治疗的反应及疾病的进展；③受药物治疗等因素影响，敏感性和可重复性较差。

诊断慢阻肺时需进行肺功能检查，肺功能检查表现为持续性气流受限是确诊慢阻肺的必备条件，吸入支气管扩张剂后 $FEV_1/FVC<70\%$，即明确存在持续性气流受限，除外其他疾病可确诊为慢阻肺。

五、其他检查

（一）胸部影像学检查

1. 胸部 X 线检查

发病早期胸部 X 线检查可无异常，以后可出现肺纹理增多、紊乱等非特异性改变；发生肺气肿时可见相关表现：肺容积增大，胸廓前后径增长，肋骨走向变平，肺野透亮度增高，横膈位置低平，心脏悬垂狭长，外周肺野纹理纤细稀少等。并发肺动脉高压和肺源性心脏病时，除右心增大的 X 线征象外，还可有肺动脉圆锥膨隆、肺门血管影扩大、右下肺动脉增宽和出现残根征等。胸部 X 线检查对确定是否存在肺部并发症及与其他疾病（如气胸、肺大疱、肺炎、肺结核、肺间质纤维化等）鉴别有重要意义。

2. 胸部 CT 检查

高分辨率 CT 对辨别小叶中心型或全小叶型肺气肿及确定肺大疱的大小和数量，有很高的敏感性和特异性，有助于慢阻肺的表型分析，对判断肺大疱切除或外科减容手术的指征有重要价值，对慢阻肺与其他疾病的鉴别诊断有较大帮助。

（二）血气分析检查

通过血气分析可以诊断低氧血症、高碳酸血症、酸碱平衡失调、呼吸衰竭及其类型。

（三）血常规检查

血红蛋白、红细胞计数和血细胞比容可升高。合并细菌感染时白细胞计数可升高，中性粒细胞百分比亦升高。

慢性阻塞性肺疾病的中西医结合治疗

（四）病原学检查

痰涂片及痰培养可帮助诊断细菌、真菌、病毒及其他非典型病原微生物感染,血液病原微生物核酸及抗体检查、血培养可有阳性发现;病原培养阳性行药物敏感试验有助于合理选择抗感染药物。可行其他有助于病理生理判断和合并症诊断的相关检查。

综上所述,任何存在呼吸困难、慢性咳嗽或多痰症状的患者,并且有暴露于危险因素的病史,在临床上均需考虑慢阻肺的诊断。慢阻肺的诊断需要进行肺功能检查,吸入支气管扩张剂之后 $FEV_1/FVC<70\%$ 可进一步证实存在不完全可逆的气流受限。少许患者并无咳嗽、咳痰及明显气促等症状,仅在肺功能检查时发现 $FEV_1/FVC<70\%$,在除外其他疾病后,亦可诊断为慢阻肺。

第二节 分级分期标准

一、慢阻肺的分级

慢阻肺的分级基于气流受限的程度,气流受限是诊断慢阻肺的主要指标,也反映了病理改变和严重程度。FEV_1 下降与气流受限有很好的相关性,故 FEV_1 的变化是严重程度分级的主要依据。

目前临床上常通过 FEV_1/FVC、$FEV_1\%$ 预计值和临床表现,可对慢阻肺的严重程度作出临床严重度分级(表 6-2)。

表 6-2 GOLD 评分

分级	临床特征
Ⅰ 级（轻度）	$FEV_1/FVC<70\%$ $FEV_1 \geqslant 80\%$ FEV_1 预计值 伴或不伴有慢性症状（咳嗽、咳痰）
Ⅱ 级（中度）	$FEV_1/FVC<70\%$ 50% FEV_1 预计值 $\leqslant FEV_1<80\%$ FEV_1 预计值 常伴有慢性症状（咳嗽、咳痰、活动后呼吸困难）
Ⅲ 级（重度）	$FEV_1/FVC<70\%$ 30% FEV_1 预计值 $\leqslant FEV_1<50\%$ FEV_1 预计值 多伴有慢性症状（咳嗽、咳痰、活动后呼吸困难），反复出现急性加重
Ⅳ 级（极重度）	$FEV_1/FVC<70\%$ $FEV_1<30\%$ FEV_1 预计值 伴慢性呼吸衰竭,可合并肺源性心脏病及右心功能不全或右心衰竭

二、慢阻肺的分期(稳定期、急性加重期)

(一)稳定期

稳定期指的是慢阻肺病情平稳的过程,此时患者咳嗽、咳痰、气短等症状表现稳定或症状较轻,病情不易发生变化。慢阻肺稳定期强调的是教育与管理,劝导吸烟的患者戒烟,药物治疗可选择吸入支气管扩张剂或糖皮质激素,同时可给予家庭氧疗,进行一定康复训练如呼吸生理治疗、肌肉训练等。

(二)急性加重期

急性加重期指的是患者症状出现超越日常状况的持续恶化,并需改变基础慢阻肺的常规用药的情况,通常为疾病急性加重及持续的过程,其特征是患者在短期内出现咳嗽、咳痰、气短和(或)喘息加重,痰量增多,呈脓性或黏脓性,可伴发热等炎症明显加重表现。在此阶段慢阻肺患者的呼吸系统症状发生恶化,病情不稳定,容易发生改变,药物治疗需要调整方案,增加支气管扩张剂的种类和剂量,使用抗生素或全身糖皮质激素,必要时给予呼吸支持设备,包括氧疗和机械通气。

三、风险评估分组

(一)初步评估

一旦使用肺功能检查确诊慢阻肺后,为了指导治疗,慢阻肺评估必须着重于确认以下四个基本方面。

(1)气流受限的严重程度。

(2)当前症状的性质和严重程度。

(3)既往中度及重度的急性加重病史。

(4)是否有其他疾病(共病)的存在及其类型。

1. 气流受限严重程度评估

(1)当 $FEV_1/FVC<70\%$ 时,慢阻肺气流受限严重程度的评估(请注意,这与疾病的严重程度不同)是基于使用支气管扩张剂后的 FEV_1 值($FEV_1\%$ 预计值)。为了简单起见,提出了具体的肺功能检查的分界点。GOLD 分级与慢阻肺患者气流受限严重程度是基于支气管扩张剂使用后的 $FEV_1\%$ 预计值的(表6-3)。

表6-3　GOLD肺功能分级

GOLD 分级	气流受限严重程度
GOLD Ⅰ级(轻度)	$FEV_1\geqslant80\%$ FEV_1 预计值
GOLD Ⅱ级(中度)	50% FEV_1 预计值 $\leqslant FEV_1<80\%$ FEV_1 预计值
GOLD Ⅲ级(重度)	30% FEV_1 预计值 $\leqslant FEV_1<50\%$ FEV_1 预计值
GOLD Ⅳ级(极重度)	$FEV_1<30\%$ FEV_1 预计值

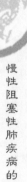

（2）mMRC 呼吸困难量表见表 3-1。

2. 当前症状的性质和严重程度

气流受限的严重程度与患者感受的症状负担或整体健康状态受损之间只有很弱的相关性，所以需要使用经过验证的调查问卷来对症状进行正式的评估。目前 GOLD 2023 中采用 mMRC 呼吸困难量表及 CAT 评分量表进行症状评估。另外，也有其他量表可以评估慢阻肺患者目前的症状性质及严重程度。

（1）呼吸困难的调查问卷：mMRC 呼吸困难量表是第一个用于测量呼吸困难的调查问卷，而呼吸困难是很多慢阻肺患者的主要症状，尽管经常被忽视。值得注意的是，mMRC 呼吸困难量表的分值与其他多方面的健康状态测量有密切关系，而且能预测未来的死亡风险。该量表旨在帮助医生更好地了解慢阻肺患者的呼吸困难状况，以便更好地管理和治疗相关疾病（表 3-1）。

（2）多维度的综合性调查问卷：现在人们认识到，慢阻肺对患者的影响不仅仅是呼吸困难，同时也对患者的生活产生广泛的影响。因此，越来越多地推荐使用多维问卷来了解疾病对患者影响的各个方面，这些问卷可以更全面地了解慢阻肺患者的健康状况和生活质量。例如，CRQ 和 SGRQ 是重要的研究工具，但它们过于复杂，无法在日常实践中使用。更短的综合评估措施，如 CAT 和 CCQ 已经开发出来，适合在临床中使用。下面我们主要讨论 CAT、SGRQ 和 CCQ。

1）CAT 是一份简短的问卷，旨在评估慢阻肺患者的健康状况，能在全世界范围内应用，并且有经过验证的多种语言的翻译版本可用。它由 8 个项目组成，涵盖了慢阻肺对患者生活影响的不同维度，包括咳嗽、咳痰、胸闷、呼吸困难、活动限制、离家信心、睡眠质量和精力水平。每个项目的评分范围为 0~5，总得分范围为 0~40，与 SGRQ 密切相关，分数越高表示损伤越大，对患者生活的影响越大（表 3-2）。

当 CAT 评分≤10 分时，考虑病情轻微，一般来讲在大部分时间患者都比较正常，但慢阻肺已导致患者发生一些问题，如每周有几日咳嗽、在体力劳动后感觉气短、经常容易精疲力尽等。当 10 分<CAT 评分≤20 分时，考虑病情中等，慢阻肺已经成为严重影响患者身体健康的疾病之一，患者在大多数时间都会咳嗽、咳痰，每年有 1~2 次急性加重，经常出现气短等，仅能缓慢地走上数级楼梯等。当 20 分<CAT 评分≤30 分时，考虑病情严重，患者不能从事绝大部分活动，绝大多数夜晚肺部症状会干扰睡眠，做每件事情都很费力等。当 CAT 评分>30 分时，考虑病情非常严重，患者不能从事任何活动，生活十分困难，生活质量极低。不论是 CAT 评分量表还是 mMRC 呼吸困难量表都可以应用于慢阻肺患者的用药指导上。

2）SGRQ 调查问卷是最广泛记载的综合性问卷，是目前用于测量呼吸性疾病成年患者健康受损情况和生活质量的应用最广泛的特殊量表之一，是一种标准化的患者自填问卷，共 50 个问题，可以分成 3 个主要方面：①症状（症状发生频率和严重程度）；②活动（能导致气促或气促引起的活动受限）；③对日常活动的影响（气道疾病引起的社会能力损害和心理障碍）。对以上 3 个主要方面根据不同问题的权重进行计分，得到症状评分、活动评分和影响评分，最后汇总得到总分。患者得分越高，说明生活质量越差。

关于 SGRQ 评分，在确诊慢阻肺的患者中，评分<25 分并不常见，而在健康人群中，评分≥25 分非常罕见。因此，建议将 SGRQ 评分≥25 分的症状评分用作考虑定期治疗包括呼吸

困难在内的症状的阈值,其对应的 CAT 评分等效切点为 10 分,此时可考虑对诸如呼吸困难的症状进行常规治疗。但 SGRQ 评分无法计算等效 mMRC 呼吸困难量表评分,因为简单的呼吸困难切点不能等同于综合症状评分切点。绝大多数 SGRQ 评分≥25 分的患者的 mMRC 呼吸困难量表评分≥1 分;然而,mMRC 呼吸困难量表评分<1 分的患者也可能有许多其他慢阻肺症状。因此,建议进行全面的症状评估。然而,由于 mMRC 呼吸困难量表的使用很广泛,mMRC 呼吸困难量表评分≥2 分仍被作为区分"呼吸困难较少"和"呼吸困难较多"的阈值。尽管如此,仍需注意评估其他症状。

有调查研究显示,SGRQ 评分与慢阻肺病情加重有一定的相关性,SGRQ 总分的改善可明显降低慢阻肺加重的风险,SGRQ 评分也可以作为患者经历恶化可能性的可靠替代标记,可作为患者病死率及再入院风险的独立危险因素,更有助于临床医生对疾病的诊治。然而,它也有一些局限性,SGRQ 评分与性别、年龄、受教育程度和共病无关,并且其有 50 个项目,更耗时、费力、不易理解,且某些设立不适合中国国情,在日常临床实践中使用有些不方便。

3) CCQ 是指临床慢阻肺调查问卷,开发于 2003 年,于 2013 年新增至 GOLD 指南中,包括 10 个问题,大约在 2 min 内完成,评估了 3 个领域:症状、精神和功能障碍(表 6-4)。

表 6-4　CCQ 调查问卷

临床慢性阻塞性肺疾病调查问卷

请回想一下你在过去 24 小时里是如何感受的,并根据你的实际情况在相应数字上画圈(每道问题只能选择一个答案)

平均来说,在过去 7 日里,你大约有多少时间感到:	从不	几乎没有	偶尔有	有一些	经常	极经常	几乎所有时间
1. 在休息时气短?	0	1	2	3	4	5	6
2. 在干体力活时气短?	0	1	2	3	4	5	6
3. 担心得感冒或呼吸情况越来越差?	0	1	2	3	4	5	6
4. 因你的呼吸问题感到抑郁(情绪低落)?	0	1	2	3	4	5	6
一般来说,在过去 7 日里,你大约有多少时候:	从不	几乎没有	偶尔有	有一些	经常	极经常	几乎所有时间
5. 有咳嗽?	0	1	2	3	4	5	6
6. 有痰?	0	1	2	3	4	5	6
平均来说,在过去 7 日里,因你的呼吸问题,做下列活动时受限程度如何?	完全没有限制	很轻微限制	轻微限制	中等限制	很受限制	非常受限制	完全受限制或无法做
7. 强体力活动(如爬楼梯、匆忙行动、进行体育活动)?	0	1	2	3	4	5	6
8. 中等程度的体力活动(如走路、做家务、提东西)?	0	1	2	3	4	5	6
9. 家里的日常活动(如穿衣服、洗漱)?	0	1	2	3	4	5	6
10. 社会活动(如谈话、与孩子一起玩、探亲访友)?	0	1	2	3	4	5	6

CCQ 评分为每一项调查的得分总和除以总问题个数,CCQ 评分对于慢阻肺患者的等效

临界点仍未确定,但其范围似乎是1~1.5。

CCQ是一份自我管理的问卷,操作简便,容易理解,在2013年、2014年的GOLD指南中均提到可作为症状评估的标准之一,能可靠而有效地反映患者的健康状况,临床上使用方便、耗时短,通常慢阻肺患者不需要他人帮助即可完成,可以用于自我监测。如果慢阻肺患者每周使用CCQ,他们可以有效监督当前治疗方案对疾病的控制程度。国际呼吸初级保健组织指出CCQ是最适合初级保健使用的问卷,优于CAT、mMRC呼吸困难量表、SGRQ。同时,CCQ总分及其三个领域与SGRQ、CRQ和CAT等其他综合健康状况问卷有很好的相关性,与FEV_1、6分钟步行试验、肺气肿程度和气流受限分级有相关性,它是一个非常有用和实用的工具,适用于临床人群。

评估CCQ的心理测量特性中发现,CCQ具有良好的可信度、有效性及响应性,且CCQ评分对病情加重、肺康复和戒烟敏感,会随病情加重而增加,在肺康复和戒烟后有所改善,治疗反应性很高,因此可用于评估。CCQ调查问卷耗时短、重复性好,其总分及各部分评分均能良好反应患者病情,是一个非常有用和实用的工具,适用于临床人群,可广泛应用于临床工作中。

CAT评分、mMRC呼吸困难量表评分和CCQ评分均与经典SGRQ评分有着良好的相关性,四者之间也显著相关;mMRC呼吸困难量表适用于评价患者日常活动中呼吸困难的影响,而CAT和CCQ在对患者日常生活和身心健康影响的评估上更为全面,较之SGRQ的填写更为容易和快捷。

3. 既往中度及重度的急性加重病史的评估

(1) GOLD 2023提出了慢阻肺急性加重的定义:慢阻肺急性加重是一种急性事件,慢阻肺患者呼吸困难和(或)咳嗽、咳痰症状加重,症状恶化发生在14日之内,可能伴有呼吸急促和(或)心动过速,通常是因为呼吸道感染、空气污染造成局部或全身炎症反应加重,或者因损伤气道的其他原因所致。同时慢阻肺患者发生其他急性事件的风险增加,尤其是失代偿性心力衰竭、肺炎、肺栓塞等,这些事件也可能加重慢阻肺急性加重。

(2) 慢阻肺急性加重严重程度评估:慢阻肺急性加重的主要症状是气促加重,常伴有喘息、胸闷、咳嗽加剧、痰量增加、痰液颜色和(或)黏度改变以及发热等。此外,还可出现心动过速、全身不适、失眠、嗜睡、疲乏、抑郁和精神紊乱等症状。痰量增加及出现脓性痰常提示细菌感染。慢阻肺急性加重症状通常持续7~10日。慢阻肺急性加重促使疾病进展,有些慢阻肺患者有频繁急性加重倾向(定义为每年有2次及以上的急性加重),健康状态也更差。因此,对于初始就医的慢阻肺急性加重患者应认真询问病史,了解既往急性加重风险与严重程度,并借助客观检查进一步确定,如胸部CT显示有肺气肿、气道壁增厚及慢性支气管炎的表现等。

因此,慢阻肺急性加重的严重性评估需结合症状、体征、动脉血气、稳定期肺功能与既往慢阻肺急性加重病史综合研判。

(3) 慢阻肺急性加重严重程度对慢阻肺的风险评估:频繁急性加重定义为每年有2次及以上的急性加重,其中每年有2次及以上中度急性发作或1次重度急性发作定义为慢阻肺急性发作高风险人群。

频繁加重的预测指标:过去1年中急性加重的次数及其他增加急性加重风险的因素,如

CT 显示明显的肺气肿或气道壁增厚及慢性支气管炎的病史。

慢阻肺急性加重是急性呼吸道症状恶化的发作,通常与局部和全身炎症增加有关。慢阻肺急性加重是该病自然史上的关键事件,因为它们显著影响患者的健康状况(通常持续较长时间),会加快肺功能衰退的速度,使慢阻肺患者的预后恶化,并与大多数慢阻肺的医疗费用相关。慢阻肺急性加重的发生率在患者之间和随访期间差异很大。频繁加重的最佳预测指标是既往加重史,逐渐恶化的气流受限与病情恶化的发生率、急性发作、住院和死亡风险的增加有关。

4. 是否有其他疾病(共病)的存在及其类型的多重维度评估

慢阻肺患者经常伴有其他多种慢性疾病。这可能发生在轻度、中度或重度气流受限的患者身上。多种疾病对死亡率和住院率的影响与气流受限的严重程度无关,需要特殊的治疗。因此,对于任何慢阻肺患者,应常规寻找合并症,如果存在合并症,应适当治疗。对于共患疾病的诊断、严重程度评估和个体合并症管理的建议与非慢阻肺患者相同。

慢阻肺中常见的合并症包括心血管疾病、代谢综合征、骨质疏松症、抑郁和焦虑,可能与共同的风险因素(如衰老、吸烟、饮酒、饮食和缺乏活动)有关。此外,慢阻肺本身可能增加其他合并症的风险(如肺气肿和肺癌)。慢阻肺和肺癌之间的关联是否由于共同的危险因素(如吸烟)、共同的易感基因的参与和(或)致癌物清除受损尚不清楚。慢阻肺还可能有显著的肺外(全身)影响,包括体重减轻、营养异常和骨骼肌功能障碍。后者的特点是肌肉减少(肌肉细胞的损失)和剩余细胞的功能异常。其原因可能是多因素的[如缺乏运动、不良饮食、炎症和(或)缺氧],并可能导致慢阻肺患者运动不耐受和健康状况不佳。重要的是,骨骼肌功能障碍是可以通过康复来改变运动不耐受的来源。

(二) 综合风险评估

在确诊慢阻肺的患者中,根据气流受限的严重程度(GOLD 分级)、当前症状的性质和严重程度(mMRC 呼吸困难量表或 CAT)、既往中重度急性加重史及合并有其他疾病等多方面进行初步评估之后,GOLD 2023 摒弃了 2011 年 GOLD 提出的"肺功能结合症状和急性加重风险"ABCD 分组的综合评估系统,修订了慢阻肺稳定期综合评估方案,将 C、D 组合并为 E 组,提出了一个更进步的"ABE"综合评估策略,该工具可以识别病情恶化的临床相关性,而不依赖于患者的症状水平,对于慢阻肺急性加重高风险人群不再按照症状程度进行区分,突出了慢阻肺急性加重的临床意义,并独立于患者的症状水平外。这种评估方法使临床医生对慢阻肺急性加重高风险人群的评估更简单明了,同时也突出了慢阻肺急性加重高风险人群管理的重要性和紧迫性,强调了急性加重的临床意义(图 6-1)。

(三) 额外的调查评估

在部分慢阻肺患者中,气流受限程度与感知到的症状之间存在明显不一致的情况,应进行更详细的评估,以更好地了解可能影响患者症状的肺功能(如全肺功能测试和运动测试)、肺结构(如 CT)和(或)合并症(如缺血性心脏病)。

1. 生理测试

(1) 肺容积:慢阻肺患者从疾病早期就表现出气体残留(残余容量增加),随着气流受限

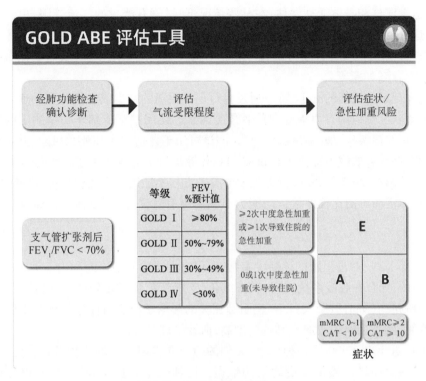

GOLD ABE 评估工具

经肺功能检查确认诊断 → 评估气流受限程度 → 评估症状/急性加重风险

支气管扩张剂后 FEV$_1$/FVC < 70%

等级	FEV$_1$%预计值
GOLD I	≥80%
GOLD II	50%~79%
GOLD III	30%~49%
GOLD IV	<30%

≥2次中度急性加重或≥1次导致住院的急性加重

0或1次中度急性加重(未导致住院)

E

A   B

mMRC 0~1   mMRC≥2
CAT < 10   CAT ≥ 10

症状

图 6-1 GOLD ABE 评估工具

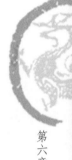

加重,逐渐发生静态的过度充气(总肺活量增加),特别是在运动期间(动态过度充气)。这些变化可以通过人体体积描记仪记录,或者通过氦稀释肺体积测量来记录。这些测量有助于确定慢阻肺的严重程度。

(2)肺 D_LCO 能力:单次呼吸 D_LCO 测量可评估呼吸系统的气体传输特性。D_LCO 标准化良好,具有有效的实用价值预测值。D_LCO 能够在现场提供准确测定的可靠便携式系统的出现,扩大了其作为肺活量测定法所提供信息的补充的潜在用途。对于任何有与气流受限程度不成比例的症状(呼吸困难)的人,均应测定 D_LCO,因为 D_LCO<预计值 60% 与症状增加、运动能力下降、健康状况恶化和死亡风险增加相关,且独立于气流受限的严重程度和其他临床变量。此外,在慢阻肺患者中,低 D_LCO 有助于阻止肺癌患者接受外科肺切除术,而在无气流受限的吸烟者中,D_LCO<预测值 80%(作为肺气肿的标志)提示随着时间的推移,患慢阻肺的风险增加。

随着时间的推移,与没有慢阻肺的吸烟者相比,慢阻肺患者的 D_LCO 下降速度加快,而且这种下降在女性中明显大于男性。然而,D_LCO 的下降是缓慢的,在检测到 D_LCO 有意义的变化之前,通常需要数年的随访。

(3)血氧测量和动脉血气测量:脉搏血氧仪可用于评估患者的动脉血氧饱和度,以及在床旁是否需要辅助氧疗,并应用于评估所有提示呼吸衰竭或右心衰竭的患者。当外周动脉血氧饱和度≤92%时,由于脉搏血氧饱和度与动脉血气的相关性不佳,应进行动脉血气测定。此外,脉搏血氧测定不能提供动脉血二氧化碳分压或 pH 信息,而动脉血二氧化碳分压或 pH 可能具有潜在的治疗意义(如无创通气)。

（4）运动测试和身体活动评估：在某些情况下，尽管有严重的气流受限，患者可诉轻微的症状。这可能是由于呼吸困难感知降低和（或）生活方式适应（久坐）减少了呼吸困难的产生。在这些情况下，6分钟步行试验可能显示患者受到严重限制，确实需要比最初评估建议的更强化治疗（如康复）。

此外，客观运动损伤的测定，可以通过自行定步距离的减少或在实验室的递增运动试验评估，是健康状况受损的有力指标和预后预测因素。使用踏车或踏车功率测定的实验室检查可帮助识别并存疾病，如心脏疾病。行走测试可用于评估残疾和死亡风险，并可用于评估肺部康复的有效性，如耐力穿梭步行试验和6分钟步行试验等。由于行走过程长度对步行距离有实质性影响，现有的30 m行走长度的参考方程不能用于预测较短过程的距离。

监测身体活动可能比仅评估运动能力对预后更有意义，这可以使用加速度计或多传感器进行。

2. 影像学

（1）胸部 X 线：对慢阻肺的诊断没有帮助，但它在排除其他诊断和确定重要合并症的方面是有价值的，如合并呼吸系统疾病（肺纤维化、支气管扩张、胸膜疾病）、骨骼疾病（如脊柱后凸）和心脏疾病（如心脏肥大）。与慢阻肺相关的影像学改变可能包括肺过度膨胀的征象（横膈膜变平，胸骨后间隙增加），肺透光度高，血管纹理变细。

（2）CT：近年来，CT 作为一种快速、无创的检查在慢阻肺中的应用日益广泛，为慢阻肺的结构和病理生理异常提供了更确切的依据。这加强了对疾病表型、严重程度和预后的理解。

从临床角度来看，肺气肿的分布和严重程度可以很容易地识别，并有助于决定是否行肺减容术或支气管内瓣膜置入术。虽然在历史上，这是基于放射科专家的可视化分析，特别是对于肺减容术，但也越来越多地对肺气肿范围、位置和裂隙完整性进行定量分析，以辅助支气管内瓣膜治疗的决策。肺气肿的存在还与 FEV_1 下降和死亡率的增加及肺癌发生的可能性增加相关。此外，约30%的慢阻肺患者在 CT 上可见支气管扩张，这是目前怀疑支气管扩张时首选的影像学检查，支气管扩张与急性加重频率和死亡率增加有关，尽管目前尚不清楚根据支气管扩张相关指南进行治疗是否会影响这些临床结果。

历史上，胸部 CT 不被认为是慢阻肺诊断的必要条件，但越来越多的慢阻肺患者接受 CT 检查，作为胸部 X 线检查肺结节或并发肺部疾病评估的一部分。最近，可能从胸部 CT 中受益的患者数量也有所增加。首先，这是由于最近将肺癌筛查的年龄降低到50岁。其次，肺气肿的支气管内瓣膜疗法的出现也扩大了 CT 评估慢阻肺患者可能受益的人群，特别是吸入支气管扩张剂后 FEV_1 为预计值的15%~45%且体积描记术显示明显过度充气的患者。在这种情况下，作为评估过程的一部分，需要通过肺叶对胸部 CT 上的肺气肿进行量化，并确保靶肺叶的裂隙完整性。

更详细的计算机辅助 CT 分析也可以对气道异常进行量化，尽管这些方法的标准化程度不如肺气肿量化方法。因此，从历史上看，气道测量在研究中使用得更多。虽然可以直接测量节段和亚节段的壁厚，但小气道（直径<2 mm）的测量必须通过比较吸气和呼气来推断，以确定非肺气肿气体潴留的区域。通过该方法识别小气道异常经过的验证算法越来越多，即使在临床环境中也是如此。小气道异常甚至可能存在于未检测到肺功能损伤的个体中，并

识别出肺功能下降风险增加的个体。还应注意的是,胸部 CT 也可以提供慢阻肺合并症的丰富信息,包括冠状动脉钙化、肺动脉扩张、骨密度和肌肉量。这些 CT 提取的特征已被证明与全因死亡率独立相关。随着技术的进步,这些信息可能会越来越多地提供给临床医生,以加强患者管理。

综上所述,对于有持续加重、症状与肺功能检查的疾病严重程度不呈比例、FEV_1 低于显著肺过度充气和预计值的 45% 或符合肺癌筛查标准的慢阻肺患者,应考虑进行胸部 CT 检查(表 6-5)。

表 6-5　CT 在稳定期慢阻肺中的应用

应用方面	使用建议
鉴别诊断	频繁加重伴咳痰,有合并支气管扩张或非典型感染的可能,应考虑行 CT 检查以进行评估 基于肺功能检查的症状与疾病严重程度不成比例
肺容量减少	如果患者表现出使用支气管扩张剂后,FEV_1 为预计值的 15%~45% 并有肺泡过度充气的证据,则支气管内瓣膜治疗可能是一种治疗方案 对于有严重的上叶为主型肺气肿和肺康复后仍有低运动能力的肺泡过度充气的患者,选择肺减容术可能是一种治疗的选择
肺癌筛查	根据对普通人群的建议,建议每年进行低剂量 CT 扫描,同样也适用于吸烟所致慢阻肺患者的肺癌筛查

(3) α1-抗胰蛋白酶缺乏症筛查:世界卫生组织建议所有被诊断为慢阻肺的患者应进行一次 α1-抗胰蛋白酶缺乏症筛查,特别是在 α1-抗胰蛋白酶缺乏症高发地区。虽然典型的 α1-抗胰蛋白酶缺乏症患者是年轻(<45 岁)的全小叶基底型肺气肿患者,但人们已经认识到,一些 α1-抗胰蛋白酶缺乏症患者的诊断延迟导致他们被确诊时年龄较大,肺气肿分布更典型(小叶中心型)。α1-抗胰蛋白酶<正常的 20% 高度提示纯合子缺陷,应对患者家庭成员进行筛查,并将其与患者一起转诊到专科中心进行咨询和管理。

(4) 综合分数(BODE):BODE 分别是四个英文单词的缩写。B 是指 BMI,它反映的是营养状况;O 是指 obstructive index,即 FEV_1% 预计值,是反映气流受限的指标;D 是指 dyspnea,即 mMRC 呼吸困难量表评分;E 是指 exercise capacity,即 6 分钟步行试验,它反映的是运动耐力。

该指数一共 4 个评分指标,可以比较准确地预测慢阻肺患者的生存率,本质上讲是一个多维度分级系统(表 6-6)。

表 6-6　BODE 评分系统

评分指标	BODE 评分的分值(各项累加,0~10 分)			
	0 分	1 分	2 分	3 分
FEV_1% 预计值	≥65%	50%~64%	36%~49%	≤35%
6MWT	≥350 m	250~349 m	150~249 m	≤149 m
mMRC	0~1	2	3	4
BMI	>21 kg/m^2	≤21 kg/m^2		

注:6MWT,6 分钟步行试验;mMRC,mMRC 呼吸困难量表评分。

BODE 评分用来预测慢阻肺患者的死亡率,通常 BMI(B)越轻,往往提示预后越不佳;气道受限程度(O),即 FEV_1%预计值越低,提示预后越不佳;呼吸困难程度(D)越严重,提示膈肌功能越差;运动耐量(E),即在6分钟步行试验中的表现越差,则提示患者死亡风险越高。

基于上述 BODE 评分,有研究推断慢阻肺患者的4年生存率大致如下:BODE 评分0~2分,4年生存率为80%;BODE 评分3~4分,4年生存率为67%;BODE 评分5~6分,4年生存率为57%;BODE 评分7~10分,4年生存率为18%。BODE 评分越高,生存率越低。

可确定患者死亡风险增加的几个变量,包括 FEV_1、通过6分钟步行试验或峰值耗氧量评估的运动耐量、体重减轻和动脉氧合降低。BODE 给出了一个综合评分,该评分比任何单一指标都能更好地预测后续生存,已经有人提出了不包括运动测试的更简单的替代方案,但需要在各种疾病严重程度和临床环境中进行验证,以确认它们是否适合临床常规使用。

(5)生物标志物:人们对在慢阻肺中使用生物标志物的兴趣迅速增加。生物标志物是客观测量和评估的特征[临床、功能、生物和(或)成像],作为正常生物,或致病过程,或对治疗干预的药理学反应的指标。一般来说,这样的数据已被证明难以解释,主要是由于大部分患者队列之间的弱关联和缺乏可重复性。

目前,血液嗜酸性粒细胞计数($\geqslant$300个/μL)为识别慢阻肺患者提供了指导,这些患者有较高的急性加重风险,更有可能从吸入性皮质类固醇的预防性治疗中获益。

(6)治疗特点:为了解决慢阻肺在临床实践中的异质性和复杂性,基于所谓的"可治疗的特征"(treatable traits, TTs)的策略被提出。我们可以根据表型识别和(或)对关键因果通路(内型)的深入理解,通过经过验证的生物标志物确定其"可治疗的特征"。例如,外周血嗜酸性粒细胞水平高作为一种生物标志物,能够识别吸入性皮质类固醇治疗最有效的一种有"可治疗特征"的有急性加重风险慢阻肺患者。"可治疗的特征"可在同一患者中共存,并随时间变化(自发或因治疗而变化)。GOLD 指南强调了两种关键"可治疗的特征"(持续性呼吸困难和急性加重)在药物治疗随访中的作用,但还有更多的肺部和肺外特征,以及行为/社会危险因素,需要个体关注并在存在时进行治疗。

第三节　中医辨证分型

慢阻肺在祖国医学中没有相对应的病名,后世医家多因本病患者常见咳嗽、咯痰、气喘等症状,将其归属于"咳嗽""喘证""肺胀"等范畴。肺气虚损是本病发生的疾病基础,外邪入侵是本病急性发作的重要因素,且七情、饮食等亦可致病。因多种肺系疾病反复发作迁延不愈,影响脏腑功能和气血运行,发生生理及病理改变,致使肺气虚弱,宣降失常,津液失司,痰饮留滞,进一步累及脾、肾、心诸脏。肺为脾之子,肺气虚弱则子盗母气,脾失健运,水谷不化,痰湿内生,上贮于肺,肺脾两虚而见咳喘痰多;肾主纳气,肺司呼吸,肺气应下行归肾,肾气又有摄纳肺气的作用,若肾气虚不能摄纳肺气,则发为虚喘,且肾主水,肾虚无以制水,水气凌心,则加重心悸、气短。"肺伤日久必及于心",心气虚无以推动则致心血瘀阻而见心悸、胸闷、憋喘、发绀、舌暗。

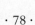

慢性阻塞性肺疾病的中西医结合治疗

因此,慢阻肺的主要症状表现为咳逆上气、痰多、胸闷、喘息,动辄加剧,甚则鼻煽气促、张口抬肩,目胀如脱,烦躁不安。病情轻重不一,每因感受外邪而致伴有寒热表证。危重者可见心慌动悸、面唇发绀、肢体浮肿、吐血、便血、谵妄、嗜睡昏迷、抽搐、厥脱等。早期先发为"咳嗽、喘证",病位在肺,反复发作为"喘证、肺胀",病位在肺、脾、肾,最后可发展为气虚血瘀、心脉瘀阻而致肺源性心脏病的发生,肺、心、脾、肾四脏功能失调。

辨证总属本虚标实,但有偏实偏虚的不同。一般感邪时偏于邪实,平时偏于本虚。偏实者须分清风寒、风热、痰浊(水饮)、痰热;偏虚者当区别气(阳)虚、阴虚的性质,肺、心、肾、脾病变的主次。因此本病是以"肺脾肾虚损、痰瘀水互结"为病理基础,以"本虚标实""虚实夹杂"为临证特点,在慢阻肺发展的不同阶段表现为多种病理因素相互作用而出现临床症状,应根据疾病发作特点,在临床上进行辨证。

晁恩祥教授认为发作期虚实夹杂,外邪袭肺,或风寒束表,或痰热郁肺,或寒痰阻肺,宜以祛邪为先,在《黄帝内经》"春夏养阳"和"冬病夏治"的理论基础上,提出缓解期多见肺肾两虚,当以扶正为主,治在肺、脾、肾。方邦江教授认为"肺胀"为本虚标实之证,临床分为痰浊壅肺、痰热郁肺、阳虚水泛、肺肾气虚、痰蒙神窍五种证型。胡国俊教授则根据"久病必虚""百病多由痰作祟""久病必瘀"的理论,从虚、痰、瘀辨治慢阻肺,其临床疗效佳。余学庆等对266例慢阻肺患者的证候分布进行流行病学调查,结果显示患者证候以痰气互结、痰热壅肺、肺肾气虚、瘀血、肺气虚、肺肾阴虚、寒饮停肺、气阴两虚、肺脾气虚等证的发生频率较高。在证候构成中以"正虚邪实""虚实夹杂证"为主,但也存在着单纯的虚证或实证。虚证中尤以气虚和阴虚多见,其中肺气虚、肺脾气虚、肺肾气虚、肺肾阴虚、气阴两虚等证的发生频率较高,不同疾病期患者虚实证候分布有显著差异。张伟等按痰、瘀、虚等因素将证型分为三大类。①痰:痰热郁肺、寒痰留肺、痰湿蕴肺、痰瘀互结。②瘀:痰瘀互结。③虚:肺气虚、脾气虚、肾气虚。李建生则提出三证类八证候分型方法,即虚证类、实证类和兼证类三证类。其中,虚证类包括肺脾气虚证、肺肾气虚证、肺肾气阴两虚证;实证类包括外寒内饮证、痰热壅肺证、痰湿阻肺证、痰蒙神窍证;兼证类着重指血瘀证。宫汝华等研究表明,慢阻肺患者的中医各类辨证分型与肺功能分级有相关性,主要有痰热壅肺、肺脾两虚、肺肾两虚三种证型,三种证型的严重程度逐渐加深、加重。陈汉跃等研究发现,慢阻肺稳定期以肺、脾、肾气虚证多见,随着慢阻肺病情的发展,肺功能Ⅰ~Ⅳ级呼吸困难逐渐加重,中医证候依次表现为肺气虚证(Ⅰ级)、肺脾虚证(Ⅱ级)、肺肾虚证(Ⅲ级)、肺脾肾虚证(Ⅳ级)。因此,在慢阻肺的不同时期,患者的虚实证候分布有明显的差异。慢阻肺需分期辨证,在急性发作期,以外寒内饮、痰浊壅肺、痰热郁肺等为主证;在稳定期,以肺气亏虚、气阴两虚、肺脾气虚、肺肾气虚等为主证;如疾病发展到后期,累及心、脾、肾多个脏器系统,可导致气滞血瘀、痰饮内生、水凌心肺、阳虚喘脱等,合并有兼夹症。

慢阻肺的患者因肺气虚弱,卫外不固,外感邪气常易侵袭人体,诱使疾病发作,病情日益加重。肺主气,外合皮毛,开窍于鼻,与天气相通,所以每逢季节变化或寒热交替时,外邪从口鼻或皮毛入而犯肺,致使肺络阻塞,肺气上逆而喘;又因多年肺系疾病反复发作,肺气虚弱而津液不布,痰液阻塞,肺气不畅;外感邪气又以风、寒、热邪为主,内外合邪而发,正邪相搏,气聚于肺,肺气上逆,而致慢阻肺急性发作,故急性期多以外邪袭肺、痰浊壅肺、上蒙神窍为主。而在慢阻肺稳定期,患者年老,脏腑功能日渐衰退,肺系疾病日久,反复发作,正气不足,

肺气虚损,津液不布,气机不畅,脾、肾、心等多个器官功能脏器受损。子盗母气,脾虚无力,金不生水,肾气衰惫,肺不主气,脾不行气,肾不纳气,故呼吸困难,气短难续,动则更甚,故缓解期以肺、脾、肾不足为主,关注肺、脾、肾三脏亏虚,调理一身之气,改善脏腑功能才是稳定期的辨证治疗要点。慢阻肺后期患者即使病情较为稳定,症状无明显加重,但仍时常兼夹痰浊、血瘀等实证,形成本虚标实、虚实夹杂之证,在临床诊疗中不可忽视。

1. 风寒袭肺

症见:咳嗽,喘息,咳痰,痰色白、质清稀,恶寒发热,无汗,或身痛,流涕,鼻塞,舌苔白,脉浮或浮紧。

证候分析:风寒袭肺,肺气壅塞不通,故咳嗽、喘息;风寒束表,外束肌腠,则有恶寒发热、无汗、身痛等表寒征象;风寒上受,肺窍不利,则鼻塞流涕;肺气虚损,津液失司,痰饮潴留,阻塞气机,肺气郁闭,以致胸闷喘息,痰多色白,质稀;舌苔白,脉浮或浮紧皆为外感风寒之象。

2. 外寒内饮

症见:胸胁胀满,咳逆喘促,吐泡沫样清稀痰,甚则气逆不得平卧,口干不欲饮,微恶寒,发热,无汗身痛,口唇青紫,舌苔白滑,脉浮紧。

证候分析:肺主气,开窍于鼻,外合皮毛,主表卫外,素体肺虚,外邪从口鼻、皮毛入侵,首先犯肺,肺气宣降不利,则上逆咳喘,痰从寒化成饮,则痰色清稀,呈泡沫状;肺气虚弱,内生痰饮,气机不畅,故胸胁胀满、咳逆喘促;风寒袭表,故微恶寒、身热无汗、舌苔白滑、脉浮紧,此均为外寒困表、内有水饮不化之征。

3. 痰热郁肺

症见:咳逆喘息气粗,烦躁,胸满,痰黄或白,黏稠难咯,或身热微恶寒,有汗不多,溲黄,便干,口渴舌红,舌苔黄或黄腻,边尖红,脉数或滑数。

证候分析:痰浊内蕴化热,痰热壅肺,故痰黄、黏白难咯;肺热内郁,清肃失司,肺气上逆,则喘咳气逆息粗、烦躁、胸满、便干、溲黄;复感外邪,风热犯肺,故见发热微恶寒、有汗不多等表证;口渴、舌红、苔黄或黄腻、脉数或滑数均为痰热内郁之征。

4. 痰浊壅肺

症见:咳嗽痰多,色白黏腻或呈泡沫,短气喘息,稍劳即著,怕风易汗,脘痞纳少,倦怠乏力,舌质偏淡,苔薄腻或浊腻,脉小滑。

证候分析:肺虚脾弱,痰浊内生,上逆干肺,则咳嗽痰多、色白黏腻;痰从寒化成饮,则痰呈泡沫状;肺气虚弱,复加气因痰阻,故短气喘息、稍劳即著;肺虚卫表不固则怕风易汗;肺病及脾,脾气虚弱,健运失常,故见脘痞纳少、倦怠乏力;舌质偏淡、苔浊腻、脉小滑乃肺脾气虚,痰浊内蕴之候。

5. 痰蒙神窍

症见:神志恍惚,谵妄,烦躁不安,撮空理线,表情淡漠,嗜睡,昏迷,或肢体瞤动,抽搐,咳逆喘促,咯痰不爽,苔白腻或黄腻,舌质暗红或淡紫,脉细滑数。

证候分析:痰迷心窍,蒙蔽神机,故见神志恍惚、谵妄、躁烦、撮空理线、嗜睡、昏迷;肝风内动则瞤动、抽搐;肺虚痰蕴,故咳逆喘促、咯痰不爽;苔白腻或黄腻、脉细滑数为痰浊内蕴之征;舌暗红或淡紫乃心血瘀阻之征。

6. 阳虚水泛

症见:面浮,下肢肿,甚则一身悉肿,腹部胀满有水,心悸,喘咳,咯痰清稀,脘痞,纳差,尿少,怕冷,面唇青紫,苔白滑,舌胖质暗,脉沉细。

证候分析:肺脾肾阳气衰微,气不化水,水邪泛滥,则面浮、肢体尽肿;水饮上凌心肺,故心悸、喘咳、咯痰清稀;脾阳虚衰,健运失职则脘痞纳少;寒水内盛,故怕冷、尿少;阳虚血瘀则面唇青紫,舌质暗;脉沉细、舌胖、苔白滑为阳虚水停之征。

7. 肺气虚

症见:喘息气促,气怯声低,咳嗽低弱,咳清稀痰或无痰,恶风或恶寒,自汗畏风,乏力,极易感冒,舌淡白,脉细弱。

证候分析:久病咳嗽,肺气虚损,宣降失司,不能降逆,则见喘息气促;肺不主气则咳嗽无力,或无痰;久病伤阳,水饮不化,则咳吐清稀痰;素体气虚,则乏力;肺气亏虚,表阳不固,不能卫外,故可见恶风或恶寒、自汗畏风、易感冒;舌淡白、脉细沉均为肺气虚损之征。

8. 肺脾气虚

症见:胸满气短,动则尤甚,咳声低微,痰多稀薄,神疲乏力,自汗畏风,纳少,胃脘痞满或腹胀,便溏或腹泻,舌淡苔白腻,脉沉细或缓弱。

证候分析:咳嗽气短症状反复,迁延不愈,日久则会肺气亏虚,症见胸满气短、动则尤甚;子病及母,子夺母气,肺虚及脾,则两脏俱虚,脾失健运,全身水液输布失常,水液聚而为痰,痰聚阻塞气道,使咳喘、咳痰加重,水聚为痰,脾阳受损,则咳声低微,痰多稀薄;阳气不振,脾失健运,则神疲乏力、纳少、胃脘痞满或腹胀、便溏或腹泻;舌淡苔白腻、脉缓弱为肺脾气虚之象。

9. 肺肾气虚

症见:呼吸浅短难续,声低气怯,甚则张口抬肩,倚息不能平卧,咳嗽,痰白如沫,咯吐不利,胸闷,心慌,形寒汗出,面色晦暗,腰膝酸软,耳聋耳鸣,小便频数,夜尿频多,肢体水肿,舌淡或暗紫,脉沉细数无力或结代。

证候分析:肺肾两虚,不能主气、纳气,故呼吸浅短、声低气怯、张口抬肩、倚息不能平卧;寒饮伏肺,肾虚水泛则咳痰色白如沫、咯吐不利;肺病及心,心气虚弱,故心慌、形寒汗出;肺失治节,气不帅血,气滞血瘀,则见舌淡或暗紫、脉沉细虚数或结代。

10. 肺肾气阴两虚

症见:喘息气短,动则加重,少痰,咯痰不爽,心悸,盗汗,腰膝酸软,心烦易怒,手足心热,胸闷憋气,头痛或头晕,口干口渴,咽干,舌红苔少,脉细数。

证候分析:久咳伤气,肺气虚衰,气失所主,故喘息;痰饮不化,则损耗津液,肺阴不足,津液耗伤,则少痰、咯痰不爽;虚火上炎,不能滋养心神,则心悸、盗汗、心烦易怒、口干口渴;舌红苔少、脉细数则为气阴两虚之征。

11. 气虚血瘀

症见:呼吸困难,胸痛,两胁疼痛不适,常与情绪有关,面色暗淡,唇舌发绀,舌质紫暗,苔薄或少,舌下静脉迂曲,脉弦紧。

证候分析:肺病日久,气机不畅,血脉不通,瘀血停滞,则见胸痛、两胁疼痛不适;情志不畅,肝气郁结,经络不通,则见面色暗淡、唇舌发绀;舌质紫暗、苔薄或少、舌下静脉迂曲、脉弦紧均为气虚血瘀之征。

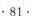

陈汉跃,崔金涛,胡锡元,等,2012.慢性阻塞性肺疾病稳定期肺功能分级与辨证分型的相关性分析[J].湖北中医杂志,34(8):20-21.

陈燕琼,杨婕,俞志刚,等,2015.方邦江教授针药结合治疗肺胀病的学术思想[J].中国中医急症,24(4):624-625,631.

宫汝华,2013.慢性阻塞性肺疾病辨证分型与临床指标相关性的研究[D].沈阳:辽宁中医药大学.

李建生,2009.慢性阻塞性肺疾病中医辨证治疗概要[J].河南中医学院学报,24(4):9-11.

吴炎,任冯春,朱慧志,等,2020.调补肺肾法论治慢阻肺稳定期初探[J].中医药临床杂志,32(3):462-465.

余学庆,李建生,李力,2003.慢性阻塞性肺疾病(COPD)中医证候分布规律研究[J].河南中医学院学报(4):44-46.

张伟,李刚,张心月,等,2006.从痰、瘀、虚辨治慢性阻塞性肺疾病[J].中医药信息(5):6-8.

Agustí A, Melén E, DeMeo D L, et al., 2022. Pathogenesis of chronic obstructive pulmonary disease: understanding the contributions of gene-environment interactions across the lifespan[J]. The Lancet Respiratory Medicine, 10(5): 512-524.

Buist A S, McBurnie M A, Vollmer W M, et al., 2007. International variation in the prevalence of COPD (The BOLD Study): a population-based prevalence study[J]. The Lancet, 370(9589): 741-750.

Casanova C, Gonzalez-Dávila E, Martínez-Gonzalez C, et al., 2021. Natural course of the diffusing capacity of the lungs for carbon monoxide in COPD[J]. Chest, 160(2): 481-490.

Celli B R, Fabbri L M, Aaron S D, et al., 2021. An updated definition and severity classification of chronic obstructive pulmonary disease exacerbations: the Rome proposal[J]. American Journal of Respiratory and Critical Care Medicine, 204(11): 1251-1258.

Çolak Y, Nordestgaard B G, Vestbo J, et al., 2019. Prognostic significance of chronic respiratory symptoms in individuals with normal spirometry[J]. The European Respiratory Journal, 54(3): 1900734.

Ezponda A, Casanova C, Divo M, et al., 2022. Chest CT-assessed comorbidities and all-cause mortality risk in COPD patients in the BODE cohort[J]. Respirology, 27(4): 286-293.

Han M K, Muellerova H, Curran-Everett D, et al., 2013. GOLD 2011 disease severity classification in COPDGene: a prospective cohort study[J]. The Lancet Respiratory Medicine, 1(1): 43-50.

Harvey B G, Strulovici-Barel Y, Kaner R J, et al., 2015. Risk of COPD with obstruction in active smokers with normal spirometry and reduced diffusion capacity[J]. The European Respiratory Journal, 46(6): 1589-1597.

Hurst J R, Vestbo J, Anzueto A, et al., 2010. Susceptibility to exacerbation in chronic obstructive pulmonary disease[J]. The New England Journal of Medicine, 363(12): 1128-1138.

Jones P W, Harding G, Berry P, et al., 2009. Development and first validation of the COPD Assessment Test[J]. The European Respiratory Journal, 34(3): 648-654.

Karloh M, Mayer A F, Maurici R, et al., 2016. The COPD assessment test: what do we know so far?: a systematic review and meta-analysis about clinical outcomes prediction and classification of patients into GOLD stages[J]. Chest, 149(2): 413-425.

Klooster K, ten Hacken N H T, Hartman J E, et al., 2015. Endobronchial valves for emphysema without interlobar collateral ventilation[J]. The New England Journal of Medicine, 373(24): 2325-2335.

Mannino D M, Thorn D, Swensen A, et al., 2008. Prevalence and outcomes of diabetes, hypertension and cardiovascular disease in COPD[J]. The European Respiratory Journal, 32(4): 962-969.

Miller M R, Hankinson J, Brusasco V, et al., 2005. Standardisation of spirometry[J]. The European Respiratory Journal, 26(2): 319-338.

Pellegrino R, Viegi G, Brusasco V, et al., 2005. Interpretative strategies for lung function tests[J]. The European Respiratory Journal, 26(5): 948-968.

Polverino E, Goemine P C, McDonnell M J, et al., 2017. Europern respiratory guidelines for the management of adult bronchiectasis [J]. Eutopean Respiratary Journal, 50(3): 1700629.

Soler N, Esperatti M, Ewig S, et al., 2012. Sputum purulence-guided antibiotic use in hospitalised patients with exacerbations of COPD[J]. The European Respiratory Journal, 40(6): 1344-1353.

Wagner P D, 2008. Possible mechanisms underlying the development of cachexia in COPD[J]. European Respiratory Journal, 31(3): 492-501.

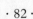

慢性阻塞性肺疾病的中西医结合治疗

第七章　慢性阻塞性肺疾病的鉴别诊断

慢阻肺是指一类慢性、进行性、不可逆转的肺部疾病,其特征是气流受限,且通常伴随着咳嗽、咳痰和喘息等症状。由于慢阻肺症状与其他肺部及肺外疾病类似,因此需要进行鉴别诊断,以下是常见的相关疾病。

第一节　支气管哮喘

一、病因

慢阻肺是支气管及其周围组织的慢性炎症,主要发生于中老年阶段,主要病因与有毒、有害气体的吸入、吸烟,以及吸入粉尘颗粒等因素有关。支气管哮喘是一种慢性气道炎症性疾病,常在幼儿或者青少年时发病,症状起伏大,其中病史至关重要,支气管哮喘常伴有过敏史、鼻炎和(或)湿疹等,部分患者伴有哮喘家族史,日常生活中会因某些刺激性因素的影响(如刺激性气味、冷空气、吸入花粉等)诱发或加重。

二、临床表现

慢阻肺主要表现为不完全可逆的气流受限,呈进行性发展。支气管哮喘症状特点为发作性咳嗽、喘息和胸闷,气流受限有显著的可逆性,合理吸入糖皮质激素等药物能有效控制病情。但随着病程进展,哮喘患者可发生气道重塑,气流受限的可逆性降低。

三、辅助检查

慢阻肺的胸部影像学检查常提示慢性支气管炎、肺气肿,肺功能检查提示阻塞性通气功能障碍。支气管哮喘以肺功能检查、支气管舒张试验、支气管激发试验等为金标准,胸部影像学检查常无明显异常,支气管舒张试验呈阳性,血液中嗜酸性粒细胞升高和非特异性 IgE 水平升高可辅助支气管哮喘的诊断。D_LCO 对鉴别这两种疾病有一定作用。在支气管哮喘中,D_LCO 检查结果为正常或升高,而在慢阻肺中结果常为降低,尤其是有肺气肿的慢阻肺患者。近年来呼出气挥发性有机物(volatile organic compound, VOC)成为近年呼吸谱研究的新热点。此外,应用电子鼻检测技术可于早期快速筛查支气管哮喘、评估类固醇治疗效果及预

测类固醇反应,是一种经济、快速和高诊断率的诊断方法。

四、治疗

针对慢阻肺与支气管哮喘的治疗,慢阻肺侧重对有害气体吸入与吸烟的禁止,而支气管哮喘则侧重于对过敏原及环境因素的避免。但是在具体治疗过程中,慢阻肺与支气管哮喘都需要开展长期性的规范治疗才能起到提高治疗效果的作用。药物治疗方面:支气管哮喘的治疗以控制症状为主,包括毛细支气管扩张剂和糖皮质激素等药物的使用。而慢阻肺的治疗分为稳定期和急性加重期两个阶段,稳定期使用短效或长效支气管扩张剂/糖皮质激素,以缓解症状;急性加重期病情不稳定,药物治疗需调整,包括增加支气管扩张剂、使用抗生素/糖皮质激素,必要时给予呼吸支持设备。支持性治疗方面:慢阻肺患者可以通过吸氧、营养支持、肺功能康复等支持性治疗方案来改善肺功能和生活质量;而支气管哮喘患者通常不需要进行这些支持性治疗。治疗目标方面:支气管哮喘的治疗目标是控制症状,防止发作和减少急性加重的频率;而慢阻肺的治疗目标包括改善症状、缓解呼吸困难、减少急性加重、提高肺功能和生活质量。需要注意的是,虽然慢阻肺和支气管哮喘的治疗方案不同,但这两种疾病有时会存在交叉,即慢阻肺合并支气管哮喘。对于这些患者,需要根据病情和症状进行个体化治疗,以达到最佳的治疗效果。

第二节 支气管扩张

一、病因

慢阻肺是一种由吸入有害气体,如烟草烟雾、空气污染等引起的肺部慢性炎症性疾病,其中大部分患者是由吸烟引起的,而支气管扩张主要由多种因素引起,如感染、遗传、环境因素等。

二、病理表现

慢阻肺主要表现为气流受限,气道炎症导致气道狭窄,肺泡破坏引起肺气肿,而支气管扩张主要表现为气道扩张、壁增厚和向外凸出。

三、临床表现

慢阻肺患者主要临床表现为气短、咳嗽、咳痰等,而支气管扩张患者主要临床表现为慢性咳嗽、咳痰、喘息等,典型者表现为反复大量咯浓痰或反复咯血,主要是由慢性气道的炎症感染引起,伴随气道受阻使支气管的弹性下降,导致不同程度的支气管扩张,胸部 X 线检查

慢性阻塞性肺疾病的中西医结合治疗

可见肺野纹理粗乱或呈卷发状,肺部 CT 可见扩张的支气管阴影,如卷发样或者蜂窝样的阴影,慢阻肺主要可以发现气肿病变处透亮度增强和含气量增多的影像。

四、治疗

慢阻肺稳定期的治疗包括吸入支气管扩张剂、糖皮质激素等药物,以及吸氧疗法、体育锻炼等方法,而支气管扩张的治疗主要采用支气管扩张剂、抗生素、免疫治疗等方法。

五、研究进展

近年来,生物标志物在支气管扩张中的研究有一定进展,为早期诊断、评估病情、预测预后提供了新思路,主要的标志物如下。①中性粒细胞弹性蛋白酶:支气管扩张患者痰中性粒细胞弹性蛋白酶水平在患病全程均都高于健康人,具有一定特异性。②降钙素原:血清降钙素原在细菌感染导致的支气管扩张急性加重中具有一定特异性,并可指导抗生素的应用。③抗菌肽 LL-37:研究表明,LL-37 与气道感染有关,对评估支气管扩张程度有一定意义。在慢阻肺患者中的主要标志物如下。①血嗜酸性粒细胞:慢阻肺患者存在嗜酸性粒细胞炎症,血嗜酸性粒细胞升型慢阻肺患者急性加重风险升高。②肺泡表面活性蛋白D:慢阻肺患者血清中肺泡表面活性蛋白 D 水平显著高于健康人,具有一定特异性。③CRP:其水平升高与疾病严重程度相关,可作为慢阻肺急性加重的预测指标。

第三节　间质性肺疾病

一、病因

慢阻肺的主要病因是吸烟,但也可由空气污染、工业毒物和遗传因素等引起。而间质性肺疾病的病因尚不明确,其是一组肺部结构和功能异常的疾病,常常导致广泛的肺部纤维化,进而出现呼吸困难和其他呼吸系统症状,可能与环境污染、家族遗传、感染及自身免疫疾病等因素有关。

二、病理表现

慢阻肺与间质性肺疾病在肺部炎症病理表现方面也有所不同。慢阻肺的炎症表现为支气管炎症和肺泡破坏,呈现为肺气肿,而间质性肺疾病则是肺间质纤维化,存在弥漫性的肺纤维化和炎症反应。

三、临床表现

慢阻肺的主要表现是咳嗽、咳痰、气短等,尤其在劳动时加重,但通常没有明显的胸痛和血痰,而间质性肺疾病表现为进行性呼吸困难、干咳、胸痛和疲乏,可能存在血痰。

四、辅助检查

1. 肺功能检查

慢阻肺的肺功能检查结果通常表现为气体交换障碍和气流受限,包括 FEV_1/FVC 降低和 FEV_1 降低,而间质性肺疾病的肺功能表现为肺泡容积减少、弥散功能受损和肺泡气体交换减少,包括肺活量降低、总肺容积降低和弥散功能减低。

2. 影像学检查

慢阻肺的影像学表现主要为肺气肿和气道壁增厚,随着疾病的进展,肺部可能出现斑片状阴影,而间质性肺疾病的影像学表现包括肺间质广泛纤维化、肺纹理模糊和小叶间隔增厚。

五、治疗

1. 药物治疗

对于慢阻肺患者,主要采用长效 β_2 受体激动剂、长效抗胆碱能药物、糖皮质激素和磷酸二酯酶-4 抑制剂等药物进行治疗。这些药物有助于缓解气短、咳嗽等症状,并改善肺功能。对于特发性肺纤维化患者,治疗主要是以抗纤维化药物为主,如 N-乙酰半胱氨酸、泼尼松和干扰素等。这些药物能够减缓肺部纤维化的进展,改善肺功能和生活质量。

2. 氧疗

对于慢阻肺患者,如果肺功能已严重受损,导致缺氧,可能需要进行长期氧疗。对于特发性肺纤维化患者,氧疗也是一种重要的治疗手段。在有缺氧的情况下,氧疗能够减轻疲劳感并降低住院率和死亡率。

3. 支持治疗

对于慢阻肺和特发性肺纤维化患者,支持性治疗也是非常重要的,如烟草戒断、饮食疗法、肺康复等。这些治疗手段能够预防疾病进一步加重,改善肺功能和生活质量。

4. 其他

对于慢阻肺和特发性肺纤维化患者,如果病情严重,可能需要采用手术或肺移植等治疗手段。但是,这些治疗手段仅适用于少数病例。

第四节　胃食管反流性咳嗽

一、病因

慢阻肺是由长期吸烟、空气污染等因素可引起慢性气道炎症,导致肺功能受损,而胃食管反流性咳嗽则是由胃食管内容物反流刺激喉部和气道引起的刺激性咳嗽。

二、临床表现

慢阻肺的咳嗽通常伴有咳痰、气急、气喘和胸闷等症状,特别是在运动或体力活动后更为明显,而胃食管反流性咳嗽通常在平躺或夜间加重,并伴有胃液反流口苦、酸臭等症状。

慢阻肺患者常有慢性肺部感染、胸廓畸形等表现,而胃食管反流性咳嗽患者可能会有胃反流表现,如口腔溃疡、口腔干燥等。

三、辅助检查

肺功能检查是诊断慢阻肺的主要手段之一。患者在肺功能检查时,FEV_1/FVC 的值通常低于正常值($<70\%$),即存在持续气流受限,而胃食管反流性咳嗽的肺功能检查结果通常正常。此外,X 线和 CT 检查也可以帮助鉴别两者。慢阻肺患者的肺部常有肺气肿和肺部感染等表现,而胃食管反流性咳嗽患者 X 线和 CT 检查结果通常正常。

四、治疗

慢阻肺和胃食管反流性咳嗽的治疗方法不同,因为它们的基本病因和病理生理机制不同。慢阻肺的治疗包括氧疗、支持性治疗、药物治疗和康复治疗等。药物治疗包括短效或长效支气管扩张剂、吸入性糖皮质激素、孟鲁司特钠和抗生素等。康复治疗包括运动康复、营养支持和行为改变等。为了减轻症状,减少疾病进展和减少急性加重事件的发生,同时也需要戒烟、避免呼吸道感染等。胃食管反流性咳嗽的治疗包括药物治疗、手术治疗和行为治疗等。药物治疗主要包括质子泵抑制剂和 H_2 受体拮抗剂。手术治疗包括胃肠吻合术、尼森氏胃底折叠术(Nissen fundoplication)和磁括约肌增强术(LINX® 反流手术)等。行为治疗包括避免食用容易引起胃反流的食物、保持健康的生活方式等。近年来,传统中医药在治疗胃食管反流性咳嗽中取得了一定进展,通过肺胃同治法、调理脾胃法、疏肝解郁法等辨证论治,应用自拟方或经方治疗,收效较好。需要注意的是,胃食管反流性咳嗽和慢阻肺在治疗时也应注意患者的合并症和个体化治疗的方案,同时关注患者的营养状况和生活方式。

第五节 肺 结 核

一、病因及发病机制

肺结核通常由结核分枝杆菌感染引起,而慢阻肺通常与吸烟和空气污染等因素有关。细胞因子特别是 γ 干扰素(interferon-γ, IFN-γ)在肺结核和慢阻肺中均增高,但在慢阻肺中的增高较肺结核更为显著。痰涂片和结核菌素试验可以帮助鉴别这两种疾病。

二、临床表现

1. 咳嗽症状

慢阻肺患者通常有长期的咳嗽,伴黏液咳痰,晨起明显。肺结核患者的咳嗽通常比较剧烈,常伴随有咳痰血。

2. 呼吸困难

慢阻肺患者时有气短和呼吸困难,而肺结核患者在发热、咳嗽和咳痰等症状发作时,可出现呼吸困难的症状。

3. 胸痛

慢阻肺患者一般不伴随胸痛,而肺结核患者常常有胸痛的症状。此外,患者体重和食欲也会有所区别,慢阻肺患者因为呼吸困难逐渐导致消瘦和食欲不振,而肺结核患者则会出现明显的体重下降和食欲不振。

三、辅助检查

实验室检查在诊断肺结核中有重要意义。其中 γ 干扰素释放试验(interferon-gamma release assay, IGRA)是近年来常用于诊断结核分枝杆菌感染的重要方法。目前较成熟的 IGRA 有两种:一种通过酶联免疫吸附测定全血中致敏 T 细胞受到抗原刺激后释放 IFN-γ 水平,即 γ 干扰素释放试验(QFT-GIT);另一种为细胞法,即 T 细胞斑点试验(T-SPOT),是结核分枝杆菌特异性抗原,特异性较高。

在胸部 X 线检查中,肺结核会呈现出肺部密度不均的情况,通常表现为均匀、富有结节或团块的皮下结节,并且常常伴有肺部感染,而慢阻肺常见的表现是肺气肿和肺容积降低。如果需要进一步确诊,建议进行相关检查,如痰液检查、CT 等。

四、治疗方案

(一)治疗时机

慢阻肺患者需要长期的药物维护治疗,而肺结核患者的治疗主要集中在感染期,一旦感

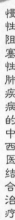

染得到控制,就可以减少治疗量直至停药。

(二）治疗药物

慢阻肺患者的治疗主要是以支气管扩张剂和吸入性糖皮质激素为主,并且需要长期使用。肺结核患者的治疗一般给予抗结核药物联合使用,疗程6个月甚至更长时间。

(三）特殊治疗

肺结核患者因其传染性需要进行隔离措施以避免传染,而慢阻肺稳定期患者通常可以在家进行治疗。

(四）定期随访

慢阻肺患者需要定期随访以监测病情,而肺结核患者在治疗过程中也需要进行定期随访,以确保药物治疗的有效性,并排除药品的不良反应。总之,慢阻肺患者需要长期维持治疗,但治疗方式和时间相对比较灵活;而肺结核患者的治疗需要特定的治疗方案和隔离措施,并需要密切监测药物治疗的有效性。

第六节 消化性溃疡

一、病因

慢阻肺通常与吸烟和空气污染等因素有关系,而消化性溃疡可能与饮食习惯、药物使用、压力等因素有关。

二、临床表现

慢阻肺患者通常主要表现为呼吸困难、咳嗽和咳痰等呼吸系统的症状,而消化性溃疡患者则可能表现为上腹痛、胃灼热、恶心等胃肠系统的症状。

三、辅助检查

慢阻肺患者肺部 X 线或 CT 检查通常表现为肺气肿、肺容积降低等肺部病变,慢阻肺患者肺功能检查显示肺通气受限,而消化性溃疡患者则可通过胃镜或胃部 X 线检查显示消化性溃疡的位置和范围。

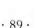

四、治疗

（一）治疗目的不同

慢阻肺的治疗目的是尽可能减轻症状、改善肺功能、预防和治疗急性发作，以降低患者的死亡风险和提高生活质量；而消化性溃疡的治疗旨在减轻症状、促进愈合、防止并发症（如出血和穿孔等）。

（二）治疗方法不同

慢阻肺的治疗方法主要包括长期应用支气管扩张剂和吸入性糖皮质激素等药物、物理治疗（如气管镜吸痰等）、调整生活方式（如戒烟、注意保持室内空气流通等）等；而消化性溃疡的治疗方法主要包括使用质子泵抑制剂和 H_2 受体拮抗剂等药物、使用抗生素抗感染，必要时进行手术等。

（三）治疗侧重点不同

慢阻肺的治疗主要侧重于促进肺功能的改善和症状减轻，以提高患者的生活质量；而消化性溃疡的治疗主要侧重于消除病因和促进愈合，以防止出现严重的并发症。

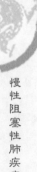
第七节　肺　　癌

一、病因

慢阻肺是一种肺部慢性疾病，而肺癌是一种恶性肿瘤，两者的发病机制和病理改变完全不同。同时，慢阻肺患者有吸烟史或雾霾等不良环境暴露史，而肺癌的发病与吸烟、放射线等有害物质的长期接触有关。

二、临床表现

慢阻肺患者多表现为慢性咳嗽、咳痰、呼吸困难等症状，许多患者并不容易察觉到肺癌的症状，直到晚期才有咳嗽、咳血、胸痛等表现，并且有体重下降、疲劳等全身症状。

三、辅助检查

慢阻肺通常表现为肺功能降低、胸部 X 线和 CT 检查上出现肺大疱等放射学特征，而肺癌则可能出现不同程度的肺部结节、肿块，以及正电子发射计算机体层显像仪（PET/CT）检查上可能出现代谢亢进的病变等，晚期可能有多脏器的转移。

四、治疗

（一）治疗目标不同

慢阻肺的治疗目标是缓解症状、改善生活质量、预防急性加重及并发症、延缓疾病进程。而肺癌的治疗目标是早期发现、彻底治愈或控制肿瘤进展、提高患者的生存率和生活质量。

（二）治疗方法不同

慢阻肺的治疗主要基于药物治疗和非药物治疗，包括吸入支气管扩张剂、吸入性糖皮质激素、氧疗、康复训练等，而肺癌的治疗包括手术、放疗、化疗和靶向治疗及中医中药治疗等多个方面。

（三）预后不同

慢阻肺患者通常生存期较长，如果得到适当的治疗，疾病的进展可以得到延缓，而肺癌的预后主要取决于肿瘤的大小、位置和转移情况，早期的肺癌治愈率较高，但晚期患者的治愈率较低。需要强调的是，慢阻肺和肺癌的发病机制不同，但它们有一些重叠的症状，如呼吸困难、咳嗽、胸痛等，因此需要进行全面评估，以确认患者的具体病情，并采取相应的治疗措施。同时，因为吸烟等因素与两种疾病的发生都有一定的关系，所以在日常生活中，要尽量避免接触烟草和其他空气污染物，加强锻炼，保持健康的生活方式，有助于预防这两种疾病的发生。

第八节　慢性支气管炎

慢阻肺和慢性支气管炎是两种常见的慢性气道炎症性疾病，常常被认为是同义词。实际上，它们是两个不同的概念，尽管有时存在一定的重叠。慢性支气管炎是由病毒或细菌感染引起的气道炎症，会导致气道狭窄和炎症反应。慢性支气管炎的临床表现与慢阻肺相似，均表现为咳嗽和咳痰等呼吸系统症状。然而，慢性支气管炎通常发生于年轻人中，尤其是在细菌或病毒感染后，而慢阻肺主要发生在 50 岁以上的吸烟者中。慢性支气管炎患者呼吸困难和胸闷程度较低，很少出现严重的心悸和昏迷，而慢阻肺患者常常表现出明显的呼吸困难和胸闷，并可能出现严重的心悸和昏迷等症状。慢性支气管炎是一种慢性气道炎症性疾病，随着时间的推移会逐渐形成慢性炎症性狭窄，影响气道通畅，导致咳嗽、咳痰、气促等症状。慢阻肺是指以慢性支气管炎和肺气肿为代表的一组慢性气道疾病，它是由长期吸入烟草和其他空气污染物引起的，表现为慢性咳嗽、咳痰、呼吸困难等症状。慢性支气管炎和慢阻肺的区别主要在以下几方面。

一、病因

慢性支气管炎的主要病因是空气污染物、病毒感染和细菌感染等,而慢阻肺主要由长期吸烟和其他空气污染物引起。

二、临床表现

慢性支气管炎的主要临床表现为慢性咳嗽和咳痰,而慢阻肺的主要临床表现为慢性咳嗽、咳痰、呼吸困难和胸闷等症状。通常,慢阻肺的症状比慢性支气管炎的症状更严重。

三、治疗

慢性支气管炎是慢阻肺的一种表现形式,两者有很多共同点,如气流受限等。但是,在治疗上,慢阻肺和慢性支气管炎有一些区别。首先,治疗慢阻肺的主要方法是减轻症状并预防疾病进一步发展。这包括吸入短效或长效 β_2 受体激动剂和长效抗胆碱能药物,以及合适的吸入性糖皮质激素。另外,吸烟者应该戒烟,因为吸烟是慢阻肺的主要原因之一,辅助治疗包括氧疗、肺康复治疗等。在需要加强治疗的情况下,可以考虑长期使用吸入性糖皮质激素等药物。慢性支气管炎主要通过药物来缓解症状,如抗生素和支气管扩张剂、止咳药、去痰药等药物治疗。此外,减少接触危险物质,如化学物质、灰尘、细菌和烟雾等,也是非常重要的。患者还可以通过特别的教育和康复护理来改善生活质量。总之,慢阻肺和慢性支气管炎具有很多相似之处,但治疗上仍存在差异。尤其是慢性支气管炎的治疗更加注重症状的缓解,而慢阻肺治疗则更加注重预防疾病进一步发展。因此,患者一定要在医生指导下,按时按量服用药物,提高自身免疫力,保持良好的生活习惯和健康饮食。需要强调的是,慢阻肺和慢性支气管炎症状有时候也会发生重叠,并且慢性支气管炎是慢阻肺的一种表现形式。因此,对于存在慢性咳嗽和咳痰等症状的患者,需要进行全面的肺部检查和评估,以明确诊断、制订正确的治疗方案。

慢性支气管炎在中医辨证方面常见肺气虚证、风寒袭肺证、肺脾气虚证、肺阴虚证、寒痰阻肺证、痰热蕴肺证、痰浊阻肺证和外寒内热证等,治疗上可分别选用玉屏风散、三拗汤、六君子汤、沙参麦冬汤、射干麻黄汤、麻杏石甘汤、三子养亲汤和麻杏石甘汤。

第九节 支气管炎

一、病理生理改变不同

慢阻肺表现为气道炎症和气流受限,而支气管炎表现为气道炎症和纤维化。支气管炎患者的血清中和痰中的炎症标志物 IL-8 和 IL-6 含量均较高,而这一表现在慢阻肺中并不具有特异性。

二、病因

慢阻肺大都是长期吸烟或长期暴露于空气污染物的人群,而某些身体状况也可能导致慢阻肺。支气管炎通常发生在儿童或成年人,且其以前有呼吸道感染、哮喘或其他的呼吸系统疾病历史。

三、临床表现

慢阻肺的临床表现包括咳嗽、咳痰、气喘、胸闷或气短等呼吸道症状,且症状在运动或紧张时加重,而这些症状在支气管炎中也会出现,但支气管炎一般具有急性或亚急性发作特点。

四、辅助检查

1. 肺功能检查

肺功能检查是诊断肺部疾病的重要手段。慢阻肺患者的肺功能通常受损,通气功能的限制明显,呼气流量减少,肺活量降低,而支气管炎患者肺功能一般无明显变化。

2. 影像学检查

慢阻肺患者胸部 CT 扫描可以发现肺大疱、肺气肿、支气管扩张等,而支气管炎患者一般胸部 CT 表现为支气管壁及一些小叶间壁的增厚,肺纹理增多、模糊,部分纹理周围伴微小磨玻璃样渗出影。

五、治疗

1. 预防性治疗

慢阻肺主要是由吸入有害气体或颗粒物(如烟草烟雾、空气污染等)引起的气道壁慢性炎症和气道阻塞而导致呼吸困难;而支气管炎主要与细菌、病毒感染或长期吸入某些刺激性气体有关,症状主要为咳嗽、咳痰,伴有轻度气短和胸闷。因此,防止吸烟、减少空气污染等是预防慢阻肺的有效措施,而预防急性支气管炎则需要避免感冒和呼吸道感染,保持室内空气流通等。

2. 药物治疗

支气管炎可以使用支气管扩张剂、抗生素等药物缓解症状和控制感染,而慢阻肺患者的治疗则需要根据其病情和症状的严重程度,采用吸入性糖皮质激素、支气管扩张剂、抗氧化剂、肺康复等综合治疗。在重症慢阻肺患者中,可能需要使用免疫调节剂等辅助治疗。

3. 支持治疗

生活习惯的改变,如增加运动量、改善合理膳食等对于两者均有一定作用。此外,传统

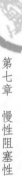

中医药在慢性支气管炎方面具有独特优势。在疾病的稳定期运用中医肺康复可以增强患者的免疫功能,减少复发。但两种疾病仍存在一定差异,故治疗时也应辨证用药,因人而异,根据患者情况确定合适的治疗方案和药物。

总之,慢阻肺和支气管炎在某些方面具有相似性,但在症状、肺功能检查和影像学检查等方面均有所区别。因此,需要根据患者的具体病情进行评估和诊断,确定正确的治疗方案。

第十节 社区获得性肺炎

一、病因

慢阻肺一般是由持续的吸烟和(或)空气污染引起的,主要是由于气管和支气管内的炎症和气道壁增厚导致气流受限。社区获得性肺炎是由细菌、病毒、真菌或其他病原体感染引起的,主要是由肺泡内的充血和炎症引起的肺实质炎症。

二、临床表现

慢阻肺是一种慢性气道疾病,患者通常有长期的咳嗽、痰多、呼吸困难等症状,且会有加重期和稳定期的变化。社区获得性肺炎患者则常出现急性感染的症状如高热、寒战、气促、胸痛、咳嗽。社区获得性肺炎具有急性起病、高热、心率加快等特点,而慢阻肺患者更常见慢性咳嗽和呼吸困难的症状。

三、病原体

社区获得性肺炎常由细菌如肺炎克雷伯菌等、病毒或真菌引起;而慢阻肺病情加重可由化脓性细菌、易感菌、病毒等引起的急性气道感染所致。

四、辅助检查

1. 实验室检查

社区获得性肺炎患者血白细胞计数和中性粒细胞计数常升高,而慢阻肺患者常常伴有吸烟或长期氧化应激等因素导致的炎症反应,CRP 和血液循环的白细胞计数、中性白细胞计数等指标也常常增加。

2. 影像学检查

慢阻肺患者可以出现肺气肿、支气管扩张,而社区获得性肺炎患者则常常出现实变阴影和渗出性影的肺炎表现。

五、治疗

　　慢阻肺的治疗包括吸入治疗、口服药物、氧疗和康复训练等。社区获得性肺炎的治疗包括抗生素和对症治疗,如退热镇痛、氧疗等。

　　鉴别慢阻肺和社区获得性肺炎,主要根据病史、临床表现、影像学检查和实验室检查结果等多方面综合分析,并据此确定合适的治疗方案。

第十一节 肺 栓 塞

一、病因

　　慢阻肺是一种慢性疾病,通常由吸入有害气体、尘埃或烟草烟雾引起,导致肺结构改变和气流受限;而肺栓塞是由血栓或其他物质阻塞肺动脉引起的急性疾病,通常源于下肢深静脉血栓。

二、临床表现

　　慢阻肺的主要症状是持续咳嗽、咳痰、气促和胸闷,而临床中约90%的肺栓塞患者是通过体征(胸痛、呼吸困难、心悸和咯血等)来进行确诊的,晕厥在肺栓塞中虽少见,但对确诊肺栓塞有重要意义,其主要诱因是血流动力不足、动脉压过低。慢阻肺的体征包括气喘、肺部过清音、桶状胸和红细胞增多症等。肺栓塞的体征则通常是心力衰竭和肺动脉高压等。

三、辅助检查

　　慢阻肺的诊断手段有肺功能检查、胸部X线、CT等,肺栓塞的"金标准"为肺动脉造影,但因其有创性,目前已逐渐被CT肺动脉造影取代。肺栓塞的CT肺动脉造影主要表现为肺动脉内低密度充盈缺损。肺栓塞的胸部X线主要表现为盘状肺不张、胸腔积液、单侧纵隔增高,虽不具有特异性,但可排除其他原因引起的胸痛与呼吸困难。此外,肺通气灌注扫描、通气-血流灌注显像和超声心动图对肺栓塞的诊断也有一定价值。

四、治疗

　　对于慢阻肺的治疗,通常需要综合考虑患者的病情、年龄、体重和病史等因素,制订个体化的治疗方案。主要策略包括支持治疗、药物治疗和氧疗等。支持治疗包括戒烟、避免二手烟、健康饮食和锻炼等;药物治疗包括长效支气管扩张剂和吸入性糖皮质激素等,以减轻症

 第七章　慢性阻塞性肺疾病的鉴别诊断

状、缓解气促和改善肺功能;氧疗则是在其他治疗措施无效时采取的一种辅助性治疗,能够增强患者的呼吸功能。

对于肺栓塞的治疗,可以应用抗凝药物,如肝素和华法林,以防止血栓的扩散和再发。溶栓与机械通气等其他治疗方法也可以被应用于肺栓塞的治疗。其中最常用的治疗方法是溶栓,可以通过管道将溶栓剂注入血栓处以溶解血栓。同时,在有颈静脉和下腔静脉血栓的复杂情况下,机械通气也是一种有效的治疗方法,旨在消除栓塞、恢复肺功能并预防并发症。

第十二节 肺 水 肿

一、病因

慢阻肺主要由吸烟、空气污染等因素引起,导致支气管黏膜破坏,气道阻塞,气体交换功能下降,最终导致呼吸困难。肺水肿通常是由心脏病、肾脏疾病等引起的液体积聚在肺部而导致的肺部水肿。

二、临床表现

慢阻肺的主要临床表现是咳嗽、咳痰、气促等,而在肺水肿间质期,患者常出现咳嗽、胸闷、呼吸急促等症状,查体可闻及两肺哮鸣音,动脉血氧分压和动脉血二氧化碳分压均轻度降低。肺水肿液体渗入肺泡后,患者可表现为面色苍白、发绀、严重呼吸困难、咳大量白色或血性泡沫痰、两肺满布湿啰音、低氧血症加重,甚至出现二氧化碳潴留和混合性酸中毒。

三、辅助检查

慢阻肺的肺部 CT 常见肺气肿和支气管壁增厚,而肺水肿的表现主要是肺部充血和水肿,其中间质性肺水肿的 CT 表现为肺磨玻璃样改变、小叶间隔增厚、支气管袖套样改变,可伴双侧少量胸腔积液,肺泡性肺水肿的 CT 表现为双肺内中带分布的不规则相互融合模糊阴影,最典型者形成"蝶翼征",可伴双侧胸腔积液。

四、治疗

慢阻肺的主要治疗方法包括支持治疗、药物治疗和氧疗等。支持治疗包括定期复查肺功能、提高营养、增强体质等;药物治疗的主要目的是扩张支气管,减轻咳嗽和呼吸困难的症状;氧疗旨在缓解低氧血症症状。肺水肿则需要治疗导致肺水肿的根本原因,并进行利尿、吸氧、支持治疗、机械通气等。这些治疗方法的目的是减轻呼吸急促、提高氧饱和度、促进痰液排出。

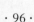

慢性阻塞性肺疾病的中西医结合治疗

五、治疗紧迫性

慢阻肺通常是一种慢性疾病,需要周期性地治疗和监测;而肺水肿通常是一种严重的急性疾病,需要紧急治疗和监护。

总之,慢阻肺的鉴别诊断需要综合考虑患者的临床表现、病史和影像学及肺功能检查等多种因素,同时排除其他肺部及肺外疾病的可能性。

-- 参 考 文 献 --

戴飘飘,刘婷,柳明坤,等,2016.慢性阻塞性肺疾病相关血清生物学标志物[J].中国组织化学与细胞化学杂志,25(5):463-466.

牟玉婷,乔世举,2022.慢性支气管炎的中医药治疗进展[J].实用中医内科杂志,3:19-22.

冉启娟,李芳伟,万毅新,2022.电子鼻检测技术在支气管哮喘诊断方面的研究进展[J].实用临床医药杂志,5:131-134.

唐玲,龙怀聪,高玉春,2023.慢性阻塞性肺疾病频繁急性加重表型的生物标志物研究进展[J].实用医院临床杂志,20(3):188-191.

王红梅,刘耘充,郑丹蕾,等,2020.血嗜酸性粒细胞作为生物标志物在慢性阻塞性肺疾病中的研究进展[J].中华全科医学,18(5):815-820.

吴为群,2001.间质性肺疾病的诊断和处理[J].新医学,32(9):517-519.

虞刘达,华旭琳,蔡宛如,2022.中医药治疗胃食管反流性咳嗽研究进展[J].浙江中西医结合杂志,7:676-678.

Good W, Mooney S, Zeng I, et al., 2020. Sputum procalcitonin levels in patients admitted to hospital with acute exacerbations of bronchiectasis[J]. Health Science Reports, 3(4): e203.

Ratiu I A, Ligor T, Bocos-Bintintan V, et al., 2020. Volatile organic compounds in exhaled breath as fingerprints of lung cancer, asthma and COPD[J]. Journal of Clinical Medicine, 10(1): 32.

Sibila O, Perea L, Cantó E, et al., 2019. Antimicrobial peptides, disease severity and exacerbations in bronchiectasis[J]. Thorax, 74(9): 835-842.

Thomas L, Verghese V P, Chacko A, et al., 2022. Accuracy and agreement of the Tuberculin Skin Test (TST) and the QuantiFERON-TB Gold In-tube test (QFT) in the diagnosis of tuberculosis in Indian children[J]. Indian Journal of Medical Microbiology, 40(1): 109-112.

第七章 慢性阻塞性肺疾病的鉴别诊断

第八章 慢性阻塞性肺疾病的中西医结合治疗

第一节 西 医 治 疗

一、概述

慢阻肺是一种常见的呼吸系统疾病,目前认为这种疾病可能是由环境因素和机体自身因素相互作用导致的,虽然无法彻底治愈,但可以通过改变生活方式(如戒烟、身体锻炼、接种流感疫苗等)来改善症状。另外,还可以通过药物治疗、氧疗、肺康复治疗等多种医疗手段进行积极治疗,提高患者生活质量。而对于慢阻肺的高危人群,要及时地进行肺功能监测,做到早发现、早治疗,以尽可能减轻疾病带来的损害和影响。对于慢阻肺患者自身,要积极了解自身病情和治疗情况,掌握一定的自我护理方法,以尽可能地控制病情发展,维持身体健康。

二、治疗目标

慢阻肺的治疗目标主要包括两方面:一方面是减轻患者当前的症状;另一方面是降低患者未来急性加重的风险。

1. 减轻当前的症状

减轻当前的症状包括减轻患者咳嗽、气短、呼吸困难等呼吸系统症状,改善患者运动耐量,提高患者生活质量等多项内容。

2. 降低未来急性加重的风险

降低未来急性加重的风险包括控制疾病进展速度、减少患者急性发作频率及降低病死率等。

三、治疗评估

慢阻肺的治疗方式应该根据病情评估来确定。综合分析患者的临床症状、肺功能分级、急性加重风险及合并症等情况才能对患者病情做出正确评估,进而为慢阻肺患者制订适合的个体化治疗策略。

(一)症状评估

症状评估的评价标准通常采用 mMRC 呼吸困难量表和 CAT,具体内容见表 3-1 和表 3-2。mMRC 呼吸困难量表可以用来评估慢阻肺患者的呼吸困难程度,其结果与肺功能受损的严重程度呈正相关。CAT 可以用来对稳定期慢阻肺患者进行综合评估,CAT 评分≥10 分时则需要进行医疗干预。治疗后按照不同病情分级随诊的稳定期患者,至少需要每 3 个月接受一次 CAT 评估。

(二)肺功能分级

肺功能检查是慢阻肺诊断的必查项目,它可以评估慢阻肺患者气流受限的严重程度,其主要参考指标为 FEV_1。吸入支气管扩张剂后 $FEV_1/FVC<70\%$ 可确定存在持续气流受限,这是诊断慢阻肺的必要条件。

当基层医疗机构不能进行肺功能检查时,可以先通过《慢性阻塞性肺疾病筛查问卷》(表 8-1)发现高风险人群,再将疑诊患者转至上级医院以求明确诊断;对于非高风险人群,则建议患者定期随访。当患者吸入支气管扩张剂后单次测量 FEV_1/FVC 介于 60%~80% 时,应建议其 3 个月后再次复查肺功能或到其他医疗机构再次行肺功能检查;当患者吸入支气管扩张剂后 $FEV_1/FVC<70\%$,可初步确定其存在气流受限情况,建议患者至少每年进行 1 次肺功能检查并观察记录其动态变化。

进一步的肺功能分级可使用 GOLD 分级标准,在吸入支气管扩张剂后 $FEV_1/FVC<70\%$ 的基础上,根据 $FEV_1\%$ 预计值评估慢阻肺患者气流受限严重程度,从而对慢阻肺患者进行肺功能分级(表 6-3)。

表 8-1 慢性阻塞性肺疾病筛查问卷

问题	选项	评分标准	得分
您的年龄	40~49 岁	0	
	50~59 岁	3	
	60~69 岁	7	
	70 岁以上	10	
您的吸烟量(包年)=每日吸烟包数(包)×吸烟年数(年)	0~14 包年	0	
	15~30 包年	1	
	≥30 包年	2	
您的体重指数(kg/m^2)=体重(kg)/身高^2(m^2)	<18.5	7	
	18.5~23.9	4	
如果不会计算,您的体重属于哪一类:很瘦(7),一般(4),稍胖(1),很胖(0)	24~27.9	1	
	≥28	0	
没有感冒时您是否经常咳嗽	是	3	
	否	0	
您平时是否感觉气促	没有气促	0	
	在平地急行或爬小坡时感觉气促	2	
	平地正常行走时感觉气促	3	
您目前使用煤炉或柴草烹饪或取暖吗	是	1	
	否	0	
您父母、兄弟姐妹及子女中,是否有人患有支气管哮喘、慢性支气管炎、肺气肿或慢阻肺	是	2	
	否	0	
总分			

注:总分≥16 分者需要进一步检查明确是否患有慢阻肺。

（三）急性加重风险评估

急性加重风险评估最主要的评价指标是上一年的急性加重次数,当上一年发生≥2次中度急性加重或者有≥1次急性加重住院史时,可评估为急性加重高风险人群。同时,患者的症状、肺功能、嗜酸性粒细胞计数等身体状况也具有一定的参考意义,FEV_1<50%预计值提示急性加重风险增加。

（四）合并症评估

在对慢阻肺患者进行病情严重程度的综合评估时,还应注意对患者的各种合并症进行评估,如心血管疾病、骨质疏松症、焦虑和抑郁、睡眠呼吸暂停综合征、恶性肿瘤、代谢综合征和糖尿病、胃食管反流等慢性合并症。评估的内容应包括共病的病种、严重程度、治疗情况及其效果,各种共病的权重等多个方面。这些慢性合并症对患者的生活质量及疾病的进展影响颇大,对其进行评估的意义十分深远,但目前国内外均没有相应的对合并症进行评估的操作指南,因此当基层医疗机构不具备评估合并症的条件时,可建议患者转诊至上一级医院。

总之,对稳定期慢阻肺患者进行病情严重程度评估时,应综合考虑上述症状评估、肺功能分级、急性加重风险评估、合并症评估四个主要方面(表8-2),全面了解患者的身体状况后再为其选择合适的治疗药物,形成个体化治疗模式,最大限度地减轻患者症状,缓解患者痛苦。

表 8-2　稳定期慢阻肺患者病情严重程度的综合评估及其主要治疗药物

患者综合评估分组	上一年急性加重次数	mMRC 等级	CAT 评分	首选治疗药物
A 组	0~1 次中度急性加重且不导致住院	0~1	<10	一种支气管扩张剂
B 组	0~1 次中度急性加重且不导致住院	≥2	≥10	LABA+LAMA
E 组	≥2 次中度急性加重或≥1 次急性加重住院史	/	/	LABA+LAMA(如 EOS≥300 个/μL,考虑 LABA+LAMA+ICS)

注:LABA,长效 β_2 受体激动剂;LAMA,长效抗胆碱能药物;EOS,嗜酸性粒细胞;mMRC,改良版英国医学研究委员会呼吸困难量表;CAT,慢阻肺评估测试;ICS,吸入性糖皮质激素。

四、治疗方法

慢阻肺患者的治疗方案应根据患者的病情严重程度评估情况和疾病特征确定,可包含药物治疗与非药物治疗等多种方式,最主要的目的是减轻患者当前的症状,降低患者未来急性加重的风险。

（一）稳定期治疗

稳定期慢阻肺患者的治疗方式可分为非药物治疗与药物治疗两大类:药物治疗主要包括支气管扩张剂和吸入性糖皮质激素,祛痰药在慢阻肺的治疗中也具有一定作用;而非药物

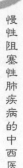

治疗与药物治疗起到协同作用,主要包括戒烟、疫苗接种、肺康复、长期家庭氧疗、家庭无创正压通气、手术等措施。

1. 药物治疗

(1)支气管扩张剂:是治疗慢阻肺的基础药物,它可以通过松弛支气管平滑肌使支气管扩张,进而减轻气道阻力,改善气流受限,最终减轻呼吸困难等症状,降低急性加重风险。支气管扩张剂主要包括 β_2 受体激动剂、抗胆碱能药物及茶碱类药物,可根据药物作用特点及患者的个体特点选用合适的药物种类。目前,比较常用的药物多为吸入制剂,因为与口服药物相比,吸入制剂在疗效和安全性等方面的表现更好。

1)β_2 受体激动剂:能够激动分布在气道平滑肌上的 β_2 受体,从而产生扩张支气管的作用,进而改善呼吸困难的症状。按照药效的持续时间,β_2 受体激动剂分为短效和长效两种类型。短效 β_2 受体激动剂作用时间可维持 4~6 h,包括特布他林、沙丁胺醇等药物,多为吸入给药,迅速缓解症状的效果比较好,但不宜长期使用,长期使用可能会导致肌肉震颤、低血钾、心律失常等不良反应。长期规律应用维持治疗的效果不如长效支气管扩张剂。长效 β_2 受体激动剂作用时间可持续 12 h 以上,主要药物包括早期常用药物沙美特罗(salmeterol)和福莫特罗(formoterol),以及新型药物茚达特罗(indacaterol)、奥达特罗(oladaterol)等,可吸入给药或口服给药。有明显气流受限的患者可以考虑长期规律用药以维持治疗效果,但要注意避免长期单一用药造成的耐药现象。

2)抗胆碱能药物:能够阻断 M1 和 M3 胆碱受体,进而抑制胆碱能性的呼吸道收缩,松弛支气管平滑肌,改善慢阻肺的症状。同时还能通过抑制炎性细胞抑制呼吸道的炎症反应,抑制气道腺体的黏液分泌。根据起效时间和持续时间的不同,抗胆碱能药物可分为短效和长效两种类型。短效抗胆碱能药物主要有异丙托溴铵,作用持续时间为 6~8 h。长效抗胆碱能药物主要有噻托溴铵,能够持久地结合 M3 受体,作用持续时间可>12 h,新型长效抗胆碱能药物的作用时间则可超过 24 h。长期使用长效抗胆碱能药物,可以有效改善患者症状,减少急性加重频率。与 β_2 受体激动剂相比,抗胆碱能药物的支气管扩张作用稍弱;相较于短效 β_2 受体激动剂,短效抗胆碱能药物的起效速度也较慢,但其持续时间比较长,不良反应也比较少见。

3)茶碱类药物:能够松弛支气管平滑肌,增强呼吸肌收缩力,改善呼吸功能,广泛用于我国慢阻肺的治疗。其药理作用与血药浓度有关,血药浓度为 10~20 μg/mL 时可以发挥扩张支气管的作用,而超过 20 μg/mL 则会引起毒性反应(出现恶心、呕吐、头痛、失眠、心悸、室性心动过速、惊厥、昏迷、心搏骤停等症状)。因此,使用茶碱类药物的过程中最好能够监测血药浓度,以免中毒。同时,茶碱类药物易与西咪替丁、罗红霉素、苯妥英钠等多种药物产生相互作用,使用时应十分注意,肝肾功能不全的患者也应谨慎使用茶碱类药物。

(2)吸入性糖皮质激素:是治疗慢阻肺的常见药物之一,但对于稳定期慢阻肺患者来说,长期单独使用吸入性糖皮质激素是不推荐的,可在使用 1 种或 2 种长效支气管扩张剂的基础上联合使用吸入性糖皮质激素。但是否联合吸入性糖皮质激素,要综合考虑患者的症状、体征、外周血嗜酸性粒细胞计数、合并症、急性加重风险等多方面影响因素(表 8-3)。常用的吸入性糖皮质激素有布地奈德、氟替卡松、倍氯米松等,使用过程中应注意肺炎风险的增加。

表 8-3　慢阻肺患者吸入性糖皮质激素的使用建议

推荐使用(存在下列因素之一)	考虑使用(存在下列因素之一)	不推荐使用(存在下列因素之一)
1. 有慢阻肺急性加重住院史和(或)> 2次/年中度急性加重 2. 外周血嗜酸性粒细胞计数>300个/μL 3. 合并支气管哮喘或具备哮喘特征	1. 有每年1次中度急性加重 2. 外周血嗜酸性粒细胞计数为 100～300个/μL	1. 反复发生肺炎 2. 外周血嗜酸性粒细胞计数<100个/μL 3. 合并分枝杆菌感染

注:在1种或2种长效支气管扩张剂使用的基础上考虑联合吸入性糖皮质激素治疗。

(3) 联合治疗:联合使用不同作用机制的支气管扩张剂改善患者肺功能的作用优于使用单一机制的支气管扩张剂,且不增加不良反应。目前,常用的短效 β_2 受体激动剂和短效抗胆碱能药物联合制剂有非诺特罗/异丙托溴铵、沙美特罗/异丙托溴铵。与短效 β_2 受体激动剂相比,异丙托溴铵起效时间较慢,扩张支气管的作用较弱,但可减少 β_2 受体激动剂长期使用所导致的肌肉震颤、心律失常等不良反应。长效 β_2 受体激动剂和长效抗胆碱能药物联合制剂多用于慢阻肺患者的初始治疗,目前常用的有福莫特罗/格隆溴铵、奥达特罗/噻托溴铵、维兰特罗/乌镁溴铵、茚达特罗/格隆溴铵等。相较于单独使用支气管扩张剂或单独使用吸入性糖皮质激素,两者联合使用的效果也更佳。长效 β_2 受体激动剂+吸入性糖皮质激素复合制剂种类较多,如福莫特罗/倍氯米松、福莫特罗/布地奈德、福莫特罗/莫米松、沙美特罗/氟替卡松等多种制剂,多为压力定量气雾剂或干粉吸入剂,作用时间可达12 h,可有效改善患者的临床症状、健康状态和肺功能。还有研究表明,当患者符合使用吸入性糖皮质激素的条件时,长效 β_2 受体激动剂+长效抗胆碱能药物+吸入性糖皮质激素的三联治疗方案效果优于长效 β_2 受体激动剂+吸入性糖皮质激素,而且全部可以通过单一装置给药,提高疗效的同时增强了患者的依从性,更加推荐使用。三联吸入制剂是唯一被认可的可降低慢阻肺死亡率的药物治疗方案,意义重大。目前,应用的三联用药制剂有氟替卡松/乌镁溴铵/维兰特罗、倍氯米松/福莫特罗/格隆溴铵等,使用方法也多为吸入给药。需要注意的是,如果正在使用长效 β_2 受体激动剂+长效抗胆碱能药物+吸入性糖皮质激素三联制剂的患者出现了不适合继续使用吸入性糖皮质激素的指征(吸入性糖皮质激素不良反应严重、反复发生肺炎等),则需要综合评估使用吸入性糖皮质激素的风险和收益,考虑是否撤除吸入性糖皮质激素,如果确定撤除吸入性糖皮质激素,应逐渐减量并密切随访,关注患者肺功能及急性加重频次等相关指标。

(4) 祛痰药:慢阻肺患者呼吸道的炎症反应会不断产生痰液,不但影响气道通畅,还可能促使继发感染。因此,在治疗时加入祛痰药,可以使痰液更加易于咳出,进而保持气道通畅,改善慢阻肺患者呼吸困难的症状。常见的祛痰药有溴己新、氨溴索、乙酰半胱氨酸等,可根据患者症状特点合理使用。

(5) 免疫调节剂:可以提高免疫细胞活性,改善患者免疫功能,降低感染和急性加重风险,建议反复呼吸道感染的慢阻肺患者使用。目前,常用的免疫调节剂有红霉素、阿奇霉素等大环内酯类药物,人工合成的免疫调节剂匹多莫德,胸腺组织分泌的有生理活性的多肽胸腺肽,细菌溶解产物等多个种类;维生素D和他汀类药物也有一定的免疫调节作用,但其在慢阻肺患者中的应用存在一定争议,需进一步积累证据证明其治疗效果。另外,某些中医药复方(如金水宝胶囊等虫草制剂)对机体免疫功能也有一定的调节作用,可以在一定程度上提高稳定期慢阻肺患者的生活质量,并降低急性加重风险。

(6)α1-抗胰蛋白酶强化治疗:α1-抗胰蛋白酶缺乏症是慢阻肺的风险因素之一。研究表明,使用α1-抗胰蛋白酶强化治疗可以减缓慢阻肺患者肺功能的进展,但由于获益证据不足,且花费较高等问题,目前尚不统一推荐,临床上根据个体化情况有选择地使用。

2. 非药物治疗

(1)患者教育——戒烟:慢阻肺是个体因素与环境因素相互作用的结果,吸烟是最重要的环境致病因素。研究显示,与不吸烟的人比较,吸烟者的肺功能异常率更高、肺功能下降速度更快,被动吸烟也可增加慢阻肺的发生率。因此,做好对患者的教育与劝导,督促患者戒烟,远离燃料烟雾等污染环境十分重要。

(2)疫苗接种:包括流感疫苗、肺炎疫苗、新型冠状病毒疫苗等。由流感病毒或肺炎细菌等引起的呼吸道感染是引起慢阻肺急性加重的最常见原因,接种流感、肺炎等疫苗可以预防流感、肺炎等的发生,从而减少慢阻肺患者急性加重的次数,降低慢阻肺患者死亡的风险。

(3)肺康复:是基于患者评估进行的综合干预措施与针对性的个体化疗法,包括但不仅限于运动训练、健康教育、针对行为改变的自我管理干预等内容。肺康复可以改善患者的身心状况:一方面减轻患者呼吸困难的症状,提高运动耐力;一方面减轻患者焦虑和抑郁症状,全面提高生活质量。肺康复包括呼吸训练、胸廓放松训练、排痰训练、呼吸肌训练、力量训练、有氧运动等多项训练内容,其核心内容是规律的运动训练。根据对患者综合情况的具体分析,可以为患者制订个体化的肺康复计划,包括适合的训练方式、频率、强度等内容。常见的呼吸训练方式有缩唇呼吸、腹式呼吸、深呼吸训练、局部呼吸训练等,通过训练可以改善通气,提高呼吸肌的肌力,建立有效的呼吸模式,缓解慢阻肺呼吸困难症状。胸廓放松训练的内容有肋间肌松动术、胸廓松动术、胸部辅助法、胸廓放松术、呼吸体操等,可以增大胸廓活动性、缓解呼吸辅助肌的紧张。排痰训练主要是为了去除气道上的分泌物,减轻空气在气道中的流通障碍,改善肺通气,减少细菌繁殖,可以通过体位引流、胸部叩击与震颤、咳嗽训练等方式实现。呼吸肌训练的主要内容包括增强吸气肌和增强腹肌,训练后可改善呼吸肌力量和耐力,缓解呼吸困难。力量训练包括器械训练和徒手训练,器械训练的器械通常有哑铃、弹力带等,徒手训练主要通过深蹲、弹跳、俯卧撑等方式对抗自身重力。有氧运动包括步行、恒定功率自行车训练、太极拳、八段锦、瑜伽等多种形式,推荐的运动频率为每周至少3~5次,每日20~60 min的持续运动或间歇运动,持续4~12周。当出现胸痛、重度的呼吸困难、强烈的疲劳感、头部眩晕、恶心等症状时,需要立即停止运动,尽快就医。总体来说,稳定期慢阻肺患者的康复疗程至少6~8周,医务人员监督下至少每周2次,但传统的线下康复治疗方案挑战较多(交通、工作等),远程康复则起到了很好的替代作用,一定程度上增强了患者依从性,提高了肺康复的治疗效果。

(4)长期家庭氧疗:可以帮助慢阻肺患者提高血氧饱和度,提高患者生活质量。但不是所有慢阻肺患者都适合使用长期家庭氧疗的方法,必须符合一定的条件才能使用:①动脉血氧分压≤55 mmHg或动脉血氧饱和度≤88%,伴或不伴有3周发生2次高碳酸血症的情况。②动脉血氧分压为55~60 mmHg,患者出现肺动脉高压、外周水肿(有充血性心力衰竭迹象),或红细胞增多症(血细胞比容≥55%)。长期家庭氧疗的最终目的是使患者在静息状态下,达到动脉血氧分压≥60 mmHg和(或)使动脉血氧饱和度达到90%,保证重要器官的氧气供应以维持功能。一般情况下,吸氧方式为经鼻导管吸入,流量 1~2 L/min,每日吸氧时间应>15 h,但连续使用不宜超过 24 h(避免氧中毒)。长期家庭氧疗过程中,要十分注意监测血氧饱和度,根据血氧饱和度变化情况适当调整氧流量,以达到目标血氧饱和度。当脉搏血氧饱和度达到目标血氧饱和度后,可以适当减少或停止氧疗,但仍需继续监测血氧饱和度,及时了解病情变化。另外,在长期家庭氧疗开始 60~90 日后,应重新评估长期家庭氧疗对患者的疗效,判断氧疗是否有效的同时决定是否需要继续治疗。应用长期家庭氧疗时,还应特别注意防止污染和导管堵塞,避免发生其他危险。

(5)家庭无创正压通气:慢阻肺患者呼吸功能较弱,吸气和呼气均存在一定困难,氧气无法顺利吸入,二氧化碳也无法顺利排出,就会造成二氧化碳潴留,引发高碳酸血症。而高碳酸血症不仅会提高慢阻肺急性发作的概率,还可能诱发肺源性心脏病等其他并发症,十分危险。家庭无创正压通气可以通过增加通气量,提高患者吸入空气的量,同时帮助患者顺利完成气体交换,排出二氧化碳。对于存在严重二氧化碳潴留(动脉血二氧化碳分压≥52 mmHg,pH>7.3)的重度或极重度慢阻肺患者,家庭无创正压通气可以辅助患者通气,改善患者症状,降低患者高碳酸血症风险,进而降低住院需求和病死率,尤其适合于合并阻塞性睡眠障碍的患者。

(6)手术

1)肺减容术:是指通过手术切除部分严重气肿的肺组织来减少肺过度充气,治疗慢阻肺的手段。肺减容术为药物治疗不满意的慢阻肺患者提供了另外一种选择。与内科治疗相比,肺减容术可以提高患者的运动能力、肺功能和生活质量,但具有一定的适应证:①呼吸困难进行性加重,内科药物治疗和康复治疗无效,仍有严重的呼吸困难症状;②年龄 65~75 岁;③肺功能检查提示有明显的阻塞性通气功能障碍(FEV$_1$<45%FEV$_1$ 预计值),肺弥散功能 D$_L$CO>20%,肺容量检查有气体潴留的证据(包括 RV>150%预计值,TLC>120%预计值,RV/TLC>60%),胸部 CT 提示存在过度充气的区域和相对正常的肺组织;④无严重的心、肝、肾等重要脏器的病变及精神病;⑤戒烟超过 6 个月;⑥核素扫描、胸部 X 线及胸部 CT 显示肺上部及周围区域有明显通气血流不均匀区域(靶区)存在;⑦肺动脉压<35 mmHg;⑧康复锻炼后 6 分钟步行试验结果>140 m。除满足以上条件外,肺减容术患者还不能有以下情况:①严重支气管炎、支气管扩张或哮喘;②过度肥胖(体重超过标准体重的 125%)或过度消瘦(体重不足标准体重的 75%);③术前二氧化碳潴留而需用呼吸机维持呼吸;④胸膜固定术引起的胸膜粘连,以及胸廓畸形;⑤长期服用大剂量激素等。目前认为,大多数患者都不太适合肺减容术,仅有小部分适合。而且肺减容术创伤较大,价格比较昂贵,围术期死亡和并发症出现的风险也比较高,因此临床应用的范围比较小。但从远期效果来看,符合应用条件的患者可以通过肺减容术改善慢阻肺的各种症状,提高生活质量。

2)经支气管镜肺减容术:是一项微创治疗新技术,是在外科肺减容术的基础上发展而来的。经支气管镜肺减容术包括单向活瓣、气道旁路支架、肺封堵术、热蒸汽消融术、弹簧圈肺减容术等多种技术形式,目前在国际上应用最广且我国批准临床应用的是支气管内活瓣(endobronchial valve,EBV)植入肺减容术。术中会经鼻腔或者口腔沿支气管镜在过度充气肺组织内的支气管植入单向活瓣,只允许把区域内气体及分泌物排出,阻止气体的吸入,使过度通气的肺组织萎缩,造成肺不张,实现肺减容。多项研究显示,与内科治疗相比,支气管内活瓣植入肺减容术能更有效地改善患者肺功能和运动耐量,缓解患者呼吸困难的症状,提高患者生活质量。与肺减容术相比,经支气管镜肺减容术术后并发症及死亡风险更低,而且可以直接通过支气管镜操作完成,操作更加简单,创伤更小,患者恢复更快,花费更低。总的来说,经支气管镜肺减容术的实用价值及社会经济效益非常高,而且目前 GOLD 指南已经正式把经支气管镜肺减容术作为治疗慢阻肺的一种新选择,因此临床应用前景十分广阔。

3)肺移植:经过积极充分的内科治疗后,仍无法阻止慢阻肺患者的疾病进展,且患者不适合肺减容术或经支气管镜肺减容术时,可考虑进行肺移植手术。另外,$\alpha 1$-抗胰蛋白酶缺乏症的患者从肺减容术中受益的概率较小,这些患者可能也更加适合肺移植手术。由于慢阻肺病情进展比较缓慢,且有一段时间的稳定期,所以一般患者没有强烈的肺移植愿望,考虑肺移植的时机较晚。但肺移植的时间也不是越早越好,因为即使是成功完成肺移植手术,患者的生存期也是有限的(术后 5 年的生存率为 50%~60%),需要选择合适的时机。目前,肺移植还没有统一固定的标准,基本原则是患者不接受肺移植则预期 2 年内死亡率高于 50%,而患者接受肺移植后移植物功能状况良好的情况下预期 5 年生存率>80%。目前常用的病例入选标准:①BODE 评分≥7 分;②FEV_1<15%~20% 预计值;③每年病情加重 3 次或 3 次以上;④1 次严重的急性呼吸衰竭伴高碳酸血症;⑤中度至重度的肺动脉高压。

(二)急性加重的治疗

1. 慢阻肺急性加重的定义及诊断

慢阻肺急性加重的最新定义为 14 日内以呼吸困难和(或)咳嗽、咳痰症状加重为特征的事件,可伴有呼吸急促和(或)心动过速,通常与感染、污染或其他气道损伤因素引起的局部和全身炎症增加有关。主要判断依据来自症状表现,症状突然恶化而自行服药不能缓解,且排除了引起症状加重的其他疾病。"14 日内"突出了"急性"的特点,说明慢阻肺急性加重与缓慢进展的慢阻肺疾病进展有明显区别,进展比较迅速。

2. 慢阻肺急性加重的严重程度分级

(1)慢阻肺急性加重的严重程度分级可分为 3 级。

1)轻度:仅需要短效支气管扩张剂治疗。

2)中度:使用短效支气管扩张剂和抗生素,加用或不加用糖皮质激素治疗。

3)重度:需要住院或急诊就诊、重症医学病房(ICU)治疗。

(2)慢阻肺急性加重住院患者的严重程度也可分为 3 级。

1)无呼吸衰竭:①呼吸频率 20~30 次/分;②没有使用辅助呼吸机;③无精神意识状态改变;④低氧血症可以通过鼻导管吸氧(吸入氧浓度 28%~35%)等改善;⑤无动脉血二氧化碳分压升高。

2)急性呼吸衰竭但不危及生命:①呼吸频率>30 次/分;②使用辅助呼吸机;③无精神意识状态改变;④低氧血症可以通过鼻导管吸氧(吸入氧浓度 25%~30%)等改善;⑤高碳酸血症(动脉血二氧化碳分压较基础值升高),或动脉血二氧化碳分压升高至 50~60 mmHg。

3)急性呼吸衰竭并危及生命:①呼吸频率>30 次/分;②使用辅助呼吸机;③精神意识

状态的急剧改变;④低氧血症不能通过>40%浓度的吸氧改善;⑤高碳酸血症(动脉血二氧化碳分压较基础值升高),或动脉血二氧化碳分压>60 mmHg,或出现酸中毒(pH≤7.25)。

3. 慢阻肺急性加重的治疗

慢阻肺急性加重的治疗目标是使本次急性加重的影响降到最低,并预防再次急性加重的发生。预防、早期发现和及时治疗对于减轻慢阻肺急性加重患者的疾病负担非常重要。根据慢阻肺急性加重和合并症的严重程度,急性加重患者可选择在门诊或住院治疗。一般情况下,轻、中度急性加重患者可在门诊治疗;重度急性加重应住院治疗;当病情十分严重,甚至危及生命时,需尽快收住 ICU。急诊处理时,通常要首先治疗低氧血症,并迅速评估本次急性加重程度而决定后续治疗场所。与稳定期类似,慢阻肺急性加重的治疗也可分为药物治疗和非药物治疗:主要包括抗生素、抗病毒药物、支气管扩张药、糖皮质激素等药物治疗,以及低流量吸氧、经鼻高流量湿化氧疗、机械通气等非药物治疗。

(1)抗生素:慢阻肺急性加重最多见的原因是细菌或病毒感染,因此针对病因的抗生素应用十分重要,使用时需要根据病原菌类型选用相应的抗生素。门诊常用药物有阿莫西林/克拉维酸、头孢唑肟、头孢呋辛、左氧氟沙星、莫西沙星、加替沙星等;症状较严重的患者可应用第三代头孢菌素,如静脉滴注头孢曲松钠;住院患者应当更积极地给予抗生素治疗,根据疾病严重程度、病原菌类型和药敏结果,可使用 β 内酰胺类/β 内酰胺酶抑制剂、大环内酯类或喹诺酮类抗生素,且多静脉滴注给药。抗生素的推荐使用时间为 5~7 日,严重感染、合并肺炎、支气管扩张症等患者的使用时间可适当延长至 10~14 日。一般情况下治疗 2~3 日后需要评估治疗效果。如果患者呼吸困难、脓性痰症状改善则提示治疗效果良好,可继续服用前药至 5~7 日;如果治疗效果不佳,可根据患者情况适当调整用药剂量和种类。虽然一般情况下抗生素治疗对于大部分慢阻肺急性加重患者都有一定疗效,但是临床应用时也不能完全依靠经验用药,使用抗生素治疗慢阻肺急性加重时需要满足一定的指征:①同时具备呼吸困难加重、痰量增加和脓性痰这 3 个主要症状[安东森(Anthonisen) Ⅰ 型];②具备脓性痰和另 1 个主要症状(Anthonisen Ⅱ 型);③需要有创或无创机械通气治疗。脓性痰是最主要的观察指标,提示下呼吸道细菌负荷升高。如果只有呼吸困难加重、痰量增加中的一个或两个主要症状时,一般不建议应用抗生素;住院治疗的慢阻肺急性加重患者在使用抗生素前应进行痰涂片镜检和培养。

(2)抗病毒药物:在流行性感冒流行季节,对于伴有发热或住院的慢阻肺急性加重患者,应尽早进行流感病毒核酸检测。如果检测结果支持病毒感染,则可使用奥司他韦、帕拉米韦或扎那米韦等抗流感病毒药物。对于鼻病毒等其他呼吸道病毒感染,则不推荐慢阻肺急性加重患者进行经验性的抗病毒治疗。可选用合适的中医药疗法进行治疗,如病毒感染合并轻度细菌感染者可选痰热清、清开灵、喜炎平注射液。

(3)支气管扩张药:药物与稳定期相同。优先推荐单用短效 $β_2$ 受体激动剂或联合短效抗胆碱能药物吸入治疗。住院患者推荐雾化吸入给药,为了方便使用,门诊患者推荐经储物罐吸入定量气雾剂或家庭雾化治疗的方法。对于需要使用机械通气的患者,建议通过特殊的接合器吸入药物,并将药量增大到正常的 2~4 倍,以抵消药物在呼吸机管道中沉淀造成的药量损失。对于有严重喘息症状的患者,可根据情况给予较大剂量雾化吸入治疗。近年来,雾化吸入短效支气管扩张剂已经成为治疗慢阻肺急性加重患者的常用治疗方法,但在患者病情趋向稳定时,应尽早恢复使用长效支气管扩张剂,以维持长期治疗效果。而茶碱类药物不良反应较明显且使用注意较多,目前不建议单独用于慢阻肺急性加重的治疗。

(4)糖皮质激素:应用糖皮质激素可以缩短慢阻肺急性加重患者的康复时间和住院时间,改善其肺功能。对需住院治疗的慢阻肺急性加重患者,可考虑口服、静脉或雾化给药,但使用时间不能超过5日。

(5)低流量吸氧:慢阻肺急性加重患者发生低氧血症时可给予吸氧治疗,吸氧方式可选择鼻导管、文丘里面罩等。一般吸入氧浓度为28%~30%,避免吸入氧浓度过高引起二氧化碳潴留。

(6)经鼻高流量湿化氧疗:是一种通过无须密封的导管经鼻输入经过加温湿化的高流量混合气体的呼吸治疗方法。与传统氧疗相比,该疗法可提供更精确的供氧浓度、温度及湿度,可有效缓解慢阻肺急性加重患者的呼吸困难症状,且舒适度较好。

(7)机械通气:包括无创机械通气和有创机械通气,是呼吸支持的重要方式。目前,慢阻肺急性加重合并Ⅱ型呼吸衰竭患者首选的呼吸支持方式是无创机械通气,当无创机械通气治疗无明显效果,呼吸衰竭症状危及生命时,应选择有创机械通气治疗。

五、并发症治疗

慢阻肺可导致肺源性心脏病、自发性气胸、呼吸衰竭、肺癌、代谢综合征和糖尿病等多系统并发症,肺源性心脏病、自发性气胸、呼吸衰竭为最常见的三种。这些并发症可提高慢阻肺的病死率,并造成多种不良后果,严重影响患者生命质量,还会带来巨大的经济负担。因此,临床上应十分重视慢阻肺并发症的发现并给予恰当的治疗。目前,慢阻肺并发症的治疗原则与未合并慢阻肺的患者应相同,具体治疗方案应依据各种疾病指南制订;在治疗并发症的同时还应注意,不能因为并发症的存在改变原有的治疗慢阻肺的策略。慢阻肺并发症的评估应包括并发症的病种、严重程度、治疗情况及效果等多方面,评估方法和标准因病而异,不同医院的检查方法和检查频率也各不相同,目前尚无统一的标准。如果基层医疗机构不具备评估条件,可建议转至上一级医院。

(一)肺源性心脏病

肺源性心脏病是慢阻肺常见的并发症之一。慢阻肺患者的气道常存在慢性炎症反应,会刺激气道分泌大量黏液,造成气道堵塞,这时大量二氧化碳会潴留在肺部,造成肺内高压和缺氧。为了缓解这种异常状态,给身体活动提供足够的氧气,心脏会超负荷工作,努力将血液送到肺部,慢慢地右心心肌就会变厚,使心脏收缩无力、右心功能不全,最终引发慢性肺源性心脏病。

在肺源性心脏病肺、心功能代偿阶段,慢性肺源性心脏病主要表现为慢阻肺的常见症状,如咳嗽、咳痰、气急、呼吸困难、乏力等。在肺源性心脏病肺、心功能失代偿阶段,患者常处于缺氧状态,因此症状表现多与缺氧相关,如气喘心悸、呼吸困难、胸闷、下肢水肿、唇甲发绀、脉搏次数>100次/分等,活动后缺氧症状更加明显,患者生活质量显著下降。严重时肺源性心脏病还可导致呼吸衰竭、心力衰竭,病死率较高。

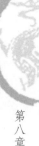

肺源性心脏病的治疗可根据疾病发作特点分为急性加重期治疗和缓解期治疗。急性加重期治疗的主要目的是控制感染、呼吸衰竭和心力衰竭。缓解期治疗的目的是延缓患者基础疾病慢阻肺的进展，提高免疫力，减少或避免急性加重的发生，部分或全部恢复患者肺、心功能。具体治疗方法如下。

　　1. 急性加重期治疗

　　（1）控制感染：慢阻肺造成的呼吸道感染是诱发肺源性心脏病急性加重的常见原因，可使用多种抗生素积极控制感染。选择抗生素种类时可参考痰菌培养及药物敏感试验。在培养结果还没有出来前，可根据感染的环境及痰涂片革兰氏染色结果选用抗生素。社区获得性的感染以革兰氏阳性菌感染为主；医院感染则以革兰氏阴性菌为主。常用的抗生素有青霉素类、氨基糖苷类、喹诺酮类及头孢类等。重症感染时还可选用中药注射液如血必净注射液等。选用广谱抗生素可能会引发继发的真菌感染，因此在治疗时多选用窄谱抗生素。

　　（2）控制呼吸衰竭：使用支气管扩张剂、祛痰药等维持呼吸道畅通，改善呼吸功能。通过氧疗纠正缺氧和二氧化碳潴留。必要时还可采取无创正压通气或气管插管等有创正压通气治疗。具体内容可参见慢阻肺的治疗。另外，合并Ⅱ型呼吸衰竭、肺性脑病的患者可选用醒脑静注射液。

　　（3）控制心力衰竭：与其他心力衰竭的治疗不同，一般情况下在经过以上两种治疗后，肺源性心脏病的心力衰竭情况就能得到改善。如果出现治疗效果不佳的情况，可适当地加用利尿药、正性肌力药或血管扩张药，危重症抢救时还可选用参麦注射液、参附注射液等中药注射液。

　　1）利尿药：可以抑制尿液的重吸收，使尿量增加、水肿消除，血容量也随之减少，右心前负荷减轻。原则上宜选用作用温和、小剂量的利尿药。而且利尿药使用后容易出现低钾、低氯性碱中毒，使痰液和血液浓缩，影响痰液排出和血液循环，所以应用时多联合保钾利尿药，如氢氯噻嗪联用螺内酯。

　　2）正性肌力药：由于慢性肺源性心脏病患者缺氧、感染等情况均可使心率增快，故不宜把心率作为正性肌力药的应用条件和疗效考核指征。目前，慢性肺源性心脏病患者应用正性肌力药的指征如下：①感染已被控制，呼吸功能已改善，使用利尿药后右心功能无明显改善而反复出现浮肿的心力衰竭患者；②以右心衰竭为主要表现而无明显急性感染的患者；③合并急性左心衰竭的患者；④合并室上性快速心律失常（如室上性心动过速、心房颤动等）的患者。另外，慢性肺源性心脏病患者对洋地黄类药物耐受性低，易中毒出现心律失常等不良反应，使用时需谨慎。

　　3）血管扩张药：如钙离子拮抗剂、中药川芎嗪等可以减轻心脏前、后负荷，降低心肌耗氧量，增加心肌收缩力，对部分顽固性心力衰竭有一定效果，但作用不明显。而且血管扩张药在发挥作用时没有选择性，扩张肺动脉的同时也扩张体动脉，导致血压下降、心率增快、氧分压下降、二氧化碳分压上升等副作用，因而在肺源性心脏病的临床应用中比较受限。

　　（4）加强护理工作：肺源性心脏病急性发作时病情多急重且复杂多变，必须加强监护，严密观察病情变化。同时还要加强心理护理，提高患者及亲属对治疗的信心，增强治疗效果。

　　2. 缓解期治疗

　　缓解期治疗主要针对慢阻肺原发病，具体内容可见上一节。同时，通过锻炼等方式提高

患者自身免疫力,降低急性加重发生的概率。

(二)自发性气胸

大部分慢阻肺患者都会出现肺大疱,当患者由于呼吸道感染而剧烈咳嗽时,肺内的压力突然增加,肺大疱破裂,就会出现自发性气胸。这时患者会表现为呼吸困难突然加重,并伴有明显的发绀;体格检查可发现患侧肺部叩诊为鼓音,听诊呼吸音减弱或消失;进一步 X 线检查可发现"气胸线"等明显特征。慢阻肺患者为自发性气胸高危人群,患者多存在双侧肺大疱,如果患者年龄较大,胸膜破裂口愈合速度就会较慢,因此即使气胸量较小,也不建议保守治疗。对于慢阻肺合并自发性气胸的患者,治疗重点为促进患侧肺复张,降低复发率。主要治疗方式有以下几种。

1. 胸腔排气

(1)胸腔穿刺抽气:适用于小量气胸(20%以下),呼吸困难症状较轻、心肺功能较好的闭合性气胸。胸腔穿刺抽气时,患者多取坐位或者仰卧位,穿刺位置为患侧锁骨中线第 2 肋间。对穿刺点进行消毒后,用胸穿针或细导管直接刺入胸膜腔,然后连接注射器等抽气工具抽气并测压,直至患者呼吸困难症状缓解为止。一般情况下,一次抽气量不宜超过 1 000 mL,每日或隔日抽气一次。

(2)胸腔闭式引流:适用于不稳定性气胸,呼吸困难症状明显、反复发生气胸的患者。胸腔闭式引流时,患者取斜坡卧位,插管部位通过体征、胸部 X 线、超声检查等确定,通常在患侧锁骨中线第 2 肋间或腋前线第 4~5 肋间。操作时首先用注射器行胸膜腔穿刺,确定位置后在局麻状态下做皮肤切口,然后将大橡胶管放入胸膜腔并固定,引流管末端连接无菌水封瓶。引流时,一次引流量不应超过 1 000 mL。当患者气急症状消失,水封瓶 1~2 日内不再有气泡冒出时,说明破口愈合。如果此时胸部也显示肺已经完全复张,则可拔除导管。如果胸腔闭式引流 1 周以上水封瓶内仍有气泡产生,可加用负压吸引装置,继续观察效果。

2. 手术

手术治疗主要包括胸腔镜手术和开胸手术,主要适用于内科治疗无效的气胸患者,出现长期气胸、双侧气胸、复发性气胸、多发性肺大疱等情况的患者应用较多,后期复发率也比较低。

(三)呼吸衰竭

慢阻肺急性加重患者可能出现呼吸衰竭,尤其是晚期住院患者,出现的概率较大。当患者肺部感染导致严重的通气功能障碍时,就会表现出缺氧、二氧化碳潴留等典型症状,威胁患者生命安全。对于慢阻肺引起的呼吸衰竭,目前主要的治疗原则为治疗原发病慢阻肺、保持气道通畅、积极氧疗等。主要治疗方式如下。

1. 氧疗

氧疗可以通过增加氧气浓度来纠正缺氧状态,但氧流量并不是越高越好,而是要在保证氧分压>60 mmHg,血氧饱和度达到 90% 的前提下尽量降低吸氧浓度,以确保不会导致二氧化碳潴留。常用的吸氧装置有鼻塞或鼻导管、简易面罩、带气囊的简易面罩、文丘里面罩等。

2. 机械通气

机械通气包括无创机械通气和有创机械通气。具体内容可参见上一节。

3. 呼吸兴奋剂

呼吸兴奋剂可以防止单纯吸氧引起的通气减少及二氧化碳潴留,使氧疗过程中不出现呼吸抑制情况。常用药物有阿米替林、纳洛酮、多沙普仑等。使用过程中,应注意保持患者呼吸道通畅,防止呼吸肌疲劳而加重二氧化碳潴留。

4. 抗感染

感染是慢阻肺患者出现呼吸衰竭的常见诱发因素,可根据感染的病原菌种类选择合适的抗生素进行抗感染治疗。

第二节 中医治疗

一、概述

慢阻肺是一种虚实夹杂的病证,其治疗原则为扶正祛邪。在急性加重期,常以邪实为主,因此治疗应以祛邪为主,根据不同的病理因素,如水饮、痰浊、气滞、血瘀等,分别采用逐饮利水、宣肺化痰、利气降逆、调气行血等法,同时注意益气温阳。在稳定期,则以正虚为主,应以扶正为主,根据不同的虚损情况,如气(阳)虚、阴阳两虚等,采用补养心肺、益肾健脾、气阴兼调、阴阳两顾等法,佐以化痰、活血。当病情发展到正气欲脱时,应采取扶正固脱、救阴回阳等急救措施。总之,祛邪与扶正只有主次之分,一般相辅相成。

(一)治疗要点

1. 扶正祛邪,攻补兼施

慢阻肺患者多为中老年人,病程较长且反复发作。为了有效治疗该病,我们需扶正祛邪,攻补兼施。在急性加重期,多以痰邪阻肺、气机壅塞等实证为主,此时应辨明痰热、痰浊、痰瘀等不同证型,并采取相应治疗措施。随着病情发展,患者可能在不同程度上出现肺、脾虚证;而在稳定期,则以肺、脾、肾、心等正气虚损为主,同时可能兼夹痰瘀等邪实。病变后期,也可表现出诸脏错杂虚亏之象。我们需要根据疾病的不同阶段,急则治标,缓则治本,扶正祛邪,标本兼治。

2. 掌握证候转化,灵活施治

在临床实践中,我们常见到多种证候,如痰浊壅肺、痰热郁肺、痰蒙神窍、肺肾气虚、阳虚水泛等。这些证候可以互相转化和夹杂,增加了治疗的难度。因此,我们既要掌握常规的辨证方法,又要根据病情的复杂表现进行灵活施治。特别需要注意的是,对于痰蒙神窍、肺肾气虚和阳虚水泛等危重证候,必须及时控制病情发展,否则可能导致预后不良。

3. 注意老弱患者正气亏虚,防止感邪恶化

老年人和久病体虚的患者往往正气虚弱,难以抵抗外邪侵袭。因此,即使在无明显发热和恶寒表证的情况下,我们仍需考虑外邪的存在,并密切关注痰的色、质、量等变化,结合全身情况综合判断病情。

慢性阻塞性肺疾病的中西医结合治疗

4. 注重疾病规律,因势利导

慢性咳喘的发病具有季节规律性,冬受风寒湿之邪而痰涎壅盛,夏令暑热燥火则使气道干燥,因此肺胀常在冬季发作而在夏季缓解。为了达到预防性治疗效果,我们可以采用冬病夏治的方法。治疗的关键在于宣肺祛痰,恢复肺的清肃功能。同时,还需辨别痰的性质,采取"制源畅流"的方法以减少痰液的来源。

(二)注意事项

肺胀是指肺部发生胀大和膨胀的病证,是一种慢性肺系疾病,其病因复杂,病情迁延难愈。预防和治疗肺胀的关键在于重视原发病的治疗,加强体育锻炼,提高抗病能力。在肺胀的病理过程中,本虚标实是常见的表现,本虚多为气虚、气阴两虚,可发展为阳虚;标实为气滞、痰浊、水饮、瘀血。因此,肺胀的治疗应该以祛邪扶正、标本兼顾为原则,根据不同的病情采用不同的治疗方法。

对于肺胀患者,应根据体质情况调整饮食。虚证患者应加强饮食营养,肺气虚者应避免食用寒凉之品,多食用有温补肺气作用的食物,如羊肉、狗肉、猪肺等;阴虚肺燥者可适当选用百合、莲子、山药、荸荠、鲜藕、雪梨、银耳、甲鱼等食物以滋阴生津润肺。实证患者饮食宜清淡,多食用新鲜蔬菜和水果。肺热痰黄者应禁食辛辣、油腻等助火生痰之品,宜选择食用萝卜、梨、枇杷等食物以清热化痰;痰浊阻肺者应避免食用生冷、肥腻厚味及甜食,以防助湿生痰而致咳喘加剧。同时,患者应调节情绪,避免忧思恼怒对人体的不利影响。

在肺胀的治疗过程中,应根据病情的轻重缓急和患者的具体情况灵活运用不同的治疗方法。对于急性加重期的患者,应采取积极的治疗措施,如祛痰止咳、抗炎平喘等,以缓解症状。对于稳定期的患者,应以扶正固本为主,采用中药调理、针灸推拿等方法,以增强机体免疫力,预防病情的反复发作。

总之,肺胀是一种慢性肺系疾病,预防和治疗应从多方面入手,包括重视原发病的治疗、加强体育锻炼、调节饮食和情绪等。在治疗过程中,应根据患者的具体情况采用不同的治疗方法,以达到祛邪扶正、标本兼顾的目的。

二、辨证治疗

慢阻肺急性加重期常见风寒袭肺、外寒内饮、痰热壅肺、痰浊阻肺、痰蒙神窍、阳虚水泛等证,稳定期常见肺气虚、肺脾气虚、肺肾气虚、肺肾气阴两虚等证。血瘀既是慢阻肺的主要病机环节,又是常见兼证,常兼于其他证候中,如兼于痰浊阻肺证则为痰浊瘀肺证,兼于痰热壅肺证则为痰热瘀肺证,兼于肺肾气虚证则为肺肾气虚血瘀证。治疗应遵"急则治其标""缓则治其本"原则。急性加重期以清热、涤痰、活血、宣肺降气、开窍而立法,兼顾气阴。稳定期以益气(阳)、养阴为主,兼祛痰、活血。急性加重危险窗期多虚实夹杂并重,治当补虚扶正、化痰活血。

(一)风寒袭肺证

临床表现:咳嗽,乏力,易感冒,喘息,气短,动则加重,神疲,自汗,恶风;舌质淡,舌苔白,脉细、沉、弱。

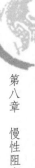

治法:补肺益气固卫。

代表方:人参胡桃汤合人参养肺丸加减。

人参胡桃汤由人参、核桃仁组成;人参养肺丸由黄芪、人参、茯苓、瓜蒌、杏仁、皂角刺、半夏组成。若患者自汗严重,可加用浮小麦和煅牡蛎;若寒热起伏,营卫不和,可加用桂枝和白芍;若咳嗽痰多,舌苔白腻,可减少黄芪的用量,并加用法半夏。另外,也可选用益气固表方(党参、浮小麦、白术、半夏、陈皮、紫苏、茯苓、防风、薏苡仁、款冬花、黄芩、川贝母、枇杷叶)加减治疗此证。

(二)外寒内饮证

临床表现:咳逆喘满不得卧,气短气急,咳痰白稀,呈泡沫状,胸部膨满,恶寒,周身酸楚,或有口干不欲饮,面色青暗;舌体胖大,舌质暗淡,舌苔白滑,脉浮紧。

治法:温肺散寒,降逆涤痰。

代表方:小青龙汤。

本方由麻黄、桂枝、干姜、细辛、半夏、炙甘草、白芍、五味子组成。如果咳嗽伴有气喘,喉咙中发出类似水鸡的声音,但表面没有明显的寒证,可以使用射干麻黄汤。如果痰饮郁结化热,导致烦躁和气喘,脉象浮躁,可以使用小青龙加石膏汤。如果气涌和痰多,可以加入葶苈子和紫苏子;如果怕冷咳嗽明显,可以加制附子和钟乳石;如果胸闷严重,可以加入紫苏梗和枳壳;如果胸闷、喘逆、腹胀,则应加入杏仁和厚朴。

(三)痰热壅肺证

临床表现:咳逆喘息气粗,痰黄或白,黏稠难咳,胸满烦躁,目胀睛突,或发热汗出,或微恶寒,溲黄便干,口渴欲饮;舌质暗红,苔黄或黄腻,脉滑数。

治法:清肺泄热,降逆平喘。

代表方:越婢加半夏汤或桑白皮汤。

越婢加半夏汤由麻黄、石膏、甘草、生姜、大枣、半夏组成;桑白皮汤由桑白皮、半夏、紫苏子、杏仁、川贝母、黄芩、黄连、栀子组成。前方宣肺泄热,后方清肺化痰。如果痰热内盛,痰胶黏不易咳出,可以加入鱼腥草、黄芩、瓜蒌皮、川贝母、海蛤粉等;如果痰热壅结,导致便秘腹满,可以加入大黄、玄明粉;如果痰鸣喘息,不能平卧,可以加入射干、葶苈子;如果痰热伤津,导致口干舌燥,可以加入天花粉、知母、麦冬等。

(四)痰浊阻肺证

临床表现:咳嗽痰多,色白黏腻或呈泡沫,短气喘息,稍劳即著,怕风汗多,脘痞纳少,倦怠乏力;舌暗,苔薄腻或浊腻,脉滑。

治法:化痰降气,健脾益气。

代表方:苏子降气汤合三子养亲汤。

苏子降气汤由紫苏子、紫苏叶、半夏、当归、前胡、厚朴、肉桂、甘草、生姜、大枣组成;三子养亲汤由紫苏子、白芥子、莱菔子组成。如果痰多胸满,气喘难以平复,可以加入葶苈子;如果同时出现面唇晦暗、舌质紫暗、舌下青筋显露、舌苔浊腻等症状,可以使用涤痰汤

慢性阻塞性肺疾病的中西医结合治疗

加丹参、地龙、红花、水蛭等；如果痰壅气喘的症状有所减轻，但出现倦怠乏力、纳差、便溏等症状，可以加入党参、黄芪、砂仁、木香等；如果还伴有怕风易汗的症状，可以合用玉屏风散。

（五）痰蒙神窍证

临床表现：咳逆喘促日重，咳痰不爽，表情淡漠，嗜睡，甚或意识蒙眬，谵妄，烦躁不安，入夜尤甚，昏迷，撮空理线，或肢体动，抽搐；舌质暗红或淡紫，或紫绛，苔白腻或黄腻，脉细滑数。

治法：涤痰开窍。

代表方：涤痰汤合安宫牛黄丸或至宝丹。

涤痰汤由半夏、茯苓、甘草、竹茹、胆南星、橘红、枳实、石菖蒲、人参、生姜、大枣组成。安宫牛黄丸由牛黄、水牛角、麝香、珍珠、朱砂、雄黄、黄连、黄芩、栀子、郁金、冰片组成；至宝丹由水牛角、玳瑁、琥珀、朱砂、雄黄、龙脑、麝香、安息香、金箔、银箔组成。如果舌苔白腻且有寒象，可以用制南星代替胆南星，并使用苏合香丸开窍。如果痰热内盛，伴有身热、烦躁、谵语、神昏等症状，且舌质红、舌苔黄，可以加入黄芩、桑白皮、葶苈子、天竺黄、竹沥等。如果热结大肠，导致腑气不通，可以加入大黄、玄明粉，或者使用凉膈散或增液承气汤。如果痰热引动肝风而导致抽搐，可以加入钩藤、全蝎、羚羊角粉等。如果唇甲发绀，有明显的瘀血症状，可以加入红花、桃仁、水蛭等。如果热伤血络，出现皮肤黏膜出血、咯血、便血色鲜等症状，可以配清热凉血止血药，如水牛角、生地黄、牡丹皮、紫珠草、生大黄等。如果出现血色晦暗、肢冷、舌淡胖、脉沉微等症状，可以配温经摄血药，如炮姜、侧柏炭或黄土汤、柏叶汤等。

（六）阳虚水泛证

临床表现：面浮，下肢肿，甚或一身悉肿，脘痞腹胀，或腹满有水，尿少，心悸，喘咳不能平卧，咳痰清稀，怕冷，面唇青紫；舌胖质暗，苔白滑，脉沉虚数或结代。

治法：温阳化饮利水。

代表方：真武汤合五苓散。

真武汤由炮附子、白术、茯苓、白芍、生姜组成；五苓散由茯苓、猪苓、泽泻、白术、桂枝组成。前方温阳利水；后方通阳化气利水。如果水肿病情严重，上涌至心肺，导致心悸、喘满，无法平躺，咳嗽吐出白色泡沫痰涎，可以加入沉香、牵牛子、椒目、葶苈子等。如果血瘀严重，发绀明显，可以加入泽兰、红花、丹参、益母草、北五加皮等。

（七）肺气虚证

临床表现：咳嗽或喘息，咳痰白、清稀，发热、恶寒、无汗，或肢体酸痛，鼻塞、流清涕；舌苔白，脉浮或浮紧。

治法：宣肺散寒，止咳平喘。

代表方：三拗汤合止嗽散加减。

三拗汤由麻黄、杏仁、甘草组成；止嗽散由紫菀、百部、桔梗、白前、甘草组成。痰多白黏、舌苔白腻者，加法半夏、厚朴、茯苓；肢体酸痛甚者，加羌活、独活；头痛者，加白芷、藁本；喘息明显者，加紫苏子、厚朴。

（八）肺脾气虚证

临床表现：咳嗽，痰白泡沫状，少食乏力，自汗怕风，面色少华，腹胀，便溏；舌体胖大、齿痕，舌质淡，舌苔白，脉细或脉缓或弱。

治法：补肺健脾，降气化痰。

代表方：六君子汤合玉屏风散。

六君子汤由人参、白术、茯苓、炙甘草、陈皮、半夏组成；玉屏风散由黄芪、防风、白术组成。如果气喘严重，可以加入炙麻黄和紫苏子。如果痰多且色黄稠，可以加入桑白皮、芦根、黄芩、鱼腥草等。

（九）肺肾气虚证

临床表现：呼吸浅短难续，咳声低怯，胸满短气，甚则张口抬肩，倚息不能平卧，咳嗽，痰如白沫，咳吐不利，心慌，形寒汗出，面色晦暗；舌淡或暗紫，苔白润，脉沉细无力。

治法：补肺纳肾，降气平喘。

代表方：平喘固本汤合补肺汤加减。

平喘固本汤由党参、五味子、冬虫夏草、核桃仁、沉香、磁石、紫河车、款冬花、半夏、陈皮组成；补肺汤由人参、黄芪、熟地黄、五味子、紫菀、桑白皮组成。前方具有补肺纳肾、降气化痰的功效，适用于肺肾气虚、喘咳有痰者。后方具有补肺益气的功效，适用于肺气虚弱、喘咳短气不足以息者。肺虚有寒、怕冷、舌质淡可加肉桂、干姜、钟乳石；兼有阴伤、低热、舌红苔少可加麦冬、玉竹、生地黄；气虚瘀阻、颈脉动甚、面唇发绀明显者可加当归、丹参、苏木活血通脉。如出现喘脱危象，急需加参附汤送服蛤蚧粉或黑锡丹补气纳肾、回阳固脱。

（十）肺肾气阴两虚证

临床表现：咳嗽，喘息，气短，动则加重，乏力，自汗，盗汗，腰膝酸软，易感冒，口干，咽干，干咳，痰少，咳痰不爽，手足心热，耳鸣，头昏，头晕，舌质红，脉细、数。

治法：补肺滋肾，纳气定喘。

代表方：保元汤合人参补肺汤加减。

保元汤由人参、黄芪、甘草、肉桂、生姜组成；人参补肺汤由人参、黄芪、白术、茯苓、陈皮、当归、山茱萸、山药、五味子、麦冬、甘草、熟地黄、牡丹皮组成。如果咳嗽严重，可以加入炙枇杷叶和杏仁；如果痰黏难咳，可以加入百合、玉竹和沙参；如果手足心发热严重，可以加入知母、黄柏、地骨皮和鳖甲；如果盗汗，可以加入煅牡蛎和糯稻根。此证也可以选用益气滋肾方（由人参、黄精、麦冬、五味子、枸杞子、熟地黄、肉桂、浙贝母、地龙、牡丹皮、紫苏子、百部、陈皮组成）。

（十一）兼证——血瘀证

临床表现：口唇发绀，胸闷痛，面色紫暗；舌质暗红、紫暗，有瘀斑，脉涩、沉。血瘀常以兼证出现于实证、虚证之中。

治法：活血化瘀。

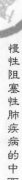

在治疗过程中,可以在扶正或补虚祛邪的基础上,加入活血化瘀的方药。根据所兼证候的不同,临床上可以增减活血化瘀的药物,如川芎、赤芍、桃仁、红花、莪术等。

三、中成药

(一)中药成药口服制剂

1. 小青龙颗粒
组成:麻黄、桂枝、白芍、干姜、细辛、炙甘草、法半夏、五味子等。
功效:解表化饮,止咳平喘。
主治:风寒水饮,恶寒发热,无汗,喘咳痰稀。
国药准字:Z44022625。

2. 玉屏风颗粒
组成:黄芪、白术(炒)、防风;辅料为糊精、甘露醇、矫味剂、黏合剂。
功效:益气、固表、止汗。
主治:表虚不固,自汗恶风,面色㿠白,或体虚易感风邪者。
国药准字:Z10930036。

3. 贝羚胶囊
组成:川贝母、羚羊角、猪去氧胆酸、人工麝香、沉香、人工天竺黄(飞)、煅青礞石(飞)、硼砂(炒)。
功效:清热化痰、止咳平喘。
主治:痰热阻肺、气喘咳嗽;小儿肺炎,喘息性支气管炎及成人慢性支气管炎见上述证候者。
国药准字:Z20020123。

4. 金水宝胶囊/颗粒
组成:发酵虫草菌粉(Cs-4)。
功效:补益肺肾,秘精益气。
主治:肺肾两虚,精气不足,久咳虚喘,神疲乏力,不寐健忘,腰膝酸软,月经不调,阳痿早泄;慢性支气管炎、慢性肾功能不全、高脂血症、肝硬化见上述证候者。
国药准字:Z10890003。

5. 金匮肾气丸
组成:地黄、山药、山茱萸(酒炙)、茯苓、牡丹皮、泽泻、桂枝、附子(炙)、牛膝(去头)、车前子(盐炙)。辅料为蜂蜜。
功效:温补肾阳,化气行水。
主治:肾虚水肿,腰膝酸软,小便不利,畏寒肢冷。
国药准字:Z20025624。

6. 六味地黄丸
组成:熟地黄、酒萸肉、牡丹皮、山药、茯苓、泽泻。
功效:滋阴补肾。

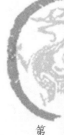

主治:头晕耳鸣,腰膝酸软,遗精盗汗。

国药准字:Z41022128。

7. 生脉饮口服液

组成:党参、麦冬、五味子。

功效:益气,养阴生津。

主治:气阴两虚,症见心悸气短,自汗。

国药准字:Z20025633。

8. 利肺片

组成:百部、百合、五味子、枇杷叶、白及、牡蛎、甘草、冬虫夏草、蛤蚧粉。

功效:驱痨补肺,镇咳化痰。

主治:肺痨咳嗽,咯痰,咯血,气虚哮喘,慢性气管炎。

国药准字:Z20013185。

9. 恒制咳喘胶囊

组成:法半夏、红花、生姜、白及、佛手、甘草、紫苏叶、薄荷、香橼、陈皮、红参、西洋参、砂仁、沉香、丁香、豆蔻、赭石(煅)。

功效:益气养阴,温阳化饮,止咳平喘。

主治:气阴两虚、阳虚痰阻所致的咳嗽痰喘,胸脘满闷,倦怠乏力。

国药准字:Z34020032。

10. 急支糖浆

组成:金荞麦、四季青、麻黄、紫菀、前胡、枳壳、甘草。

功效:清热化痰,宣肺止咳。

主治:外感风热所引起的咳嗽,症见发热、恶寒、胸膈满闷、咳嗽咽痛。急性支气管炎、慢性支气管炎急性发作见上述证候者。

国药准字:Z50020615。

11. 十味龙胆花颗粒

组成:龙胆花、烈香杜鹃、甘草、矮紫堇、川贝母、小檗皮、鸡蛋参、螃蟹甲、藏木香、马尿泡。

功效:清热化痰,止咳平喘。

主治:痰热壅肺所致的咳嗽、喘鸣、痰黄,或兼发热,流涕、咽痛、口渴、尿黄、便干等症;急性气管炎、慢性支气管炎急性发作见以上证候者。

国药准字:Z10980091。

12. 百咳静糖浆

组成:陈皮、麦冬、前胡、苦杏仁(炒)、清半夏、黄芩、百部(蜜炙)、黄柏、桑白皮、甘草、麻黄(蜜炙)、葶苈子、(炒)、紫苏子(炒)、天南星、桔梗、瓜蒌仁(炒)。

功效:清热化痰,平喘止咳。

主治:感冒及急慢性支气管炎引起的咳嗽。

国药准字:Z51021623。

13. 肺力咳合剂

组成:黄芩、前胡、百部、红花、龙胆、梧桐根、白花蛇舌草、红管药。

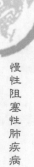

慢性阻塞性肺疾病的中西医结合治疗

功效:清热解毒,镇咳祛痰。

主治:痰热犯肺所引起的咳嗽痰黄,支气管哮喘,气管炎见上述证候者。

国药准字:Z20025136。

14. 蛤蚧定喘胶囊

组成:蛤蚧、黄连、黄芩、瓜蒌子、麻黄、紫菀、鳖甲(醋制)、甘草、麦冬、百合、紫苏子(炒)、苦杏仁(炒)、石膏、石膏(煅)等。

功效:滋阴清肺,止咳平喘。

主治:肺肾两虚、阴虚肺热所致的虚劳咳喘,气短胸满,自汗盗汗。

国药准字:Z10940033。

15. 补肺活血胶囊

组成:黄芪、赤芍、补骨脂。

功效:益气活血,补肺固肾。

主治:肺源性心脏病缓解期属气虚血瘀证,证见咳嗽气促,或咳喘胸闷,心悸气短,肢冷乏力,腰膝酸软,口唇发绀,舌淡苔白或舌紫暗。

国药准字:Z20030063。

16. 清咳平喘颗粒

组成:石膏、金荞麦、鱼腥草、麻黄(蜜炙)、炒苦杏仁、川贝母、矮地茶、枇杷叶、紫苏子(炒)、甘草(炙)。

功效:清热宣肺,止咳平喘。

主治:咳嗽气急甚或喘息、咯痰色黄或不爽、发热、咽痛、便干、苔黄或黄腻等。

国药准字:Z20040047。

17. 痰热清胶囊

组成:黄芩、熊胆粉、山羊角、金银花、连翘。

功效:清热,化痰,解毒。

主治:风热袭肺证,症见发热、恶风、咳嗽、咯痰,或咽痛、流涕、口干等。

国药准字:Z20130025。

18. 固本咳喘颗粒

组成:党参、白术(麸炒)、炙甘草、茯苓、五味子(醋制)、麦冬、补骨脂(盐水炒)。

功效:益气固表,健脾补肾。

主治:脾虚痰盛,肾气不固所致的咳嗽、痰多喘息气促、动则喘剧。慢性支气管炎见上述证候者。

国药准字:Z20090933。

19. 桂龙咳喘宁胶囊

组成:桂枝、龙骨、白芍、生姜、大枣、炙甘草、牡蛎、黄连、法半夏、瓜蒌皮、炒苦杏仁。

功效:止咳化痰,降气平喘。

主治:外感风寒、痰湿阻肺引起的咳嗽、气喘、痰涎壅盛;急慢性支气管炎见上述证候者。

国药准字:Z20053135。

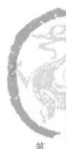

20. 苓桂咳喘宁胶囊

组成:茯苓、桂枝、白术(麸炒)、甘草(蜜炙)、法半夏、陈皮、苦杏仁、桔梗、龙骨、牡蛎、生姜、大枣。

功效:温肺化饮,止咳平喘。

主治:外感风寒,痰湿阻肺,症见咳嗽痰多,喘息胸闷气短等。

国药准字:Z10960001。

21. 苏子降气丸

组成:炒紫苏子、姜半夏、厚朴、前胡、陈皮、沉香、当归、甘草。

功效:降气化痰,温肾纳气。

主治:上盛下虚,气逆痰壅所致的咳嗽喘息,胸膈痞塞。

国药准字:Z20063628。

22. 黄龙咳喘胶囊

组成:黄芪、地龙、射干、麻黄(炙)、葶苈子、桔梗、鱼腥草、淫羊藿、山楂。

功效:益气补肾,宣肺化痰,止咳平喘。

主治:肺肾气虚、痰热郁肺之咳喘,以及慢性支气管炎见上述证候者。

国药准字:Z20025060。

23. 竹桔化痰口服液(上海中医药大学附属曙光医院院内制剂)

组成:鲜竹沥、鱼腥草、枳壳(麸炒)、桔梗。

功效:清热化痰,理气宽胸。

主治:肺热咳嗽,痰黄或白、黏稠,咳吐不畅,以及急慢性支气管炎、支气管哮喘、支气管扩张、肺部感染等辨证属肺热咳嗽者。

沪药制字:Z05101090。

24. 复方龙星片(上海中医药大学附属曙光医院院内制剂)

组成:地龙、干姜等。

功效:清热平喘,化痰止咳。

主治:咳嗽、气喘偏痰热型者,急慢性支气管炎、哮喘辨证偏热型者。

沪药制字:Z05100130。

(二)中药成药注射剂

1. 生脉注射液

主要成分:人参、麦冬、五味子。

功效:益气养阴,复脉固脱。

主治:气阴两虚,脉虚欲脱的心悸、气短、四肢厥冷、汗出、脉欲绝,以及心肌梗死、心源性休克、感染性休克等。

国药准字:Z51022475。

使用用法:静脉滴注,一次 20~60 mL,加入 5% 葡萄糖注射液 250~500 mL,注意控制滴数在每分钟 60 滴内,一日 1 次。

2. 参麦注射液

主要成分:红参、麦冬。

功效:益气固脱,养阴生津,生脉。

主治:气阴两虚型之休克、冠心病、病毒性心肌炎、慢性肺源性心脏病、粒细胞减少症。能提高肿瘤患者的免疫功能,与化疗药物合用时,有一定的增效作用,并能减少化疗药物所引起的毒副作用。

国药准字:Z51020665。

使用方法:静脉滴注,一次20~100 mL(用5%葡萄糖注射液250~500 mL稀释后应用)或遵医嘱。

3. 痰热清注射液

主要成分:黄芩、熊胆粉、山羊角、金银花、连翘。

功效:清热,解毒,化痰。

主治:风温肺热病属痰热阻肺证,症见:发热、咳嗽、咯痰不爽、口渴、舌红、苔黄等。可用于急性支气管炎、急性肺炎(早期)出现的上述症状。

国药准字:Z20030054。

使用方法:静脉滴注,每次20 mL,加入5%葡萄糖注射液500 mL,注意控制滴数在每分钟60滴内,一日1次。

4. 喜炎平注射液

主要成分:穿心莲内酯磺化物。

功效:清热解毒,止咳止痢。

主治:支气管炎、扁桃体炎、细菌性痢疾等。

国药准字:Z20026249。

使用方法:静脉滴注,每次250~500 mg,加入5%葡萄糖注射液500 mL,注意控制滴数在每分钟60滴内,一日1~2次。

5. 清开灵注射液

主要成分:胆酸、珍珠母、猪去氧胆酸、栀子、水牛角、板蓝根、黄芩苷、金银花。

功效:清热解毒,化痰通络,醒神开窍。

主治:热病,神昏,中风偏瘫,神志不清;急性肝炎、上呼吸道感染、肺炎、脑血栓形成、脑出血见上述证候者。

国药准字:Z13020880。

使用方法:肌内注射,一日2~4 mL。重症患者静脉滴注,一日20~40 mL,以10%葡萄糖注射液200 mL或0.9%氯化钠注射液100 mL稀释后使用。

6. 热毒宁注射液

主要成分:青蒿、金银花、栀子。

功效:清热,疏风,解毒。

主治:外感风热所致感冒、咳嗽。症见:高热、微恶风寒、头痛身痛、咳嗽、痰黄。上呼吸道感染、急性支气管炎见上述证候者。

国药准字:Z20050217。

使用方法:静脉滴注,每次20 mL,加入5%葡萄糖注射液或0.9%氯化钠注射液250 mL稀释后使用,滴速为每分钟30~60滴,一日1次。

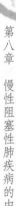

四、单方验方

（1）紫河车 1 具，焙干研末，每次 3 g，每日 3 次，饭后口服，适用肺脾气虚、肺肾气虚证。

（2）葶苈子粉，装胶囊，每次 1.5 g，每日 2 次，饭后口服，用于痰浊壅肺的咳喘。

（3）鱼腥草、金银花、金荞麦根茎各 15 g。水煎服。每日 1 剂，分 2 次服。用于痰热证。

（4）地龙焙干研末，装胶囊，饭后口服，每次 3 g，每日 2 次，用于痰热证。

（5）杏仁、核桃仁各 60 g，共研为细末，加生蜂蜜少许调服，每日 3 次，每次用药末 3 g。适用于肺肾气虚者。

（6）生梨 1 个，柿饼 2 个，同煎。适用于肺肾阴虚者。

（7）百合、枸杞子各 250 g，研细末蜜丸，每日 3 次，每次 10 g。适用于肺肾阴虚者。

（8）皂角丸。皂荚 250 g，刮去黑皮，涂以芝麻油，置火上烤焦黄，研为细末，炼蜜为丸，每丸重 9 g，每日服 4 次，每次服 1 丸，以枣膏（大枣 30 g，煮烂去皮核）和汤送服。可涤痰开窍，适用于痰浊壅肺所致肺胀。

（9）将侧柏果壳（干）加水适量，煮 2 次，除去药渣，将药液配成 1∶1 浓度。日服 2 次，每次 30 mL（相当于生药 60 g/d），连服 15 日为 1 个疗程。用于咳嗽咳痰、气喘者。

（10）五指毛桃根 30 g，毛将军（即山白芷）15 g，百部 9 g，上药制成合剂 30 mL，为 1 日量，每日 3 次，每次服 10 mL，10 日为 1 个疗程，中间停药 3 日。用于老年慢性支气管哮喘不愈。

五、其他治疗

（一）针灸

1. 灸法

偏于肺气虚者，灸肺俞 4~6 壮、风门 4~6 壮、定喘 4~6 壮、合谷 4~6 壮、列缺 4~8 壮、膻中 4~6 壮；偏于脾气虚者，灸足三里或上巨虚 3~9 壮、丰隆 3~9 壮、脾俞或胃俞 3~7 壮、风门或肺俞 3~7 壮、中脘 3~7 壮、大椎 3~5 壮；偏于肾气虚者，灸肾俞或命门 3~7 壮、气海或关元 3~7 壮、太溪或照海 3~9 壮、大椎 3~5 壮、肺俞 3~7 壮。

2. 耳针

取穴以神门、肺、肾上腺、支气管、交感为主穴。痰多加脾，喘满加肝，食少加胃，烦躁加心，体虚加肾。

长期使用耳针治疗，可以用皮质下代替神门，内分泌代替肾上腺，气管代替肺，咽喉代替对屏尖。

3. 头皮穴针

取穴额中线、顶中线、双侧额旁 1 线、双侧额旁 2 线。

4. 梅花针疗法

发作时采用胸腰部、前后肋间、剑突下、孔最、大小鱼际、气管两侧；未发作时，采用脊柱两侧、气管两侧、前后肋间、剑突下、颌下。重点叩击胸、腰部，前后肋间，中脘等。

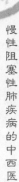

（二）穴位敷药法

1. 药物组成

主要由白芥子、延胡索、甘遂、细辛等药物组成，磨成粉，姜汁调敷。

2. 穴位选择

急性加重期：以大椎、大杼、风门、中府为基本穴位；喘重者加定喘、外定喘；痰多者加丰隆；胸膈满闷者膻中、中府、天突并用。稳定期：以肺俞、脾俞、肾俞、膏肓为基本穴位。

3. 操作方法

患者取坐位，暴露所选穴位，穴位局部常规消毒后，取贴敷剂敷于穴位上，于2~4 h后取下即可。

4. 外敷后反应及处理

严密观察用药反应：①外敷后多数患者局部有发红、发热、发痒感，或伴少量小水疱，此属外敷的正常反应，一般不需要处理；②如果出现较大水疱，可先用消毒毫针将疱壁刺一针孔，放出疱液，再涂甲紫药水，要注意保持局部清洁，避免摩擦，防止感染；③外敷治疗后皮肤可暂有色素沉着，但5~7日会消退，且不会留有瘢痕，不必顾及。

（三）穴位注射

穴位取足三里，每周2次，每次左右足三里各注射1次，连续12周。

气虚：黄芪注射液，每穴2 mL。

阳虚：喘可治注射液，每穴2 mL。

血瘀：丹参酮注射液，每穴2 mL。

（四）中医定向透药疗法（中药离子导入）

1. 药物

（1）外用透皮1号方：白芥子30 g、麻黄30 g、甘遂15 g、细辛15 g、延胡索30 g、白芷15 g、丁香10 g、肉桂10 g。

（2）外用透皮2号方：虎杖15 g、鱼腥草15 g、南沙参15 g、生地黄15 g、麦冬10 g、白术15 g、赤芍10 g、红花10 g、桃仁10 g、炙甘草9 g。

2. 辨证

（1）外用透皮1号方适用于外寒内饮证、痰浊阻肺证、肺脾气虚证、肺肾气虚证。

（2）外用透皮2号方适用于实热证、阴虚火旺证兼有瘀血阻络证。

3. 穴位

（1）大杼：第1胸椎棘突下，旁开1.5寸。

（2）风门：第2胸椎棘突下，旁开1.5寸。

（3）肺俞：第3胸椎棘突下，旁开1.5寸。

4. 仪器

电脑中频药物导入治疗仪。

5. 操作方法

患者坐位或俯卧位，暴露导入穴位部位皮肤，外用透皮方浓煎1剂约150 mL，将导药纱

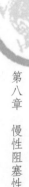

布浸湿后(温热,避免烫伤)覆在穴位上固定。开机,选择导入及加热,设定治疗时间 20 min。导入结束清洁局部皮肤,擦干。

6. 注意事项

治疗过程中注意观察导入部位有无瘙痒、刺痛等不适,有无湿疹、皮疹、烫伤等。

(五) 刮痧疗法

患者选择合适体位,涂抹刮痧油,据病情选穴,一般每个部位或穴位刮 30 次左右,刺激强度由轻到重,以患者能忍受为度,每次选 4~7 个刮拭部位,时间以 20~25 min 为宜,至皮肤出现"痧痕"为止。

(六) 秋冬膏方治疗

1. 膏方开制原则

根据天人相应的原理,在秋冬季节运用膏方时,应遵循《黄帝内经》"秋冬养阴"的养生原则。针对本病易于反复发作的病机特点,尤其要重视扶助阳气,以达"益火之源,以消阴翳"的目的。采用"滋阴益精"的方法,以实现"阴中求阳"的效果。

本病患者之所以反复外邪引动而诱发,主要是由肺脏亏虚、肺气不足、卫外薄弱所致。同时,"肺主出气,肾主纳气",因此补益肺气、强卫固表,以抵御外邪,更需要益肾纳气、温阳固本。为了便于膏方药物消化吸收,有利于资生化源、痰饮消除,全程尤其需要健运脾胃,这是膏方防治本病的基本方法。

2. 膏方处方思路

针对本病稳定期症状不明显者,可以采用补益肺气、温补脾肾的基本治法。方可选玉屏风散、六君子汤、金匮肾气丸加减,常用药物有党参、黄芪、白术、防风、茯苓、陈皮、炙甘草、熟地黄、山茱萸、山药、五味子、肉桂、制附子等。

开膏方时需要注意以下几点。

膏方的药量一般是汤剂的 10 倍,如党参汤剂中用 10~30 g,那么膏方的用量就是 100~300 g。

由于膏滋药大多调补,应预防滋腻呆胃,为了利于药物吸收,全程需要重视健运脾胃,在方中加入行气助运流动之品,如陈皮、木香、谷芽、麦芽、神曲、炙鸡内金等,使得补而不滞。

重视宣达肺气、轻灵流通,所谓"治上焦如羽"之意,切忌一味重浊蛮补,果有肾虚,也应在补肾纳气的基础上,适当加入宣发流通之品,如桔梗、麻黄辈。

扶正不忘祛邪治标。本病多因感染诱发,故在补益肺肾的同时,重视加入清肺解毒之品,如一枝黄花、鱼腥草、野荞麦根、金银花等,以预防其感染。

在开膏方时,还需根据个体病情辨证施治,根据不同的证型和症状特点进行加减用药。同时,需要注意饮食调养,避免食用生冷、油腻、辛辣等刺激性食物,以免影响药效。

3. 膏方熬制方法

膏方开好后选择适宜辅料,如冰糖 200~300 g,蜂蜜 200~300 g,阿胶 200~300 g,龟甲胶 200~300 g,鹿角胶 200~300 g,大枣 200~300 g,核桃仁 200~300 g,莲子粉 200~300 g 等。如有糖尿病史者,可以用木糖醇,或甜叶菊代替冰糖、蜂蜜。将药加入铜锅中,加适量水,煎煮

慢性阻塞性肺疾病的中西医结合治疗

3次,去渣取汁,加入辅料,小火慢慢收膏备用。

4. 膏方服用方法

深秋开始服用,早晚各服 1 次,每次 1~2 匙,服用 2~3 个月。

5. 注意事项

服用膏方期间,如遇发热、感冒、腹泻,则暂停服用,待这些病证痊愈后再继续服用。同时忌食生冷、辛辣、海鲜之品,以防伤脾生痰。

六、主要治疗方法

(一)祛邪清肺法

肺胀是由六淫邪气侵犯或他脏病邪影响到肺所致,主要表现为肺气宣降失常。肺气以宣发肃降为基本运行形式,宣发使浊气得以呼出,肃降使清气得以吸入。肺位于人体上部,开窍于鼻,与皮毛相合,位置最高,因此易受风、寒、湿、燥、热等外感六淫邪气的侵袭。

无论外感、内伤或其他脏腑病变,都可能影响到肺,导致肺气宣降失常。例如,六淫邪气侵袭肺卫会导致感冒,内外之邪干肺则引起咳嗽或喘证。伏痰遇感引触,痰壅气道,则肺气宣降失常而表现为哮。邪热郁肺,导致肺叶生疮形成肺痈。肺虚久病,肺气胀满不能敛降,则为肺胀。

治疗肺胀应以审慎辨别内外因素并祛除邪气,同时注重清肺。《证治汇补·咳嗽》中描述:"肺胀者,动则喘满,气急息重,或左或右,不得眠者是也。如痰夹瘀血碍气,宜养血以流动乎气,降火以清利其痰……风寒郁于肺中,不得发越,喘嗽胀闷者,宜发汗以祛邪,利肺以顺气。"对于寒痰(饮)蕴肺的患者,易为风寒所侵袭,表现为外寒内饮证,应解表散寒、温肺化饮,方如小青龙汤;对于痰热郁肺的患者,易为风热所伤,应解表清里、清肺化痰,方如越婢加半夏汤、麻杏石甘汤。若外寒束表、肺热内郁、客寒包火,应增加辛散解表药的药味和用量,如小青龙加石膏汤;若寒邪入里化热,则应清肺化痰,如桑白皮汤。必须注意外邪的病理性质与内在宿邪及体质有关。阳虚寒痰蕴肺者,外邪易从寒化而表现为中外皆寒,甚至因机体对外邪的反应能力低下,虽感受邪热,仍可见邪从寒化者;阴虚痰热郁肺者,外邪又易从热化,表现为表里皆热。治疗时要做到祛邪清肺不忘扶正,但又忌恋邪。对于气虚者可配党参、黄芪、太子参,阴虚者可配沙参、麦冬、知母。

(二)化痰法

痰的形成,可能是由于肺气郁闭、气不布津、津液凝结;也可能是由于热邪壅遏于肺、灼伤津液;或是由于脾失健运,体内产生痰浊,上渍于肺,痰阻肺气,肺失宣降。当肺内有痰饮时,易受外邪引动,痰饮与外邪相搏,阻遏气道,导致咳嗽气喘加重。《寿世保元·痰喘》描述:"肺胀喘满,膈高气急,两胁扇动,陷下作坑,两鼻窍张,闷乱咳嗽,声音嘶哑,痰涎壅塞。"痰浊是该病的主要病理因素,且可分为寒痰、热痰、燥痰、湿痰等,一般根据痰的颜色、质地、气味等进行辨别。例如,寒痰:痰色白,稀薄如泡沫,带有冷感,若痰有咸味,多提示肾精亏虚;热痰:痰色黄,质地稠厚,或呈脓性,带有臭味;燥痰:痰白或黄,质地黏稠如丝,量少难以咳出,可伴有血丝,舌苔干燥少津;湿痰:痰色白,滑腻,量多易咳出,舌苔多白腻,若痰有甜味,多提示脾虚。治疗时应辨别痰的性质,采取"制源畅流"的方法,即针对病因进行治疗以减少痰液生成,同时恢复肺的清肃功能,祛除已形成的痰,有温肺化痰法、清热化痰法、滋阴化痰法、燥湿化痰法、健脾化痰法等。在肺胀的病理过程中,常出现以下转归:一是痰热灼伤阴津,导致阴虚;二是素体阴伤,痰饮内生。前者与燥痰内生的病理性质和临床表现相似,因此其治疗方法也与润燥化痰法类似;后者治疗较为困难,因为滋阴不当容易阻碍痰液排出,温化过燥又会损伤阴津,所以临证时需要仔细斟酌。若出现痰量少,色黄或白,难以咳出,口干咽燥,入夜更甚,形体消瘦,手心灼热,大便偏干,舌质偏红,舌苔少或花剥,脉象细数等症状时,应采用养阴润燥化痰的方法治疗,可选用沙参麦冬汤、贝母瓜蒌散(《医学心悟》)加减,常用药有南沙参15 g、麦冬10 g、川贝母5 g(冲服)、瓜蒌皮10 g、天花粉10 g、橘红6 g、冬瓜子15 g、杏仁10 g、茯苓10 g等。

当感受外邪,诱致本病急性发作时,常因外邪引动肺中伏痰而致痰浊壅阻气道,肺气不利,痰涌气闭,导致窒息危象。此时痰的性质黏稠浊腻、难化难消,属于顽痰、老痰一类。因此,涤痰利肺为当务之急。若能及时祛除气道中的胶固之痰,通过吐利荡涤排出,则窒息之势可逆转。常用的方剂有六安煎、三子养亲汤、葶苈大枣泻肺汤等,常用药有半夏、白芥子、桔梗、莱菔子、葶苈子、海浮石、礞石、泽漆、皂荚等。同时配以沉香、紫苏子、陈皮、厚朴等顺气导痰。寒痰可加干姜、细辛;热痰可加知母、黄芩、竹沥;肺热腑实可加大黄、风化硝。猪牙皂与皂荚功效相似且能祛痰开闭,常用于痰喘风闭、顽痰壅塞气道、黏稠难咯、胸闷气逆等急症。此药源于《金匮要略》的皂荚丸,虽属劫夺之品,却有开上导下、利肺通腑的神功。在临床实践中,中药祛痰药具有优势,其疗效机制多样,轻者可以化、可以豁,进而可以祛除、涤荡痰邪,甚者采用吐利攻逐。若能根据治痰药的性味功用特点组方配药,合理使用,更能提高疗效。

(三)活血化瘀法

《丹溪心法·咳嗽》和《血证论》都提到了肺胀可引起咳嗽和失眠,并指出这是由于痰和瘀血共同阻碍了气的运行。血瘀的原因可以是肺气不畅、痰阻肺络、肺失治节、心血不畅,或是病久气阳不足,无法推动血脉运行。血瘀的表现包括唇舌紫暗、舌下青筋显露,或是颈部青筋暴露。同时,气机的失调也会影响脉络的瘀滞,反过来,瘀阻的脉络又会加重肺气的郁结。

对于寒邪久留引起的气血凝滞,出现咳喘、胸闷、怕冷、痰少如泡沫等症状,我们可以采用温通化瘀的方法治疗,如枳实薤白桂枝汤,其药物包括桂枝、炮姜、枳实、薤白、郁金等;对于阴虚肺燥,津液不足引起的干咳、胸痛、便秘等症状,我们可以运用润肺化瘀的方法,如《备急千金要方》的苇茎汤、血府逐瘀汤、桃核承气汤,其药物包括生地黄、百合、当归、桃仁、牡蛎、赤芍、丹参等。

对于痰饮壅阻肺气,出现喘而气逆痰涌,胸部憋闷,胁肋胀痛,面暗,唇甲青紫,舌苔浊、质紫,脉细滑等症状,应当采用化痰祛瘀的方法治疗,如杏苏二陈汤合加味旋覆花汤,其药物包括紫苏子、白芥子、葶苈子、法半夏、杏仁、桃仁、当归、旋覆花、茜草根、降香等。

对于痰瘀壅肺,因浊邪害清而导致神志淡漠,烦躁,昏昧,面暗,唇紫,喘促气逆,痰黏难咯,舌苔浊腻、质紫,脉细滑数等症状,应当采用涤痰泄浊、化瘀开窍的方法治疗,如涤痰汤合通窍活血汤,其药物包括半夏、天南星、天竺黄、炙远志、陈皮、茯苓、石菖蒲、郁金、丹参、赤芍、川芎、桃仁、红花、麝香等。

另外,如果痰瘀阻塞气机,脉络不通,气化失宣,津液运化失调,就会引起血瘀水停,导致身肿足浮、腹满、喘急咳逆、心慌动悸等症状。面唇、爪甲、舌质呈暗紫,脉来三五不调,这是肺心同病的表现。治疗应当以化瘀利水为主,药物包括苏木、泽兰、路路通、当归、丹参、桃仁、茯苓、泽泻、汉防己、泽漆、万年青根、蟾皮、茶树根等。

(四) 肺肠同治法

中医的"整体观念"在治疗本病时具有独特的优势。根据"脏腑相关"的理论,肺与大肠相互关联,如果痰阻肺气,导致肺气郁滞,可以阻碍大肠的传导功能;反之,大肠传导失常,也会影响肺气的通畅。在本病急性加重期,许多患者可能会出现腹胀、大便秘结、喘逆、咳痰等症状,这表明肠腑受到累及,气机郁闭。此时,积极运用通腑调气法能够有效起到肃降肺气、平喘消胀、排痰泄热的作用。

通腑法的一种常用方剂是宣白承气汤。宣白承气汤最早记载于吴鞠通所著的《温病条辨》,该方剂由四味中药组成,分别是生石膏15g、生大黄9g、杏仁粉6g和瓜蒌皮4g,具有清肺平喘、泄热通腑的功效。宣白承气汤是阳明温病肺气失宣兼腑气不通的常用方剂,生石膏具有清泄肺热的作用,生大黄可清除肠腑积滞,两者合用,既能清肺胃之热,又能通肠腑邪热积聚;瓜蒌皮具有清肺化痰、宽胸理气的作用,杏仁具有止咳平喘、润肠通便的作用,两者同走肺、大肠经,合用兼具止咳平喘、降肺气、清肺化痰和润肠通腑的功效。性温的杏仁能够制约生石膏、生大黄的苦寒之性,从而避免药物寒凉过甚而损伤脾胃。四药合用,使得宣白承气汤具有宣、清、润、降的功效。其中,"宣"指的是宣发肺气,"清"指的是清泄肺热,"润"指的是清肺润燥,"降"指的是通降腑气。因此,该方剂适用于临床上有大便秘结不通、咳嗽、高热等症状的疾病。

老年患者日久往往容易出现脾胃受损、脾运失司的情况,导致肠腑推动乏力而致腑气闭塞;而脾胃虚弱,气机升降失常,又会造成脾气不升,胃气不降,肠腑失于通降而致腑气不通;老年病久还可能出现肾气匮乏,纳气失力,导致肺气不降,从而出现肠腑失传;此外,痰热久蕴也会灼伤阴津,导致肠腑失濡,腑气闭塞。因此,在运用通腑法时,需要重视正气盈亏,并分别根据症状加入益气健脾、滋阴润肠等药。当患者出现腹胀、纳呆、便结不通、面黄少华、咳痰黄稠、咳逆气喘、舌质淡有齿痕、舌苔薄黄、脉细滑的脾虚痰热、腑气失传表现时,可选用健脾通腑法治之,方如竹沥达痰丸(六君子汤+礞石滚痰丸)。当患者出现口干、痰少而黏、腹胀便结、舌苔薄干、舌质偏红、脉细数等阴虚失濡、肠燥失传之机时,可选用滋阴润肠通腑法治之,方如麻子仁丸、增液承气汤化裁。

(五) 健脾法

脾与肺在生理病理上密切相关。在经络上,脾与肺紧密相连,手太阴肺经起于中焦,经过胃口,下络大肠,然后返回肺脏。在病理上,肺病日久会耗损脾气,导致脾运失健,水谷精微无法正常转化,反而形成痰饮,上渍犯肺,引起咳嗽、喘息、痰多等症状。当出现纳谷不香、脘腹胀满、恶心欲吐、大便稀溏、神疲乏力等症状时,提示病及脾(胃)。"脾为生痰之源,肺为贮痰之器"，若肺病及脾，子盗母气，脾气虚弱，失于健运，聚湿生痰，治疗应以补肺气、健脾气为主。

"胃为卫之源"，若脾胃虚弱，纳化皆难，元气渐弱，百邪易侵。脾胃为后天之本，气血生化之源，脾健胃纳正常，则后天气血充旺，卫外固密，贼邪难以侵入。脾胃居于中州，为气机升降之枢，脾健胃纳正常，气机升降有序，则肺气宣发肃降才能如常。通过健运脾胃，使脾胃健运有常，非但能化精微升清阳，更能运水湿降浊气，水湿不聚中州，痰浊无由而生，源清气洁，肺复清虚治节之能，宣清吐纳自如，何患喘咳咳痰之不愈。

益气健脾为最常用之法，方药：六君子汤（《校注妇人良方》）合黄芪补中汤（《医学发明》）加减。常用药物有党参、黄芪、白术、茯苓、苦杏仁、川贝母、地龙、厚朴、紫菀、紫苏子、淫羊藿、陈皮、炙甘草。加减：咳嗽痰多、舌苔白腻者，减黄芪，加法半夏、白豆蔻；咳痰稀薄、畏风寒者，加干姜、细辛；纳差食少明显者，加神曲、白豆蔻、炒麦芽；脘腹胀闷，减黄芪，加木香、莱菔子、白豆蔻；便溏者，减紫菀、苦杏仁，加葛根、泽泻、芡实；自汗甚者，加浮小麦、煅牡蛎（先煎）。

健脾助运与化痰祛邪并举治疗时，健脾助运以治本，化痰祛邪以治标。寒湿困脾时，多表现为胸闷口黏、脘腹痞胀、头晕身倦、泛恶呕吐、大便溏薄、苔薄腻、脉濡滑，当燥湿运脾，治以胃苓汤加减，药多选苍术、炒白术、厚朴、陈皮、猪苓、茯苓、泽泻、桂枝等，若寒湿甚、腹痛、水泻频剧，可加藿香、草果、干姜加强温脾燥湿之功；若浮肿尿少，可加大腹皮、生姜皮、茯苓皮等利水渗湿。若表现脾虚夹滞，见咳喘痰多、脘腹作胀、纳少、舌淡苔白腻等症时，常以异功散合杏苏二陈汤化裁，健脾助运，调气化痰；若表现脾阴不足，痰阻肺气，见咳喘气短、痰少白黏难出、口干不甚喜饮、神疲乏力、脘痞纳差、形体消瘦、手足心热、大便或溏或干、舌质淡嫩红、苔薄白或薄黄、脉虚濡略数等症时，常用参苓白术散合苇茎汤（《备急千金要方》）化裁，健脾阴、助运化、轻清化痰；若表现脾阳虚弱、痰饮内生、上渍肺金，见形寒怕冷、颜面淡白无华，或形肥肢肿，咳喘、咳痰稀薄以秋冬为剧，纳少便溏，舌淡润边有齿印，苔白滑，脉细紧等症时，治当选用附子理中汤、实脾饮、真武汤等加减，既可温脾肾化饮，又取"离照当空，阴霾自去"之意。若伴有寒饮痹阻胸阳，可以采用理中汤和枳实薤白桂枝汤的组合进行治疗；而如果脾虚导致肺经发热，出现咳喘、咳痰量多、痰色白或黄、舌头淡胖、舌苔黄腻等症状，可以采用二术二陈汤加泻白散、清金化痰汤（《统旨方》）的组合，以及小陷胸汤加竹茹的方剂，以健脾化痰、清肃肺气。对于痰热蕴肺的证候，通常采用健脾清肺化痰、寒温并用的方法，常用党参配黄芩、苍白术配桑皮、茯苓配石膏，以及六君子汤合滚痰丸的配伍。这些都可以作为临床治疗的选用方案。

（六）补肾法

肺为气之主，肾为气之根，肾能助肺纳气。呼吸的进行依赖于肺的呼出浊气和吸入清气，同时也需要肾的纳气功能。在疾病长期影响下，肺和肾的联系会变得紧密，肾的精气会逐渐损耗，导致肺无法正常主气，而肾也无法纳气，最终导致气喘加重，呼吸变得浅短困难。

《灵枢·经脉》云："肾足少阴之脉……是动则病，饥不欲食，面如漆柴，咳唾则有血，喝喝而喘。"这表明肾与呼吸的关系密切。同时，肺与心相连，它们共同位于上焦，且肺主导着气的运行，而心主导着血液的运行。如果咳嗽和气喘的症状持续很长时间，肺的功能会逐渐衰退,正常的治节功能也会受到阻碍,这会导致肺气痹阻,进而影响血液的运行,使得胸闷、胸痛等症状出现。

心气的运行和心阳的旺盛依赖于肾的命门真火,如果肾阳不足,就会进一步导致心肾阳衰,从而出现喘息不止、水肿等严重症状,最终形成多个脏器受损的危急情况。

对于肺肾气虚的患者,其症状包括喘息、气短、活动后加重、乏力、腰膝酸软、容易感冒、舌质淡、舌苔白、脉细。治疗方法为补肾益肺、纳气定喘。方药以人参补肺饮(《症因脉治》)加减:人参、黄芪、枸杞子、山茱萸、五味子、淫羊藿、浙贝母、紫苏子、赤芍、地龙、陈皮、炙甘草。

对于气虚严重且肾阳虚的患者,可以使用右归丸。对于肺肾气阴两虚的患者,其症状包括咳嗽、喘息、气短、活动后加重、乏力、自汗、盗汗、腰膝酸软、容易感冒、舌质红、脉细数。治疗方法为补肺滋肾、纳气定喘。方药以保元汤(《景岳全书》)合人参补肺汤(《证治准绳》)加减:人参、黄芪、黄精、(熟)地黄、枸杞子、麦冬、五味子、肉桂(后下)、紫苏子、浙贝母、牡丹皮、地龙、百部、陈皮、炙甘草。

对于咳喘症状严重者,可以加用(炙)枇杷叶和杏仁;对于痰液黏稠难以咳出者,可以加用百合、玉竹和南沙参;对于手足心热者,可以加用知母、黄柏、地骨皮和鳖甲;对于盗汗者,可以加用(煅)牡蛎(先煎)、糯稻根(须)。对于咳痰带血的患者,可以加用白及、阿胶和藕节;对于痰液壅盛的患者,可以加用桑皮、浙贝母和茯苓;对于长期咳嗽的患者,可以加用紫菀、款冬花以润肺下气,或使用罂粟壳、乌梅和五味子以敛肺定喘。以上用药是基于中医理论中"标在肺、本在肾"的观念,从根源上进行治疗。

七、著名中医专家的学术经验

(一)晁恩祥经验

晁恩祥教授,国医大师,中日友好医院的主任医师、教授,中医内科专业首席专家,行医50余载。晁恩祥教授长期致力于肺系疾病的中医药研究,对序贯治疗慢阻肺急性加重并呼吸衰竭有着独到见解。晁恩祥教授主张急性加重期以痰浊、瘀血、气郁等标实为主,治予泻浊化瘀,纳气醒神,辅以补益肺肾,顾护心脾,防治肺性脑病及喘脱危候;稳定期以肺、脾、肾诸脏虚损为要,治当调补肺肾,培土生金,扶正固本,协助患者平稳脱离呼吸机,促进肺功能恢复。

1. 中医病因病机

晁恩祥教授认为,本病皆从肺虚而起,正所谓"肺本虚,气为不足,复为邪所乘,壅痞不能宣畅,故咳逆短气也"。肺气虚为本病发病的首要条件之一,而外邪侵袭则为主要诱发因素。隋代巢元方《诸病源候论》指出"肺主于气,邪乘于肺则肺胀,胀则肺管不利,不利则气道涩,故气上喘逆,鸣息不通"。

年老肺虚者,卫虚肌疏,复感外邪,壅遏肺气,肃降无权,行津无力,酿生痰饮;肺气为外邪所伤,受损加重,正虚难复,升降出入功能失常,气机郁闭,血行不畅,留而成瘀;痰瘀内壅,阻塞气道,碍其宣通,以致肺气胀满,不能敛降,发为"气上喘逆""鸣息不通"等呼吸困难表现;甚者气壅痰凝,上扰神明、清窍,出现烦躁不得卧、昏聩不应等症,即今之肺性脑病表现。

肺胀迁延不愈,久则累及心、脾、肾多脏。脾肾阳虚,水道不利,湿聚成痰,痰浊内伏,既为病理产物,又为肺胀发病之根本;水湿浊邪泛溢肌肤,可见水肿等水液潴留之症,甚者上凌心肺,出现"喘如牛吼""睡卧不下"等肺源性心脏病表现,终致心肾阳衰,肺气胀满、不能敛降,肾精亏耗、失于摄纳而出现动则气喘、张口抬肩、咳逆倚息不能平卧、声低气怯、小便清长或不利等。

因此,晁恩祥教授认为慢阻肺急性加重并呼吸衰竭的总病机为肺肾气衰、痰瘀内阻,属本虚标实之证。本虚主要责之于肺、肾,亦关乎心、脾,标实则多与外邪、内生痰浊、瘀血相关。

2. 临证诊疗思路

晁恩祥教授提出慢性阻塞性肺疾病急性加重期并呼吸衰竭的临床治疗当遵循"急则治其标为主"的原则,同时兼顾中医学"治病必求其本"的理念。正如明代张介宾《景岳全书》所云"盖实喘者有邪,邪气实也;虚喘者无邪,元气虚也……此其一为真喘,一为似喘,真喘者其责在肺,似喘者其责在肾"。

（1）急性加重期:泻浊化瘀,纳气醒神。

晁恩祥教授认为其以肺肾气衰、痰瘀内阻为主要病机,总属本虚标实之证,虚主责其肺肾虚损,实则关乎气机郁滞,痰浊、瘀血内壅。痰瘀内阻,郁闭肺气,临床症见咳、痰、喘、胀的急性加重;痰浊蒙窍,上扰神明,导致神志障碍等变证;甚者水气凌心射肺,出现喘脱危候。治疗上当重视泻浊纳气醒神法的运用,标本兼治。所谓浊者,即是标实之邪;故泻浊之法,符合"急则治其标"的原则,以祛邪为先,其法有三:一为泻肺化痰。痰饮浊邪伏肺乃是本病发病之根本,外邪侵袭为诱发主因,治当外散表邪,截断病原,内蠲水饮,化痰泻浊,宣畅肺气。外邪疏散,上焦气机调畅,肺气宣降,方可运化水湿,散清降浊,肺中痰饮生化无缘,顽痰乃除。二为活血化瘀。外邪伤正,气血津液运行受阻,气机不行,郁久化热;血行不畅,留而成瘀;水津停滞,内生痰浊;痰瘀浊邪互结,胶着难化。此时可适当予以祛瘀通络之品,疏解肺络中的浊毒之邪。血瘀消散,气机调达,肺脉通利,痰水自消。三为通腑泻热。肺与大肠相表里,肺气壅塞可致腑气不通,大肠秽浊之邪又可上犯熏蒸于肺,终致肺热腑实的恶性循环。故晁恩祥教授临证注重肺肠同调,善用下法治疗合并有腹满拒按、腑气不通等胃肠功能障碍的患者。大便通利,肠中秽浊排出,肺中壅滞之气方可宣畅,上逆肺气乃平。

纳气法是针对其肺肾气虚内伤基础提出的,正所谓"虚损咳嗽,虽五脏皆有所病,然专主在肺肾",急性加重期治疗可兼用调补肺肾之品,扶正固本。肾气充沛,摄纳有度,虚逆之气方可得以下纳,从而达到纳气平喘的疗效。醒神法即为开窍法,其病机多为痰蒙心窍、上扰神明,治当对症予以清热涤痰、化瘀泻浊、醒脑开窍之法,改善其神志障碍等状况。

基于急性加重期治疗理念,承袭前人肺系疾病治疗经验,晁恩祥教授自拟泻浊纳气醒神方用于急性加重期临床救治,主要由葶苈子、大黄、石菖蒲、山茱萸组成。方中葶苈子,味辛苦,性大寒,主入肺、膀胱经,能下气行水,善治肺胀喘急、痰饮咳嗽、水肿胀满等症。大黄,味苦,性寒,入胃、大肠、肝经,主泄热解毒、荡涤积滞、行血破瘀、推陈致新,《本草正义》言其"迅速善走,直达下焦,深入血分,无坚不破,荡涤积垢,有犁庭扫穴之功"。大黄与葶苈子合用,可起到通腑泻下、清热化瘀之用。山茱萸,味酸,性微温,入肝、肾经,取其补益肝肾、敛精固虚之功,张锡纯在《医学衷中参西录》中言其"能大补元气,振奋精神,固涩滑脱",收敛之中兼有调畅之性。石菖蒲,味辛苦,性温,入心、肝、胃经,具有化痰开窍、聪明耳目、化湿和胃、散寒除痹的功效。山茱萸配伍石菖蒲,具有纳气开窍的作用。诸药相和,共奏泻浊纳气、醒神开窍之功,使痰瘀可消,肾气得纳,气逆乃平,喘汗自止,血脉畅利。

(2) 稳定期:调补肺肾,培土生金。

当慢阻肺急性加重诱因得到基本控制,肺部痰液引流通畅,脏腑功能逐渐恢复,即进入稳定期。此期外邪、痰浊、瘀血等标实已有所缓解,证型逐渐转化为以肺、脾、肾诸脏虚损为主的虚喘。晁恩祥教授结合肺肾气虚的病机特点,研制调补肺肾方用于稳定期的调护,正所谓"肺为气之主,肾为气之根,肺主出气,肾主纳气,阴阳相交,呼吸乃和",此时当以调补肺肾为要,兼顾脾胃之气,培土生金,益气扶正。组方主要由西洋参、冬虫夏草、山茱萸、五味子、枸杞子、女贞子、丹参、茯苓等构成。方中冬虫夏草主入肺、肾经,上补肺气之虚,下益肾元亏耗,兼有止咳化痰之效,清代吴仪洛《本草从新》言其"保肺益肾,止血化痰,已劳嗽",对于肺肾两虚之证疗效甚佳。西洋参,味甘苦,性凉,有益气养阴之效。枸杞子、女贞子均入肝、肾经,滋补肝肾,益精填髓,共奏纳气平喘之功。五味子酸收敛肺,补肾涩精,肺肾同调,纳气定喘。山茱萸虽主补肾固脱,调补元气,但其味酸涩,兼有收敛之效,与五味子同用,补中寓收,对肺失肃降、肾失摄纳之虚喘尤为见效。肺朝百脉,助心行血,肺气亏虚,血行不畅,停而留瘀,久病及脾,中焦气机失畅,水湿不化,聚湿成痰,故佐以丹参活血祛瘀通络,佐以茯苓健脾运湿、化痰泻浊。本方虽冠以"调补"之名,用药非尽取补益扶正之品。稳定期虽以肺肾本虚为主,余邪尚未尽除,更有痰饮、血瘀这类内生浊邪,伏藏体内,伺机而动,若一味治以补虚固本之法,妄投滋腻补益之品,反而会阻碍气机,闭门留寇。本方旨在补中寓调,标本兼顾,以补为主,以调为顺,寓补于调,以调为补。诸药合用,共奏调补之效。晁恩祥教授还指出,虚喘形成非朝夕而就,去之亦非一日之功,故调补肺肾法的运用是一个漫长的康复过程,需长期调补,缓缓图功,切忌操之过急,妄加补益,阻滞气机,正如《医宗必读·喘》中所言"治虚喘者,补之未必即效,须悠久成功,其间转折进退,良非益也"。

晁恩祥教授重视用培土生金法治疗慢阻肺急性加重并呼吸衰竭。脾为湿土,肺为燥金,母子相生,肺中津气需依靠脾土运化水谷精微来供养,脾胃一虚,肺气先绝,脾土得旺,肺金自生。而慢阻肺急性加重并呼吸衰竭患者,肺气虚损日久,子盗母气,终致脾土亏虚,故在补益肺肾之余,也应重视顾护中土脾胃、斡旋中焦气机,佐以培土生金之法,益气扶正。脾乃后天之本,气血生化之源,晁恩祥教授认为稳定期患者多脾土不固,水谷精微生化乏源,气血亏虚,基础营养及免疫状况低下,正气虚损,无力鼓邪外出,遗邪内陷,伏而后发,易导致耐药菌感染,迁延难愈;脾主身之肌肉,脾气亏虚,气血不足,则肌肉失于濡养,出现消瘦甚至失用性萎缩,不利于肢体的功能恢复,而累及呼吸肌耐力的下降,后期易导致呼吸肌疲劳、困难脱机,阻碍肺康复进程。故晁恩祥教授临证常用平胃散加减,常以太子参、麦冬、五味子、黄精、山茱萸为基础加减,肺脾同调。

晁恩祥教授还强调未病先防、既病防变调护。根据治未病的思想,提出慢阻肺应重视"冬病夏治",研制了"冬病夏治片",主要由黄芪、黄精、补骨脂、陈皮、百部等组成,具有益气助阳、健脾补肾、止咳化痰、活血化瘀等功效,可以减少慢阻肺急性加重,提高生活质量。

(二) 洪广祥经验

洪广祥教授,国医大师,长期致力于肺系疾病的临床研究,形成了自己独特的思想体系和临床风格,特别是对于肺胀的诊治有着丰富的经验。其提出"补虚泻实"为本病的全程治则,同时运用"宗气"理论指导对肺胀病的治疗。

洪广祥教授认为,慢阻肺患者的主要内因为气阳虚弱、宗气虚衰,风寒外侵是引起急性加重最主要诱因,约占73%。但在临证时需仔细辨析是单纯的风寒袭肺证,还是外寒里饮证,抑或气虚外感证。其治不离"宣散"大法,使用"温法"(温散、温宣、温化)机会很多,这与洪广祥教授"治肺不远温"学术思想相符。温肺煎、益气护卫汤和温阳益气护卫汤是洪广祥教授经验方。温肺煎由麻黄、细辛、半夏、紫菀、款冬花、矮地茶、天浆壳、生姜等组成,长于温肺散寒、化痰止咳。益气护卫汤由桂枝汤合玉屏风散、二仙汤而成。而温阳益气护卫汤则是由桂枝汤合玉屏风散加补骨脂、胡芦巴组成。两方均以益气护卫补虚为主,兼有调和营卫之功。故除用于气阳虚弱证治疗外,还常用于气虚外感证。

洪广祥教授首先把"宗气"理论引进到慢阻肺诊治中,认为患者呼吸浅短、急促和动则加剧不能单纯地认为是肾不纳气,而是宗气虚衰的表现。患者往往伴见心慌心悸、面色晦滞、唇绀舌暗、脉结代等心脉瘀阻征象,这跟宗气贯心脉、行气血的功能失常有关。宗气虚衰证患者往往病情较重,临证多选用补中益气汤治疗,但常加山茱萸、锁阳纳气平喘。

洪广祥教授认为本虚标实、虚实夹杂是慢阻肺最基本证候特点,因此提出补虚泻实是慢阻肺的全程治则。标实常为痰瘀伏肺,蠲哮汤、千缗汤为治标实的主方,不管在急性加重期还是稳定期均常使用。蠲哮汤由葶苈子、青皮、陈皮、牡荆子、卫矛、大黄、槟榔、生姜等组成。全方遵"治痰治瘀以治气为先"的治则,通过泻肺气、疏肝气、通腑气达到涤痰行瘀、利气平喘之目的,是洪广祥教授治疗痰瘀伏肺证的首选方。千缗汤出自《妇人大全良方》,由小牙皂、半夏、生姜、甘草组成,具有极强的涤痰作用,尤其适用于慢阻肺患者痰多难出、喘不能卧时。

(三) 黄吉赓经验

黄吉赓教授为沪上知名呼吸专家,潜心于慢性支气管炎等难治性肺系疾病诊治,1997年入选全国老中医药专家学术经验继承工作指导老师。黄吉赓教授认为肺胀临诊要注意根据病情明确标实证、标实本虚证和本虚证等不同阶段。根据整体情况了解患者体质和阴阳脏腑虚损。

1. 辨证思路

慢阻肺临床上以咳嗽、咳痰、喘息和胸闷反复发作的慢性过程为特征。按病情可分为急性加重期和稳定期,根据其不同的临床主要症状,分属于中医学"咳嗽""喘证""痰饮""肺痿""肺胀"等范畴,有标实证、标实本虚证和本虚证等不同证型。本病的发生,有内外两个因素,外因是邪,内因是虚;痰饮阻肺是标,肺、脾、肾功能失调是本;初起阳虚阴盛,久则痰饮化热,进而阳损及阴,可阴阳两虚,出现阴虚痰饮的复杂征象;反复发作,导致气血失调,甚至出现心脉瘀阻。急性加重期以标实为主,要分清寒热之属、咳喘之轻重;当病情逐渐好转时表现为本虚标实,要分清痰湿、痰热、瘀血之属,脏腑功能失调所在;稳定期以本虚为主,要分清阴阳气血偏损,肺、脾、肾、心之脏腑所虚,是否兼及痰瘀水饮。

2. 治则治法

分期治疗,急性加重期以标实证为主,寒证者,拟疏风散寒,宣肃肺气,化痰逐饮;热证者,拟疏风清热,化痰肃肺。病情减轻过程中以本虚标实为主,肺虚咳嗽者,拟补肺固表、肃肺化痰;脾虚痰湿者,拟健脾燥湿,肃肺化痰;阴虚痰饮者,拟益气养阴,降逆化痰;痰瘀喘促者,拟活血化瘀,降逆平喘。稳定期以本虚为主,肺卫气虚者,拟益气固表;脾虚湿困者,拟健脾化痰,理气助运;肾阳虚衰者,拟温肾助阳,益气培元;肾阴亏虚者,拟滋阴补肾,益气养血。

3. 选方用药

急性加重期以标实证为主,审证而治,咳嗽为主常以止嗽散化裁,咳痰量多以泽漆汤化裁,气喘为主常以射干麻黄汤化裁;稳定期本虚标实俱现者,常于上方随证合用玉屏风散、六君子汤、血府逐瘀汤、麦门冬汤等;稳定期本虚为主者,酌情加用右归丸、左归丸化裁。

4. 独特疗法

由于慢阻肺的发病是一个反复发作的慢性过程,缓慢进展,黄吉赓教授认为本病治疗的主要问题是如何抗复发。如何提高机体抗病能力、减少病情的反复发作是提高疗效的关键,正如《黄帝内经》所言"真气存内,精神内守,病安从来"。对于慢阻肺患者以本虚为主的稳定期采用治本治疗,经临床观察,比不用治本的患者疗效提高,患者咳、痰、喘、哮得以减轻,精神、体力、睡眠、饮食得以改善,感冒次数明显减少,说明"治本"使患者出现"精充、气足、神旺"的转机。通过扶正固本治疗,即可以达到减少和预防复发的目的。

(四）邵长荣经验

邵长荣(1925~2013 年),男,全国著名中西医结合肺科专家,教授,上海市首届名中医。邵长荣教授对慢阻肺的临诊经验颇丰,重视辨病基础上的辨证,兹将其治疗经验总结如下。

1. 咳

慢阻肺患者咳嗽,多为正气不固、外邪入侵所致。外邪中尤以风寒为主。鼻、咽部为肺之门户,首当其冲。所以邵长荣教授临诊时非常重视患者鼻、咽部的视诊和治疗,并将它们作为一个整体,每每能收到良好的效果。《素问·咳论》云:"五脏六腑皆令人咳,非独肺也。"对于久咳者,虽病因各异,但揆其要,皆为肝木郁滞以致气机受阻,影响了肺的宣肃。因此,邵长荣教授治咳重视门户,着眼于肝。

(1) 清肺通鼻,清利咽喉:肺开窍于鼻,鼻窍开通有利于肺气的宣畅。邵长荣教授临诊时注意观察患者的鼻黏膜、鼻中隔及咽喉情况。如存在鼻塞、流涕、鼻黏膜苍白、鼻甲水肿等症状、体征,则喜用通窍汤(药物组成:辛夷9 g,黄芩9 g,路路通9 g)。方中辛夷散风解表,宣通鼻窍;黄芩清肺利湿泻热;路路通祛风通络。对于咽红或伴有滤泡增生者,邵长荣教授除常用板蓝根、藏青果外,还喜用药对,如射干配胡颓子叶、玉蝴蝶配蝉蜕。胡颓子叶,味微苦,性平,有止咳平喘的作用,射干清热利咽,可活血散结,两者相配,有利咽降气、补虚敛肺之功。玉蝴蝶、蝉蜕两药均有祛风利咽的作用,两者相配,对咽痒喘鸣者有特效。治疗中,邵长荣教授经常强调处方要精,剂量要小,药味要清,既符合肺位上焦的生理特性,又可减少药物间的副作用。

(2) 清肝降火:邵长荣教授通过长期临证积累,提出"止咳不独治肺,重在治肝"的学术思想。肺主降而肝主升,两者相互协调,是全身气机调畅的重要环节。临床中慢阻肺迁延日久,以干咳为主的患者,多伴有胸胁胀闷、口干咽干、目赤易怒、大便干结等症,多由肺热内盛、肝郁化火、木火刑金所致。此时,邵长荣教授用釜底抽薪法,平肝火,清肺热,自创经验方柴胡清肺饮。柴胡清肺饮由柴胡、前胡、赤芍、白芍、青皮、陈皮、矮地茶、半夏、黄芩、桑叶、桑白皮、连翘、板蓝根、款冬花组成。方中柴胡、前胡一升一降,一燥一润,制木安金,为本方要药;白芍柔肝调气,赤芍解痉活血,气血同治;矮地茶平肝清热,清肺止咳;黄芩、桑叶、桑白皮、连翘、板蓝根、款冬花清肺利咽,止咳化痰;青皮、陈皮、半夏健脾化痰,青皮又可疏肝理气。该方中含有邵长荣教授喜用的柴胡和前胡、赤芍和白芍、青皮和陈皮3对药对。柴胡配前胡,以柴胡疏肝、前胡宣肺润肺,一疏一宣,使肺气通畅,宣肃正常,咳嗽自平。赤芍配白芍,以白芍柔肝敛气、赤芍解痉活血,对久病入络久咳者,此乃气血同用,相辅相成,更为得体。青皮配陈皮,以青皮理气疏肝、陈皮理气健脾,治疗肝强脾弱证,此乃抑木扶土之法。另外,邵长荣教授擅用古方“金铃子散”加味治疗干咳,方中川楝子、炒延胡索看似行气止痛,在临床中却具有疏肝止咳的良好效果。根据病情加矮地茶、白芍,亦可配合柴胡疏肝饮使用,可见邵长荣教授对古方的熟谙和灵活变通。

2. 痰

痰是人体水液代谢失常所致的病理产物,也是一种继发性致病因素。由于“痰”是肺系疾病的主要病理产物之一,治痰对缓解慢阻肺症状和阻断病程发展极其重要,所以邵长荣教授对治痰极为重视,着重从肺、脾、肝入手,通调气机,且善于多法联用。

(1) 清热化痰:对于痰热壅肺证,各医家一般选用清热之品,但邵长荣教授用方具有2个特点。①热者清之,当分虚实。若属里实热证,当以苦寒清热化痰,常用瓜蒌、竹沥、桑白皮、黄芩、连翘、白茅根、芦根等;若为虚热,则以甘寒滋阴清热祛痰,常用竹茹、麦冬、沙参、生地黄等。②中病即止,顾护胃气。邵长荣教授临诊处方特别注重顾护胃气,充分体现了《黄帝内经》中“有胃气则生,无胃气则死”的学术思想。苦寒药易伤胃,又易伤阴化燥,加重脾胃运化失常,所以中病即止。另外,处方多以甘寒之品为主,则可清热而不伤胃,滋阴而不碍脾。

(2) 宣肺化痰:主要针对表邪束肺、肺气失宣的咳痰。肺主宣发,肺的宣发及肃降对人体水液的输布、运行和排泄起着疏通调节作用。邵长荣教授根据感受风邪性质的不同,风寒以三拗汤加味,风热以桑菊饮加减。常用加味的药物有麻黄、石菖蒲、钟乳石、川芎、黄荆子、桑叶、菊花等,这些药有解除支气管痉挛的作用,使痰容易咯出。同时,邵长荣教授常用桑白皮,《本草纲目》中载其有泻肺降气之功。所以,搭配使用,升泻结合,使肺的宣发与肃降能够相互协调,从而更好地通调水道。

(3) 健脾化痰:“脾为生痰之源,肺为贮痰之器”,因脾虚致痰湿内生、痰浊阻肺,并伴有胸脘痞闷、纳差、便溏、苔白腻、脉滑者用此法。邵长荣教授治疗此类患者,以治脾为本,肺脾双治,以绝生痰之源。拟“平咳化痰合剂”,内含陈皮、半夏、苍术、厚朴、茯苓、甘草等,此乃二陈汤合平胃散化裁而来。二陈汤是治痰的基本方,平胃散是治疗湿困脾胃的基础方,两方相配,可奏健脾燥湿化痰之效。临诊时,邵长荣教授经常用苍术配白术,以苍术化湿健脾,以白术利水健脾,两药相配,对痰湿脾虚证效果尤佳。使用苍术时也无须忌其燥性,苔薄、苔腻皆可用。

(4) 疏肝导痰:“善治痰者不治痰而治气”,肝升肺降,则气机调畅,肝气郁结,疏泄无能,则可土壅木郁,使痰更加显著。邵长荣教授受《景岳全书》中柴胡疏肝散的启发,结合临床经验,以柴胡清肺饮疏肝理气,平肝抑木,清肺降火。

(5) 软坚消痰:适用于顽痰老痰者。此类患者由于宿痰伏内,加之气郁、血瘀,使痰瘀胶

慢性阻塞性肺疾病的中西医结合治疗

结不解。邵长荣教授拟"三海汤",由海浮石、蛤壳、海藻组成。方中海浮石攻化顽痰;蛤壳清肺化痰,散结利水;海藻消痰散结,利水消肿。此三味药,味咸性平,入肺经,有软坚化痰清肺之功,取《圣济总录》中"海蛤丸"之意。宿痰伏肺,气机郁滞,升降失常而影响血液运行,出现痰瘀胶结不解,可用此方软坚消结。

（6）通腑逐痰:慢阻肺患者大多为老年人,由于脏腑气机阻滞,中焦气机紊乱,加之气急喘息耗伤津液,出现便干便秘,加重腑气不通,浊邪上犯,实热老痰,内蕴于肺。《素灵微蕴》有言"肺与大肠表里同气,肺气化精,滋灌大肠,则肠滑便易",此时通腑泻肺犹如"提壶揭盖",腑气通畅则气机流畅,原本积聚的痰液可自肠道而下。但由于此类患者大多年老久病体虚,所以邵长荣教授不喜用大黄、番泻叶等峻泻之品,而是根据不同的兼证选用诸如瓜蒌仁、冬瓜仁、柏子仁、火麻仁、郁李仁、杏仁、桃仁等仁类药。如兼有脾胃亏虚、气血亏虚者,常用麻仁加当归;兼有尿少肢肿者,用郁李仁;伴有失眠者,用柏子仁、酸枣仁;咳喘气急者,常用杏仁配紫苏子;气血不利有瘀者,桃仁、杏仁可同用;痰热胶结,胸膈痞闷者,常用瓜蒌仁配瓜蒌皮,以宽胸理气,润肠通便。对于"水少舟停"者,邵长荣教授常用"增液汤",以推动肠道运行。

3. 喘肿

慢阻肺的喘离不开本虚标实,痰、水为标,肺、脾、肾虚为本。初期脾虚生痰,痰饮蕴肺,咳而兼喘;慢性迁延,肺失治节,由气及血,发展为痰凝气滞血瘀,喘急加重;久喘及肾,肾不纳气,动则气喘。邵长荣教授治喘注重病因病机的不同,辨证施治。

（1）健脾利水:《素问·至真要大论》曰:"诸湿肿满,皆属于脾。"所以健脾利水是一个基本的治疗原则。邵长荣教授喜用葫芦壳、苍术配白术,猪苓配茯苓、防己、车前草、薏苡仁,通过健脾利水而消痰。

（2）活血化瘀:"肺朝百脉""气行则血行,气郁则血瘀",反复咳喘,肺气胀满,气滞血瘀,使肺失治节。病理上可见肺泡膨胀,微血管受压闭塞,血管床减少,肺动脉压增高。邵长荣教授在早年临床及实验中发现,活血化瘀类药如川芎、丹参、赤芍、当归等具有活血行气之功,能改善微循环障碍,降低肺动脉压和肺循环阻力。对喘肿患者运用活血药有利于肺间质水肿的消退。此外,邵长荣教授临床发现稳定期慢阻肺患者气道中度阻塞时,其右心功能和肺动脉压即可发生异常,在患者尚无瘀血征象时,早期适当使用活血行气药,可以改善血液流变学的理化指标,降低慢性炎症因子水平。"川芎平喘合剂"在活血化瘀、增加肺循环、改善患者换气功能方面效果明显。方中主要药物为川芎、丹参、赤芍、白芍、当归、辛夷、细辛、胡颓子叶、黄荆子等,临诊时喘肿兼有瘀血征象时可用此方,此时方中赤芍、白芍须用至18 g。

（3）补肾益肺:《景岳全书》云:"肺为气之主,肾为气之根。"若肾之精气不足,摄纳无权,气浮于上,或肺气久虚,久病及肾,肾不纳气,可出现久咳喘促、痰多口干、腰膝酸软等症。邵长荣教授拟"三桑肾气汤",推崇景岳之意,补肾摄纳,宣肺平喘,降气化痰。方中桑白皮甘寒滋润,甘能补虚,寒可清热,寒不伤脾,甘不助痰,合矮地茶、功劳叶、陈皮清肺化痰。矮地茶、功劳叶是邵长荣教授喜用的药对之一,既可清热解毒,又可平肝止咳。李东垣谓:"桑白皮,甘以固元气之不足而补虚,辛以泻肺气之有余而止咳。"桑椹,味甘,性寒,滋阴清热,补肝肾之阴,又不过于滋腻碍邪。桑寄生补肝肾,且有通络活血之功,三者相伍,攻补兼施,攻不伤正,补不敛邪,以治痰蕴于肺、肝肾不足的"咳喘气短"证,此乃肺、肝、肾同治方。

（五）胡翘武经验

胡翘武主任中医师是安徽省名中医,在60余载的岐黄生涯中,对慢阻肺的诊治,无论是审证求因,选方择药,抑或稳定期的巩固治疗,均积累了十分宝贵的实践经验。

1. 实喘开泄

审内外而祛邪为务。实喘皆由内外之邪,或风寒凝闭,或痰热壅遏,客袭肺金,致其治节无权,宣肃不利,或肺气郁痹,或气道痹阻,此时当急予开泄,速祛客邪是务。外邪客袭不论寒热,三拗汤为最佳方选。三拗汤虽为辛温疏风解表、止咳平喘之方,但"麻黄轻清上浮,专疏肺郁,宣泄气机,是为治感第一要药。虽曰解表,实为开肺;虽曰散寒,实为泄邪。风寒固得之而外散,即温热亦无不赖之以宣通"(《本草正义》)。本方以麻黄为君,实为宣泄气机、疏散客邪之佳剂。临证时可视寒热不同而伍温凉相辅耳。如见面青唇紫,畏寒肢冷,舌淡苔薄白,脉浮紧或弦紧者,此为风寒凝闭,宜本方加细辛、金沸草、桂枝、紫苏叶、姜半夏、生姜等,常收一剂知、再剂已之效。细辛,味辛,性温,非但能疏散风寒,且对阴冷所致之喘咳尤为独擅;金沸草味辛咸,性温,既能宣散,又能肃降,一药而秉宣肃之用,二药为风寒喘咳必加之品也。若面赤多汗,气粗息高,口干,舌红苔薄黄,脉浮滑数之风热见证时,予三拗汤加生石膏、石韦、黄芩、芦根等,3~5剂奏效。方中石韦大多视为利水通淋之品,殊不知该药苦甘凉,入肺,为清肺泄热、平喘止咳之良药,凡风热袭肺或痰热恋肺而致咳喘皆可择用。尚有阳热之体,外感风寒,呈内热外寒之机,定喘汤虽为常用之方,但不及《太平惠民和剂局方》之金沸草散加生石膏、石韦、黄芩等来得敏捷可靠。痰浊壅肺而致肺气闭阻,气道壅塞,呼吸不利,喘促气急者,是实喘在里病邪之作祟,治疗时急当泻肺金痰浊,复其宣肃治节之能,喘证之症始减轻,而有向愈之望,但应中病即止,或病衰大半改用小量轻投善后。然亦有寒痰与热痰之异:如痰热蕴肺,气道壅遏,肺失肃降,舌红苔黄腻,脉滑数者,速予千金苇茎汤加葶苈子、桑白皮、鲜竹沥等清热泻肺,化痰平喘,方中葶苈子可重用20 g左右,因其质轻味淡,入肺经,功擅泻肺利水化痰,是一味除痰泄热止咳平喘之良药,并非峻猛之品,重用之也未见任何不良反应。若为寒痰凝滞,或水饮上渍,症见面色青晦,胸闷气促,口淡喜唾,舌淡苔白滑,脉弦紧或沉弦,宜小青龙加皂角刺,并加重桂枝、细辛用量。其中皂角刺味辛,性温,温肺豁痰,攻坚散结,对寒痰水饮凝滞而致喘咳、胸痹气促甚为合拍;桂枝可加至15~20 g,非但温肺散寒,更具降逆平喘之用,细辛10~15 g,其散寒平喘作用尤著。

2. 虚喘补填

辨三脏而必佐镇纳。虚喘,少有客邪,多为元气虚惫,精血衰败,气短不续,吐纳不利,常呈但出不能纳,心慌气怯,声低息微,动则更甚等,虽与肺气虚无主或阴伤失濡关系致密,但与健运中州、纳守气根之脾肾也不无关联。脾为肺之母,后天乏源,元气伤损,母病及子,肺无不虚。肾为肺之子,下元虚败,阴精枯竭,子病及母,肺必受累。且三脏之中又有阴虚阳损之异,更有母子相因、上下交损之害,故治疗虚喘,必审肺、脾、肾三脏轻重主次,阴阳虚损之不同而治之。补气、温阳、滋阴、填精虽为治疗大法,然频投方药,疗效总难遂人意何也。胡翘武主任认为虚喘之机,无不由精损气虚,肺主气失司,肾纳气无权,脾气困顿,致气逆奔迫,内境不宁,虚而且乱,喘促无以平息,然补虚之剂缓不济急,滋填之方难收即效,此气欲静而冲不止也,必择镇纳之品或主或辅地添于滋补充填方中,方可使气返根宅,肺金无扰,喘促庶能渐减。镇纳之法非敛降冲气不为功,"冲脉起于气街,并少阴之经,挟脐上行,至胸中而散",既附丽肝肾,又隶属阳明,必赖阴精水谷之温煦滋养而得敛藏,若失其所养,势必冲逆不靖,循胸击肺,而有"逆气里急"之冲脉为病,使本已不宁之内境更为之逆乱,是故镇纳敛降冲气之品诚不可阙如。临床习用赭石、紫石英、桂枝、五味子、磁石、沉香、牡蛎、龙骨、牛膝等,因其性味各异,归经不同,应用时当随证而择之。虚喘辨治大致如下:肺肾阴虚,除喘促气急、呼吸不利等症外,舌淡红乏津,有细裂纹,少苔,脉细数为必见之症,宜生脉散,重用五味子,加泽泻、怀牛膝、磁石、生牡蛎等。肾虚精竭,舌多暗红无苔,两目无神,头昏耳鸣,腰膝酸软,脉沉细数而无力等,方宜左归丸去鹿角胶,加五味子、磁石、赭石等。肾阳虚败、命火衰微,舌淡润边有齿印,苔薄白,脉沉细迟弱,形寒肢冷,溲遗且清,右归丸加紫石英、沉香。中土虚惫,脾肺气虚,保元汤加紫河车、沉香、五味子,如兼中阳式微,水饮不化者,加茯苓,易肉桂为桂枝,并加大用量。若阳明津伤,肺胃燥热,宜清燥救肺汤合生脉散化裁。如此从阴从阳,补降兼施,俾隶属阳明、附丽肝肾之冲脉,得中宫之培补,又得下元之滋填,镇纳后之冲气藏敛不逆,或少逆而无碍内境时,促喘急之证自有逐日宁止少发之验。

3. 久喘必瘀

喘证大多病程久远,"久病必瘀"古有明训。气机失主无不影响络脉之瘀滞,瘀阻之脉络又更能加重肺气之郁,如此气滞血瘀,反复因果,肺络瘀阻为其必然。再从患者面晦唇绀,爪甲青紫,舌质瘀斑,以及西医学之血液流变学、甲襞微循环之测试来看,无不证实瘀血病机之存在。故活血调营、通络逐瘀应视为必用之法。胡翘武主任在用通常活血化瘀之草木药品之同时,常择虫蚁搜剔动物药参伍相应方中,谓虫蚁之搜剔攻逐有草木之品不可比拟之功,且大多在潜移中奏捷。因动物药皆灵动之物,血肉有情,故攻逐之中尚有滋补强壮之效,用之得当,对控制症状、缓解病情将起到十分积极的作用。因其性味功用各有不同,运用时应有针对性,选择更能恰到好处。寒喘,肺气郁闭,络脉瘀阻之人,予三拗汤合金沸草散方中加既能轻清疏风、宣肺化痰散结,又能解痉平喘之蝉蜕、僵蚕、蜈蚣,常可收事半功倍之效。痰热蕴肺,肺失清肃,络脉瘀热,每于千金苇茎汤合泻白散方中加清热化痰、通络平喘之地龙、水蛭。若为寒痰凝闭,肺络痹阻,则于小青龙增损方中加蜈蚣、露蜂房,以增强蠲痹通络散寒平喘之效。脾肺气虚,络脉瘀滞之虚喘久罹者,胡翘武主任则喜于相应方中或增紫河车,或加露蜂房、冬虫夏草以通络平喘,补益精血,疗效著然,但宜研末缓缓调治更佳。肾督阳虚,肺络瘀痹,久喘气逆之人,常表现形体瘦弱衰败,四末冷凉,面颊青晦,腰脊终年酸软不温,舌淡暗或青紫,或有瘀斑,而脉沉涩细弱者,常于阳和汤中加海马、蛤蚧、露蜂房,以增温补肺肾,调气活血,而奏止咳平喘之效。若为肾阴暗耗,肺失滋润,络脉失濡,血燥且瘀者,于多味滋阴润肺、纳气平喘方中或辅以咸寒清热滋阴通络之龟甲、水蛭,或佐以咸寒通络逐瘀散结化痰之鳖甲、地龙等,无不对提高疗效、缩短病程助一臂之力。但对上述虚喘之调治,宜施王道之法,或补降合用,或攻补兼施,使虚者得补,瘀阻能通,冲能敛藏,在缓治中可望建功。

(六) 李石青经验

李石青主任为江苏省中医院主任医师,对慢阻肺、哮喘的临床治疗积累了丰富的经验,其对慢阻肺论治有颇多创见,擅从《金匮要略》胸痹候立法,疗效颇佳。慢阻肺临床多见胸满如窒,胸痛短气,呼吸欠畅,甚至喘息不得卧,其痰饮浊瘀,胸阳痹阻,又与胸痹病机相同。李石青主任善用辛苦降泄、滑利通阳之品,辛以宣肺、苦以降逆、滑以泄痰。

李石青主任认为胸痹病位不独在心,尤关于肺。外邪袭肺,久咳气喘,气窒痰痹,胸阳乃闭,则胸满短气,呼吸欠伸。李石青主任认为慢阻肺之胸痹证属肺经气分,病理性质属寒属实,常易化热成瘀,病位初在肺、上焦,日久三焦受之,病及脾、肾;病理性质由实致虚,由阳及阴,虚实夹杂。重者热动肝风,痰蒙神窍,气失治节,由虚致脱。慢阻肺胸痹以胸阳不振、气痹邪恋为主要矛盾,治当通阳宣痹,理气化痰。《金匮要略》以瓜蒌薤白半夏汤为治疗胸痹的代表方,在此基础上,选用杏仁、半夏、厚朴、紫苏子、蛤壳、连翘等酌情配伍。然本病因涉及寒热转化,痰气兼并,气病及血,虚实夹杂,须与他法配合运用。

1. 配苦泄法

对痞气未开,气郁化热,痰从热化,内热偏重者,常用杏仁、石菖蒲、紫菀、半夏、栀子、黄连、淡豆豉等。若痰黄喘鸣,肺经热盛,加黄芩、桑皮、射干;若心悸、心烦、尿赤者,心经有热,宜加连翘、丹参等。

2. 配化痰法

对胸痹未开,气郁化痰,症见舌苔黄腻黏,脉弦滑,胸闷痰多,咳吐不利,呼吸不畅,常配半夏、旋覆花、浙贝母、杏仁、桔梗、陈皮、紫菀、枳实等。痰郁化热,耗伤肺津,常加清热化痰之品,如知母、天花粉、蛤壳、玉羹汤、莱菔子、竹沥、姜汁等。痰从寒化,水饮阻气,予茯苓杏仁甘草汤、苓桂术甘汤等。

3. 配化瘀药

对气滞血瘀,胸闷如窒,心胸作痛,苔腻质紫,脉细滑者,常配石菖蒲、郁金、桃仁、丹参、海藻、桂枝、甘草等。

4. 配补养法

本病多为年老体弱者,发作期虽以实证为主,但往往夹杂虚证。若偏气虚者,常配党参、茯苓、白术、桂枝、薤白;喘者,加厚朴、杏仁;偏于阴虚者,常用南沙参、麦冬、知母、浙贝母、天花粉、瓜蒌、紫菀、射干、蛤壳、莱菔子等;若偏肾虚,气失摄纳者,常用杏仁、紫菀、白前、紫石英、山药、核桃仁、冬虫夏草等。

(七) 潘智敏经验

潘智敏主任中医师,浙江省中医院,从事中医临床工作近40年,临证经验丰富,特别是在老年人常见慢阻肺的诊治方面,具有独到心得。

1. 病机特点归纳

潘智敏主任认为,慢阻肺的病机特点:①外邪常为诱因,肺中多有宿痰;慢阻肺的患者多有素体肺脾气虚,肺虚卫外不固,易受外邪侵袭,脾虚水液运化无权,痰湿内生。因有正虚痰盛,外邪更易侵袭,导致本病发作。②因热而生痰,痰瘀而化热;痰能化热,又因为火热而形成,痰与热在一定条件下互为因果。潘智敏主任认为慢阻肺感受外邪中,以热邪多见,即使初起为风寒,亦多会郁而化热。③痰热而致瘀,因瘀而痰难消;临床常见慢阻肺病程长的患者多有面色、唇色青紫,凝血功能呈高凝状态。痰瘀热盛,灼津炼液,水道不利,气机不畅,导致血行瘀滞;血瘀影响气血之载运,影响药物发挥作用,不利于痰热的清除,导致清泄化痰之药力有所不逮。④痰热、血瘀为主要病机环节。痰热、血瘀作为基本病机因素,贯穿慢阻肺各个发病阶段。

2. 分期辨治

潘智敏主任认为,慢阻肺临床表现复杂多样,急性加重期和稳定期病机治疗皆有区别,应分期辨治为宜。

(1)急性加重期:是在素体肺脾虚衰或兼夹不同程度的痰饮或瘀血的基础上,因外感新邪而诱发。此期多是邪实正虚、虚实夹杂,病变的关键为"痰热"。潘智敏主任认为,慢阻肺感受外邪以热邪为最常见,偶可见寒邪,也常见郁而化热。多出现烦热渴饮,痰黄稠,舌红绛、苔黄,脉弦数等。若素体阴虚,则更容易出现痰热炽盛,伤津耗伤阴液;若素体阳虚,临床症状虽有差异,但入里化热趋势相同。

在治疗方面,急性加重期感受外邪是主因,故应以治标为先,不使病邪入里传变而伤正气。首先,用药以清热解毒为主,宣肺化痰,清解外邪,清化热痰。因为痰多由热生,所以应该清热重于祛痰。其次,活血化瘀也很必要,因本病严重时可导致缺氧而常伴有面色爪甲青紫、舌下瘀筋明显。依肺气虚,心营亦虚,气行血行,气滞血瘀之理,又因慢阻肺患者素体瘀滞之血,常常利于病邪生长而不利于痰热的清除,而且慢阻肺的患者多年老体衰,多病伴发,常有冠心病等并存。因此,在清热药中伍用活血化瘀药,既能改善气血运行,使药物易达病所,从而加强清泄之力,同时对促进心肺血液循环亦能起到一定作用。同时,对因热盛伤阴耗津者,应当适量应用养阴不碍邪之清热生津之品;正虚无力祛邪者,伍用人参、黄芪,扶正祛邪。

(2)稳定期:是指感染被控制的情况下,咳嗽、咳痰、气短症状稳定或较轻,属邪未祛尽,正虚日甚阶段。潘智敏主任认为此期的突出矛盾已由急性加重期的"痰与热"转化为"虚和瘀"。脏器虚衰多集中于肺、脾、肾,而且肺、脾、肾虚损以肾为主,同时常兼痰瘀之标。在治疗上,以"扶正"为基本原则,同时兼活血化瘀,辅之清肺化痰或蠲饮涤痰,延缓病程进展,提高患者生活质量。①肺卫不固:潘智敏主任多用以益气固卫,如玉屏风散、参苏饮为主,常重用黄芪。同时在益气药中常佐马兜铃、蛤壳、海浮石、枇杷叶等止咳化痰之品。另外,慢阻肺肺气虚证患者常为过敏体质,所以主张适当加入疏风抗过敏药物,通常选用苍耳子、防风、蝉蜕、浮萍、地龙等。②气阴不足:慢阻肺多见高龄患者,长期痰热内盛,虚火内炽,阴液暗耗,多存在气阴两虚,如伴咳声低弱及言语无力、舌红脉细者,应治以养肺阴兼益气之法,药用北沙参、麦冬、野百合、山海螺,同时对肺阴虚者所用益气药,当选清补之味,如生晒参、太子参、西洋参等。如果肺阴虚导致肾阴不足者,药用生地黄、五味子、山茱萸、女贞子、龟甲等。③脾虚痰蕴:"脾为生痰之源",在治疗中既要清肺热,同时也要健脾化痰,治疗上当以扶中化痰为主,药选四君子汤合款冬花、紫菀、紫苏子、白前、白芥子、化橘红、姜半夏、佛耳草、钟乳石等。④肾不纳气:"肾为气之根",肾虚则根本不固,摄纳无权,吸入之气不能摄纳于肾,则气逆于肺,动则喘促。多选用紫石英、五味子、巴戟天、肉苁蓉、淫羊藿、仙茅、炒牛膝、菟丝子、鹿角胶,以及人参蛤蚧汤、肾气丸等。

(八)张炜经验

张炜,上海中医药大学,长期从事呼吸道疾病诊治,对慢阻肺的治疗有独到见解。慢阻肺常见症状为咳、痰、喘,张炜教授以痰气理论指导治疗,疗效显著。

"气病致痰生,病痰气可致肺失宣肃",发为咳嗽,"治痰先治气""治气以止咳"贯穿本病的治疗。概括为治咳四法,治气为先。

1. 益气化痰止咳(肺、脾、肾为要)

补益脾肺之气,为治疗咳嗽之肺脾气虚、痰湿内蕴证的关键。临证许多青壮年咳嗽患者,常因过食生冷或饮食不节,缺乏锻炼,损伤脾胃,脾胃气(阳)虚,痰湿内生,母病及子,肺气亦虚,或年老肺气虚弱,表现为咳嗽声低,痰多,但痰色白质稀,伴见气短懒言、倦怠易累,可予四君子汤为基础,加南沙参益气化痰,党参、黄芪、太子参补益脾肺而不助湿生痰。久咳伤肺、久病伤肾,或先天不足、年老肾衰,症见咳嗽伴少气不足以息、喘息、形寒畏冷,腰酸乏力,当在补脾基础上加用灵芝、冬虫夏草、蛤蚧、核桃仁等补肺纳肾,更甚者可因病程进展或药物使用不当累及脾肾阳气,出现畏寒肢冷、五更泻、腰酸冷等症,补气温阳则为本证咳嗽的基本治法,在补益肺、脾、肾之气的基础上选用肉桂、补骨脂、淫羊藿、干姜、五味子、巴戟天、菟丝子等,或选用温肺方(如三子养亲汤)、温脾方(如苓桂术甘汤)、温肾方(如肾气丸、苏子降气汤)等经方加减,方奏益气(温阳)化痰止咳之效。治病求本,此证之本即肺、脾、肾之不足,在补益肺、脾、肾基础上配合选择化痰药物,方能痰化而咳止,否则徒用燥烈化痰的药物,不仅伤气耗阴,还常致痰愈难咳,咳愈甚。临床辨证应密切结合患者体质、症状及体征以指导选择法、方、药,脏器虚损者需注意"培土生金""金水相生"法的运用。

2. 理气化痰止咳(肺、肝、脾首重)

"气不顺"乃咳嗽、咳痰的重要病因,理气作为关键治法其要义乃顺调肺、脾、肝、胃、大肠之气。如肺气郁闭者当以开宣肺气为法,常选用桔梗、麻黄、杏仁、瓜蒌皮、荆芥等,鼻、咽皆为肺窍,伴有咽痛或咽喉不利者常选用射干、马勃、蝉蜕、牛蒡子等宣肺利咽,伴鼻塞喷嚏者常选用藁本、白芷、辛夷、路路通等宣肺通窍。肝失条达、肝气郁滞、横逆犯肺亦常致咳嗽,当疏肝理气以复肝、肺气机止咳,常选用陈皮、青皮、香附、郁金、玫瑰花、野蔷薇花、八月札等;肝经有热者常伍以柴胡、黄芩、野菊花、夏枯草等;若气滞尤甚,可予以青皮、橘核、荔枝核等破气之品。久咳入络,络伤血瘀者,橘红、橘络、丝瓜络乃通肺之气络要药,合以牡丹皮、丹参、景天三七等则畅达血络,其效如桴鼓。此证患者可常食百合、合欢花、玫瑰花调气解郁。脾胃气机不畅与痰浊内生、肺失宣降常互为因果,调理脾胃升降,方能化痰、杜绝"生痰之源",以复肺之气机达到止咳之目的,可选用仲景之半夏泻心汤,据症伍以枇杷叶、旋覆花、赭石、木香、苍白术、茯苓等,若反酸尤甚者可加用乌贝散或瓦楞子等。在上述基础上辨证选用清化痰热药物如射干、浙贝母、瓜蒌、金荞麦、前胡、桑白皮,温化寒痰药物如陈皮、半夏、紫苏子、白前、白芥子、天南星,润肺化痰药物如百部、枇杷叶、款冬花、紫菀等,方能标本兼顾,奏气畅而痰化咳止之功。

3. 降气止咳化痰(肺、肝、胃、大肠宜顺)

李梴《医学入门》中有"肺为气之主,逆而不下则咳"之言,强调了肺气逆而咳。《医学三字经》中有"然肺为气之主,诸气上逆于肺则呛而咳"之言,表明肺气逆或他脏气逆及肺为咳嗽的重要病机。调畅肝、胃、大肠之气机为降(肺)气止咳的重要治法。平肝止咳为临床常用治咳之法,自觉气逆、咳嗽面红目赤或情绪激动、头晕目眩、胸胁咳痛等症状提示患者咳嗽与"肝气逆而犯肺"密切相关,常选用柴胡、白芍、郁金、香附、玫瑰花、矮地茶、枇杷叶、枳壳、枳实、青皮、前胡、半夏、陈皮、厚朴等。若伴见大便干，或黏腻，或不畅，或腹胀嗳气则舒，提示大肠传导失司，致肺宣降失常而病咳，可选紫苏子、莱菔子、枳实、陈皮、大腹皮、厚朴等。咳嗽、咳痰伴有嗳气、反酸等症状，或有气冲之感，乃肺胃气逆之表现，当选用旋覆花、赭石等以降肺胃逆气。降肺胃逆气有温凉轻重之分，辨热者伍以黄连、黄芩，寒者加用荜茇、刀豆、丁香等，反酸剧者常常加用乌贼骨、浙贝母等抑酸、化痰，胃肠实邪积滞尤甚或见大便干结不下者亦可仿仲景三承气汤法，以下治上，通调脏腑气机，化痰止咳。

4. 清气化痰止咳（肺、肝、脾、胃、大肠为先）

清气化痰止咳为许多感染后咳嗽的重要治法，名方清气化痰丸（《医方考》）为临床常用加减方，吴昆言此为痰火通用之方也，现仍为后世清气化痰的配伍典范。在吴昆所论"气之不清，痰之故也，能治其痰，则气清矣"的基础上，丹溪"气有余便是火"理论亦提示清气在"化痰止咳"的过程中起着重要作用。"清气"乃清肺、脾、胃、肝、大肠（心）等脏腑之气以绝痰之再生，亦乃清痰湿久蕴而生火化热之痰气以利气清而痰消咳止。故对于呼吸气粗、咳嗽咳黄痰或黄脓痰、舌质偏红、苔黄腻、脉滑数或弦滑数者，当选用莲子、黄芩、生石膏、桑白皮、地骨皮、葶苈子、胆南星以清（泻）热，在此基础上加用清热化痰之品以达气清、热消、痰化、咳止之功。亦当辨证伍用不同药物以清脏腑之热，如对于脾气急躁、易怒、口苦咽干目赤、舌红苔黄腻、脉弦滑数者，常常加用柴胡、黄芩、栀子、郁金等以清肝。平素嗜食肥甘厚腻，而致体胖、易发湿疹、咳大量黄痰、口苦口腻、舌苔黄腻、脉滑数的患者，乃湿热内蕴脾胃，致使痰热阻滞肺胃气机而生咳嗽，宜予黄连、白扁豆等配伍。痰湿久蕴易化火热，礞石滚痰丸乃治疗顽痰化热的典范，临证可予蛤壳、黄芩、青礞石、瓜蒌、胆南星、枇杷叶等配伍清化顽痰。

八、慢阻肺的现代中医临床研究

（一）急性加重期

孙子凯将急性加重期分为七型治疗。痰热蕴肺兼肺肾两虚型，治以清肺化痰，平喘止咳；痰饮伏肺兼肺肾气虚型，治以温肺化饮，平喘止咳；正虚邪恋兼气阴两虚型，治以益气养阴，肃肺化痰；肺热痰瘀兼气滞肺痹型，治以泻肺豁痰化瘀，宣痹宽胸；肺热痰瘀兼脾肾阳虚型，治以温补脾肾，虚实夹杂之证，是急性加重期的常见证型。肺热痰瘀并痰蒙心窍型、肺热痰瘀并心阳欲脱型为慢阻肺肺源性心脏病加重期危重证。孙子凯提出本病应以豁痰泄浊以通其气，清化宣散继祛其邪，燥湿健脾以顾脾胃，清养肃肺以善其后，益气生津以顾其本为治疗原则。

陈继婷将急性加重期分为四型施治：外感风寒、寒饮停肺者以温肺化饮为法，用苓甘五味姜辛汤加减，药用茯苓、紫菀、款冬花、法半夏、荆芥、防风、前胡、干姜各10 g，五味子、甘草各6 g，细辛3 g；肺气虚弱、痰湿阻滞者用温肺益气、化痰止咳为法，用补肺汤加减，药用熟地黄、黄芪、党参各15 g，桑白皮、紫菀、款冬花、前胡、法半夏、陈皮各10 g，五味子、白芥子、紫苏子各6 g；脾阳虚弱、痰饮内停者以温脾健运为法，用苓桂术甘汤合六君子汤加减，药用茯苓、桂枝、白术、法半夏、陈皮、党参各10 g，前胡、紫菀、紫苏子、厚朴、杏仁、白芥子、甘草各9 g；肾阳虚弱、痰瘀互结者以温肾化饮逐瘀为法，用痰饮丸加减，药用附片、苍术、白术、莱菔子、白芥子、紫苏子、法半夏、厚朴、当归、丹参各9 g，干姜、肉桂、五味子、甘草、沉香各6 g。

朱频认为急性加重期宜分三个阶段施治:第一阶段病情重极,宜通腑泄热配合机械通气,常用药物有生大黄、枳实、厚朴、石菖蒲、郁金、桃仁、黄芩、葶苈子、麻黄、胆南星、全瓜蒌、鱼腥草、金荞麦等;第二阶段腑气已通,实热已除,主要矛盾在于痰与瘀,宜理气化痰、活血化瘀,以分消痰浊瘀血,常用药物有桃仁、红花、当归、川芎、紫苏子、莱菔子、白芥子、郁金、全瓜蒌、象贝母、法半夏等;第三阶段邪虽已去,然正气亦亏,治当大补元气或养阴之法,常用药物有太子参、白术、茯苓、陈皮、木香、砂仁、法半夏、南沙参、北沙参、麦冬、玉竹、麦芽、山药、薏苡仁、百合等。

刘小虹等认为急性加重期痰热壅肺型用千金苇茎汤加减,痰浊郁肺型用三子养亲汤加减。

任明智在对于急性加重期外寒里饮型病例的临床治疗中运用了小青龙汤,依据所得结果来看,基础治疗组和加用小青龙汤组分别达到了68%和90.2%的有效率。

(二) 稳定期

徐志瑛将稳定期分为三型,并提倡冬病夏治:①肺肾气(阳)虚用夏治1号(黄芪、菟丝子、紫石英、重楼、莪术、川芎等制成冲剂)。②气虚痰湿型用夏治2号(党参、苍术、胆南星、黄芩、野荞麦根、桑白皮、川芎、赤芍制成冲剂)。③气阴两虚者用夏治3号(南沙参、石斛、黄精、黄芩、桑白皮、黄芪、赤芍、莪术制成口服液)。每年6月20日~9月20日用药,此为1个疗程,以预防当年冬季和次年春季的急性发作。徐志瑛认为在慢阻肺稳定期,可治以健脾、补肺、温肾纳气、益气养阴、活血化瘀,常用别直参、西洋参、冬虫夏草、蛤蚧、川贝母、三七,研细装胶囊,长期服用,能明显提高患者机体的免疫功能,改善微循环,稳定心肺功能,减少复发,冬季如病情稳定,还可采用冬令调治的方法,服用膏滋药。膏滋药是按个体症状不同,进行辨证论治,立法组药,常采用补肺、益肾、健脾、活血、清肺祛痰之法,配用鹿角胶、龟甲胶、阿胶、冰糖、黄酒制成膏剂,于冬至到春分之间服用。

余学庆将稳定期分为肺肾气虚、气阴两虚、肺肾阴虚、肺气虚、痰气互结、肺脾气虚六种证型,治疗应以缓则治其本为要,治疗应以益气健脾、滋补肺肾为常法,同时注意理气,防止滋阴以助痰饮之邪。慢阻肺以本虚标实为主要病机,本虚以气虚、阴虚为主,标实以痰阻、气滞、血瘀相互交结为主。由于疾病病期不同其标本虚实特点亦随之而有所变化,因此,对慢阻肺的辨证要着眼于本病的基本病机,临床辨证施治还应注意病期变化对证候的影响。

李建生认为稳定期的防治策略与目标是缓解症状、预防疾病进展、降低急性加重发生的风险,治疗应以"缓则治其本"为原则,法以扶正(补肺、健脾、益肾)为主,佐以化痰、活血。根据肺功能(气流受限严重程度)分级:GOLD Ⅰ、Ⅱ级慢阻肺患者重在保护肺功能、延缓疾病进展,治疗以扶正(补肺、健脾辅以益肾)为主,佐以化痰、活血;GOLD Ⅲ、Ⅳ级患者重在减少急性加重、提高生存质量,治疗以扶正(补肺、益肾辅以健脾)为主,佐以化痰、活血;晚期患者应注重合并疾病的防治、降低死亡风险、提高生存质量,尤其要注意降低慢性呼吸衰竭病死率,治疗应以益气、活血、化痰为主。

徐贵华认为稳定期患者以虚证为主,且以肺肾两虚证为多,可用补益肺肾法治之。补肺益肾方由黄芪、生地黄、怀牛膝、女贞子、山茱萸、菟丝子、淫羊藿、五味子、款冬花组成,可培护正气、补肺益肾、纳气平喘,使肺宣发肃降有序、肾摄纳封藏有度,进而发挥治疗作用。临床研究结果表明,补肺益肾方联合西医常规疗法治疗肺肾两虚型中重度慢阻肺稳定期患者疗效满意,能有效减少急性加重次数,改善肺功能,提高患者的运动耐力和生活质量,其机制可能与调节血清炎症因子水平有关。

张伟认为稳定期的发生与肺肾相关,虚是内在因素,气阳虚是其本虚的关键,气阳虚涵盖了元气、宗气和卫气之虚,治疗可从气论治,疾病早期以肺虚为主,病情进一步发展,伤及脾,以肺脾两虚为主,到疾病后期,"久病必虚""久病及肾",肺、脾、肾三脏均有虚证表现。肺脾肾虚是慢阻肺发生及反复发作的重要内因。

参 考 文 献

毕蓉蓉,张惠勇,王磊,2015.邵长荣教授治疗慢性阻塞性肺疾病临床经验[J].河北中医,37(4):487-490.

陈湘君,2013.中医内科学[M].2版.上海:上海科学技术出版社:65-71.

陈亚红,冯淬灵,王婧,等,2022.慢性阻塞性肺疾病免疫调节治疗专家共识[J].中国全科医学,25(24):2947-2959.

韩彦,张燕,蓝嘉欣,等,2021.国医大师晁恩祥教授序贯治疗慢性阻塞性肺疾病急性加重期呼吸衰竭临证经验[J].中国中医急症,30(5):905-908.

李建生,余学庆,2019.慢性阻塞性肺疾病中医分期分级防治策略[J].中医杂志,60(22):1895-1899.

慢性阻塞性肺疾病急性加重诊治专家组,2023.慢性阻塞性肺疾病急性加重诊治中国专家共识(2023年修订版)[J].国际呼吸杂志,43(2):132-149.

慢性阻塞性肺疾病中西医结合管理专家共识写作组,2023.慢性阻塞性肺疾病中西医结合管理专家共识(2023版)[J].中国全科医学,26(35):4359-4371.

史锁芳,2013.慢性阻塞性肺病中西医结合治疗[M].北京:人民卫生出版社:25-30.

徐贵华,张炜,史苗颜,等,2022.补肺益肾方联合西医常规疗法治疗慢性阻塞性肺疾病稳定期的临床研究[J].上海中医药杂志,56(6):50-54.

严世芸,王永炎,2009.实用中医内科学[M].2版.上海:上海科学技术出版社:195-199.

余小萍,2011.黄吉赓肺病临证经验集[M].上海:上海科学技术出版社:45-47.

张伯臾,1999.中医内科学[M].上海:上海科学技术出版社:71-75.

章程,李映霞,王丽华,等,2019.基于病案挖掘的国医大师洪广祥辨治慢阻肺经验总结[J].中医药通报,18(5):44-48.

中国医师协会呼吸医师分会,中华医学会呼吸病学分会,中国康复医学会康复专业委员会,等,2021.中国慢性呼吸道疾病肺康复管理指南(2021年)[J].中华健康管理学杂志,15(6):521-538.

中华医学会呼吸病学分会慢性阻塞性肺疾病学组,中国医师协会呼吸医师分会慢性阻塞性肺疾病工作委员会,2021.慢性阻塞性肺疾病诊治指南(2021年修订版)[J].中华结核和呼吸杂志,44(3):170-205.

第八章　慢性阻塞性肺疾病的中西医结合治疗

第九章　慢性阻塞性肺疾病的中西医结合康复

第一节　肺康复的概述

肺康复的定义是"在全面评估基础上,为患者提供个体化的综合干预措施,包括但不限于运动锻炼、教育和行为改变,目的是改善慢阻肺患者的生理及心理状况,并促进健康行为的长期保持"。具体来说其是一种基于根据患者彻底评估而制订出详细方案的综合干预措施,内容不仅限于运动训练,还包括患者教育和行为改变,旨在改善身体及慢阻肺患者的心理状况,促进长期坚持健康行为。

肺康复适用于任何患有慢性呼吸系统疾病的个人,规范的肺康复可减轻慢阻肺患者呼吸困难症状、提高运动耐力、改善生活质量、减轻焦虑和抑郁症状、降低急性加重后 4 周内的再住院风险。诸多研究证实,无论基线年龄和疾病严重程度如何,肺康复训练都是有益的。重度慢阻肺患者可从肺康复训练中获益,并且在疾病早期进行肺康复干预,可使患者维持体力活动能力并加强预防效果。在慢性呼吸道疾病患者中,患者的健康状况、运动耐力、身体活动、肌肉力量、工作表现和日常生活活动降低,以及使用医疗资源增加,可用于指导慢阻肺肺康复患者的选择过程。临床医师应考虑给 $FEV_1 > 50\% FEV_1$ 预计值但具有肺部症状及运动受限的慢阻肺进行肺康复治疗。慢阻肺患者肺康复常见适应证包括:呼吸困难及慢性呼吸道症状;与健康有关的生活质量受损;机体功能状态下降;职业表现下降;日常生活中难以自理;药物治疗困难;潜在呼吸道疾病带来的社会心理问题;营养不良;医疗资源使用增加(如频繁急性加重需住院、急诊就诊或门诊随访);气体交换异常(包括低氧血症)。相对禁忌证包括不稳定心绞痛、严重的心律失常、心功能不全、未经控制的高血压等,或存在影响运动的神经肌肉疾病、关节病变、周围血管疾病等,或存在严重的认知功能、精神障碍等。

一、肺康复的必要性

康复作为现代医学的重要组成部分,在呼吸循环系统疾病的二级预防和慢病管理中发挥重要作用。肺康复医疗可以认为是患者临床治疗的延续,是有效治疗慢性气道疾病不可缺少的一部分,是针对患者及其家庭的一项与多学科相关的锻炼和教育项目。肺康复在慢阻肺治疗中具有重要意义,其通过非药物康复手法对于控制疾病进程、提高生活质量及降低住院率有重要的作用。肺康复可改善各种原因引起的运动受限,如肺通气受限、换气功能减退、骨骼肌及呼吸肌功能障碍。诸多临床研究表明,肺康复训练可缓解或控制呼吸疾病的急性症状及并发症,消除疾病遗留的肺功能障碍和减少情绪障碍,通过开展积极的呼吸和运动训练,改善心血管功能发掘呼吸功能潜力。通过肺康复训练可教育和指导患者在日常生活中达到最大活动量,并提高其对运动和活动的耐力,增加日常生活的自理能力。

二、肺康复的基本原则

肺康复的基本原则有四个方面:早期介入、综合实施、主动参与及全程干预。该原则普遍适用于各类疾病的治疗指导,在针对具体的患者时可根据该原则指定个体化的康复处方。

过去认为,患者病情稳定后介入康复即早期康复。目前则认为,康复的早期介入需要依据患者的疾病情况。对于危急慢阻肺急性加重的患者,救治场所即可被视为肺康复早期介入的第一场所,可与临床救治同步进行,或治疗后尽早进行床旁康复。虽然呼吸衰竭可能在一定程度上妨碍有氧训练的进行,但患者可以进行下肢肌肉的阻力耐受训练,可以维持肌肉强度和改善 6 分钟步行试验等运动指标。

综合实施指的是肺康复治疗需要采取多种多样的有效方法和手段,包括药物和非药物手段、物理运动、心理疏导、中西医结合等。肺康复治疗手段包括行为改善如戒烟限酒、抗感染及支气管扩张药物治疗、家庭氧疗等,对于急性加重期无法正常开展运动训练的患者和危重患者,可采用神经肌肉电刺激等措施防止肌肉功能下降,加快行动能力的恢复。另外,综合实施还体现在康复常由跨学科的团队进行。康复师通常包括呼吸专科医生、物理治疗师、呼吸治疗师、护士、心理专家和营养师等。治疗范围包括但不仅限于呼吸系统功能的改善,而是患者整体功能的恢复。

主动参与是指针对意识清楚的患者,并在保证患者安全的情况下,鼓励其积极进行一切与功能恢复有关的肺康复,患者的主动参与程度与功能改善的程度有正向的联系。合作性自我管理战略通过患者与卫生专业人员一起学习最佳管理其疾病所需的知识和技能,可以促进自我效能感,增加信心,对肺康复结果起正向引导作用。

全程干预即对于病程较长的慢性疾病需要进行长期的、循序渐进的肺康复。患者的肺康复可以从确诊延续至全程,并贯穿院内治疗与院外治疗,以达到有效的、可持续的康复结果。研究指出,出院后继续进行患者教育及肌肉力量和有氧训练的患者的肺功能出现改善,再入院率下降。

三、肺康复的评估方法

肺康复前需对患者进行全面评估,GOLD 指南推荐高症状评分和高急性加重风险的患者(B、C、D 组)参与肺康复计划,并设定患者康复目标。通过对患者的评估可提高肺康复的安全性,提供处方依据。

(一) 病史

详细了解患者的病史和其他既往病史是正确选择适应证的基础。此外,了解患者既往治疗情况和目前药物治疗、氧疗的情况有利于保证肺康复的安全。特别是合并糖尿病的患者要注意用药情况,尤其是胰岛素用药方案。糖尿病患者应预防运动中可能出现的低血糖,

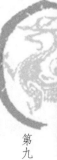

1型糖尿病患者运动有导致酮症的危险。

（二）体格检查

全面的体格检查便于医生发现患者不适于进行运动疗法的情况,如严重的关节炎、心力衰竭等,同时对心肺功能有初步的印象评价。针对患者检查肺部时要注意其运动学的特征,包括肺气肿的程度、横膈的活动度、呼吸方式,肺部啰音的分布、性质、强弱,心脏大小、心音和杂音的性质、响度,肝脏大小、肝颈静脉反流征,以及下肢水肿等与心肺功能相关的体征。

（三）全身肌力评估

全身肌力评估可测定受试者在主动运动时肌肉或肌群的力量,以此评估肌肉的功能状态。可为肺康复方案的制订提供指导依据,客观评价康复治疗、训练的效果。其主要测定方法包括徒手肌力测定(manual muscle testing, MMT)、运用简单器械的肌力测试及等速肌力测试。

（四）营养状态评估

营养状态对于患者来说既是判断预后的指标又是指导肺康复的指标。肺部疾病相关的肌肉废用更是普遍存在于体重下降的患者。慢性呼吸系统疾病导致呼吸耗能增加,能量需求增加,有40%~60%的患者难于维持足够的营养摄取。营养不良与气流受限程度无关,但是预后不良的独立危险因素。最常用的指标是BMI。BMI的计算公式为体重(kg)/身高$(m)^2$。$BMI < 18.5 \ kg/m^2$为低体重,$18.5 \ kg/m^2 \leqslant BMI < 24.9 \ kg/m^2$为正常体重,$BMI \geqslant 25 \ kg/m^2$为超重。无脂肪肌肉(fat-free muscle, FFM)测定可以采用生物电阻抗法。严重的营养消耗和低FFM可能与肺康复反应不佳有关。

（五）呼吸功能评估

肺功能检查是呼吸系统疾病的必要检查之一。肺功能对于早期检出肺、气道病变,评估疾病的病情严重程度及预后,评定药物或其他治疗方法的疗效,鉴别呼吸困难的原因,诊断病变部位等方面有重要的临床价值。肺功能检查包括:肺容积、支气管激发试验、舒张试验、肺弥散功能、气道阻力等。由美国医师学会(American College of Physicians, ACP)、美国胸科医师协会(American College of Chest Physicians, ACCP)、ATS和ERS发布的指南建议,临床医生应为$FEV_1 < 50\% FEV_1$预计值的患者开具肺康复处方。尽管标准肺功能检查指标的异常有助于确定诊断并表征患者的生理异常,但肺功能变量(如FEV_1)并不是选择肺康复的唯一标准。对于这类慢性气道疾病,其疾病严重程度受各类因素影响,不仅限于肺功能等单独一个生理指标。临床操作中,不能通过气流受限的程度来预测患者对肺康复的治疗反应。

1. 呼吸专科评估

评估症状评分的指标有CAT评分,CAT量表主要包含咳嗽、多痰、胸闷感觉、爬坡或上1层楼梯感觉、家务、外出、睡眠状况、精力8个项目。每个项目0~5分,分值范围为0~40分。根据最后所得总分评估慢阻肺严重程度:0~10分为慢阻肺轻微影响者;11~20分为慢阻肺中度影响者;21~30分为慢阻肺重度影响者;31~40分为极其严重影响者。呼吸困难严重程度的量表包括mMRC呼吸困难量表、Borg量表等。评估呼吸功能的辅助检查包括肺功能、最大呼吸肌力量、膈肌肌电图、彩超(膈肌、肺脏、肺动脉及一些静脉血管)检查等。机械通气的患者应进行通气模式及通气参数等检查,便于评估通气效率及胸肺顺应性:静态顺应性=潮气量/(平台压-呼气末正压),动态顺应性=潮气量/(峰压-呼气末正压)。

2. 心肺运动试验应用于肺康复治疗评估

(1)慢阻肺患者肺康复前的心肺运动试验生理评估:具有如下症状的慢阻肺患者应当考虑进行肺康复,如明显的呼吸困难、运动受限、日常生活活动量减少、运动不足、生活质量下降、近期慢阻肺恶化、生活质量下降、体重减轻、恶病质等。目前,肺康复评估包括的检查有身体机能、药物、肺功能、饮食、心理、吸烟状况和当前的社会功能。而在肺康复前后,心肺运动试验对患者进行生理评估具有独特作用。通过心肺运动试验可以全面评估患者的心脏(心率、峰值摄氧量、乳酸酸中毒阈值、氧脉搏、12导联心电图)、肺(相对于最大自主通气量的通气量、吸气能力、肺气体交换、氧饱和度、动态过度充气、流速容积曲线)、肌肉(力量、乳酸性酸中毒)、呼吸困难的感觉(自觉疲劳评分量表),以及运动期间的整体心肺功能。此外,心肺运动试验还允许对这些重要功能的集成进行客观评估。

慢阻肺患者运动受限的病理生理机制包括肺部气体交换效率低下、肌肉失调及呼吸泵进行性衰竭。这些都会导致慢阻肺患者在运动过程中会产生明显的运动局限性和进行性呼吸困难。典型的慢阻肺患者对心肺运动试验的反应:与正常人相比,慢阻肺患者的吸氧峰值降低、运动能力严重下降、高通气峰值和低呼吸储备、氧饱和度明显降低、氧和二氧化碳的通气当量升高、具有高碳酸血症的慢阻肺患者症状随着运动加重。随着运动的进行,与静息时获得的通气流速容量环相比,潮气呼吸流速容量环逐渐向总肺容量方向移动,呼气末肺体积增大,导致吸气能力逐渐丧失。

(2)心肺运动试验应用于慢阻肺患者肺康复效果评估:在肺康复前后设有心肺运动试验的既往研究表明,高强度间歇功率自行车训练6周可以显著下调慢阻肺患者在相同运动强度下的以下测试参数:乳酸(31%)、分钟通气量(15%)、氧气通气当量(12%)、心率(8%)、摄氧量(6%)、二氧化碳输出量(11%)。此外,低强度训练也可以使慢阻肺患者发生上述改变,尽管产生的变化没有高强度训练显著。

在一项关于严重气流受限患者($FEV_1 < 1$ L 或 35%FEV_1 预计值)的研究中,采用了逐步增加功率和恒定功率的自行车运动训练(肺康复6周)。同样应用了心肺运动试验来评估患者的生理情况,发现前者使无效腔与潮气容积比(VD/VT)从肺康复前的 0.54±0.007 下降到肺康复后的 0.47±0.007,后者使 VD/VT 从肺康复前的 0.53±0.007 下降到肺康复后的 0.46±0.007,变化为13%。VD/VT 变化可能与较慢的呼吸频率、较大的潮气量模式及肺血流改善有关。所有这些变化改善了运动期间的肺部气体交换。在另外一项评估各种运动试验的介入疗效的研究中,肺康复后慢阻肺患者的心肺运动试验显示峰值摄氧量增加了 0.1~0.5 L/min,或为基线的 10%~40%。这些试验均证明,心肺运动试验是接受肺康复的慢阻肺患者生理改善及相关器官系统的理想评估机制。

(3)心肺运动试验应用于慢阻肺患者预后判断:风险分层是治疗心肺疾病的主要方法,因为不良结果的确定有助于提高生存率和生活质量。心肺运动试验是临床评价心脏病、呼吸系统疾病和肺动脉高压等多种病理状态的一种有用的预后工具。在一项研究心肺运动试验参数和慢阻肺患者生存预后关系的统计分析中,通过单因素分析,以下因素与生存时间显著相关:年龄、BMI、FVC、FEV_1、$FEV_1\%$预计值、静息时的动脉血二氧化碳分压、动脉血氧分压、摄氧量、通气量、潮气量、动脉血二氧化碳分压和峰值运动时的氧脉搏。经多因素分析,年龄和动脉血氧分压斜率作为独立的预后因素有显著性意义,而动脉血氧分压斜率与生存时间的关系最为密切。

(六) 运动能力评估

可以通过多种方式完成对运动能力的评估,包括现场试验及心肺运动试验。现场试验操作简单,不需要额外的设备,在非实验室条件下可进行,并且对肺康复干预反应灵敏。现场试验包括节奏自控的6分钟步行试验和节奏外控的减极性来回穿梭步行试验,还包括最大心肺运动试验可用来评估运动的安全性、运动受限的影响因素和建立运动处方。心肺运动试验对运动受限的初步评估和制订运动处方意义重大,生理学检查也能为探究运动不耐受的机制提供有价值的依据。心肺运动试验可以通过逐渐增加负荷直到出现症状不能继续进行试验为止,或者以恒定的负荷持续测试两种方法进行。最大耗氧量的百分比,通常以50%~80%最大耗氧量为靶强度。对于慢性肺疾病患者,高于60%最大耗氧量的轻度为高强度训练。最大摄氧量的测定可采用运动心肺运动试验系统,在运动平板或功率自行车上进行,是评估患者运动耐量的金标准。

(七) 心理社会功能评估

肺部疾病患者经常存在精神病学症状和心理健康水平下降的情况。肺部疾病患者的心理问题可以影响其肺的生理功能和疾病的严重程度。因此,心理问题的评估和治疗对有效治疗肺部疾病非常重要。肺部疾病患者常见的心理反应包括愤怒、挫败感、愧疚、身体和情感依赖、难堪,以焦虑和抑郁状态最为常见。心理功能评估包括一般评估工具和症状特异性指标评估。用于评估心理状态的常用工具包括简明状态调查表(the Brief Symptom Inventory, BSI)、情绪状态简表(the Profile of Mood States-Short Form, POMS-SF)、贝克抑郁问卷(the Beck Depression Inventory, BDI)和流行病学调查用抑郁自评量表(the Center for Epidemiological Studies-Depression Inventory, CES-D)等。

(八) 基于《国际功能、残疾和健康分类》的肺康复评定

世界卫生组织发布的《国际功能、残疾和健康分类》(International Classification of Functioning, Disability and Health, ICF)是康复医学评定工作的理论基础。新分类概念的建立,为临床康复医学工作模式、实施残疾人全面康复提供了工作的理论框架与指南。康复评定不仅涉及功能障碍与活动受限方面的评定,还包括对于影响患者参与、回归社会的非个体因素即环境因素的评定。理想的评定应能从身体、个体和社会三个水平全面评估患者的功能,同时也应该描述某些相关的环境因素,以说明环境对健康的促进或阻碍作用。2013年ATS、ERS发表了《肺康复关键概念和进展立场声明》。该声明指出,肺康复是基于对患者全面评估后,为患者量身定做的一个综合干预治疗方案,包括但不仅限于运动训练、教育、行为改变,目标是改善慢性呼吸病患者的身体和心理状况,并且长期坚持改善健康行为。该声明强调,肺康复方案的制订应以全面评定为依据。所谓全面,就是应遵循ICF框架对患者实施功能和结构、活动和参与多层次的评定。

（九）共患疾病的评估

1. 认知功能障碍

慢阻肺患者由于低氧血症和（或）并存的其他疾病，如脑部创伤、卒中、晚期帕金森病、酒精中毒、精神分裂症、重度抑郁症或痴呆等，可能会并发认知功能障碍，包括记忆、注意、理解、感知、学习、推理、语言等能力的下降。可采用简易精神状态检查（mini-mental state examination，MMSE）、蒙特利尔认知评估测试（Montreal cognitive assessment，MoCA）等量表进行筛选。对于认知功能障碍的患者，需开具较为简单的康复处方；和家属进行沟通，确保充分配合；还可以联系治疗师，进行针对认知障碍的训练。

2. 骨关节疾病

长期使用较大剂量全身性皮质类固醇激素治疗的患者可能并发骨质疏松，如椎体压缩性骨折引起的腰痛、膝骨关节炎等。对有骨关节疾病等禁忌证的患者，谨慎进行相关的运动疗法。需要详细评估患者的肌力和关节活动范围。

3. 其他多种疾病

依据查尔斯共患疾病指数评价系统（Charlson comorbidity index scores，CCIS）能评价患者的合并症情况，CCIS有助于判断患者的病情严重程度、生活质量、住院风险及近期和远期预后。

四、肺康复的常见模式

世界卫生组织提出的康复治疗模式包括机构康复（institution-based rehabilitation，IBR）、社区康复（community-based rehabilitation，CBR）和居家康复（home-based rehabilitation）三种。

其中机构康复实施的场所包括综合医院中的康复门诊、专业的康复机构，也包括临床学科中的床旁康复。其特点在于具有完备的康复设施以及经过培训的各类康复人员，能够开展系统和规范的康复训练，但能够服务的对象有限。

康复的具体治疗手段包括物理治疗（physical therapy，PT）、作业治疗（occupational therapy，OT）、中医治疗（traditional Chinese medicine，TCM）、心理咨询（psychological therapy，PST）和社会服务（social service，SS）等多种。可分别从功能训练、生活和作业能力、心理疏导和调节及社会支持等多个层面对患者提供帮助。

五、肺康复的处方制订

（一）运动形式

患者的肺康复运动形式取决于患者的意识状态和运动耐量。肺康复对于病情较重、活动受限患者的目的主要在于改善症状、生活质量和自主行为能力，运动形式的选择应当是渐进式的。若患者病情未得到稳定控制，意识状态欠清或尚不能进行自主运动时，可采用病床上的被动运动。被动运动的方式包括良肢位摆放、体位管理、功能关节活动度及四肢肌肉抗阻训练。患者的长期卧床易形成压疮，且无创通气、氧疗及胸廓呼吸活动度的降低会致使气管纤毛清除力下降，痰液堵塞加重阻塞性气流受限。良肢位的摆放、翻身训练及被动卧位-

坐位转换适应训练等有助于机体特殊时期的姿势平衡和关节保护。功能关节活动度及肌肉抗阻训练可增加关节囊液的分泌以减少关节面摩擦,肌肉的肌纤维牵拉可发挥肌肉泵效应以保证四肢血液的回流,防止静脉栓塞的产生。若患者的病情控制平稳、意识清晰,且患者具有一定的自主活动度,可根据心肺运动功能状态和四肢运动能力选择不同强度的有氧运动或肢体阻抗运动,包括床旁运动、呼吸肌肌力训练、全身性或选择性的肌肉抗阻训练等。相较于被动运动,主动运动患者有清晰的躯体感觉反馈,可根据实际需要和耐受程度针对性选择合适的运动形式,获得更好的肺康复依从性。

(二)运动强度

患者的肺康复运动取决于有无氧疗下的心肺活动能力。尽管运动训练被认为是全面肺康复必要的组成部分,且运动训练对于慢性肺病患者的影响是剂量依赖性的,更高强度的肺康复训练可获得更大的生理指标改善,但肺康复的主要目的是减少临床症状和改善生活质量。有研究表明,低强度的运动训练对于患者的健康状况同样有效。因此,我们提倡慢阻肺急性加重患者以心肺运动适应性为目标,不必过分追求从最大运动耐量的运动训练中获取增强生理效应的最大转化。

慢阻肺急性加重患者需要器械通气和氧疗以维持正常的氧分压与血氧饱和度,且在运动过程中及运动后的过量氧耗均会致使机体耗氧量增加。对这部分患者而言,在运动执行过程中,需实时监测患者的耗氧量。肺康复训练强度超过运动负荷峰值的60%普遍被认为足以引起生理指标的改善。患者的肺康复应以最大耗氧量的60%作为运动强度的最高上限,结合患者的代谢当量、呼吸困难感受、主观疲劳分级等数据,并结合运动耐量的测定,制订个体化的运动方案,保证合适的运动强度下避免呼吸机疲劳。记录每次有氧运动最后3 min 的心率、持续时间和外周血氧饱和度(脉搏血氧饱和度),计算目标心率[目标心率=(220-年龄)×(65%~85%)]。在整个肺康复训练计划中,可使用 Borg 呼吸困难或乏力评分用于调整康复训练强度。

(三)运动时间和频率

患者肺康复的运动时间和频率取决于患者的意识和心肺运动状态。目前普遍认为,长疗程的肺康复训练计划会产生更持久的临床改善作用。与轻症患者相比,慢阻肺急性加重患者在同等的运动强度和时间下获得了更大的相对训练负荷,但与运动耐力的改善无关。因此,适宜强度的规律化间隔训练有利于达到肺康复的最大生理效果。目前,对肺康复中有氧运动训练建议的时长和频率是单次以超过运动负荷峰值的60%强度进行20~60 min,每周至少进行3次,持续6~12周,并定期在专业人士指导下监督训练(每周1~2次)。对于意识欠清的患者,被动运动的体位管理、关节活动等,应结合临床护理的实际需要进行。对于意识清楚、可进行自主运动的患者,在心肺监测平稳的状态下,结合运动耐量和个体化的运动方案,间歇性、规律性、渐进性地进行肺康复训练。

(四)治疗场所

稳定期患者的肺康复项目可以在医院的住院部、门诊部,或家庭、社区进行。最佳的肺

康复环境尚不确定,可能因患者个人情况和所在社区条件而有所不同,已有研究证实在家庭的肺康复项目也能发挥有益作用。此外,病情严重或不能定期规律到门诊进行肺康复的患者更适合住院康复或家庭康复。

一些患者会因急性加重而在住院期间开始肺康复。虽然通气受限可能会限制有氧运动,但在这种情况下,患者通常能够很好地耐受抗阻肌肉训练,从而改善肌力、6分钟步行试验结果。对于重症监护病房内的呼吸衰竭患者,实施早期肺康复训练是否有益一直受到关注,但一些随机对照试验显示,接受尽早期肺康复的患者及适当强度的肺康复锻炼患者优于常规治疗的对照组患者。因此,依据患者的疾病严重程度及运动康复评估制订合适的运动康复处方(患者的入选、开始康复时间、强度、康复持续时间等)对于患者的康复至关重要,需要更多开展多中心、大样本的早期康复及不同强度的康复对于患者病情的临床效应研究(表9-1)。

表9-1　慢性阻塞性肺疾病不同阶段治疗管理

项目	急性加重期	稳定期	
		恢复阶段	维持阶段
实施地点	住院	门诊、家庭或者社区康复	门诊、家庭或者社区康复
内容	急性加重期治疗	运动负荷试验	运动负荷试验
	早期下床	运动治疗	运动治疗
	阶段性负荷	吸入器使用指导	饮食指导
	功能评估	饮食指导	危险因素的管理
	气道管理	戒烟、生活指导	家庭氧疗、机械通气指导
	呼吸训练	心理咨询	认知行为疗法的介入
		(职业、心理)疾病管理流程	姑息治疗的介入
目标	恢复日常活动	回归社会、工作、家庭	减轻症状、预防复发
	生活自理	生活自理	提高生活质量
			延长生命

(五)注意事项

对于仍需外界医疗器械维持治疗的患者,在整个肺康复运动的过程中要注意避免各通道插管、留置针等的移位,保证治疗的持续有效进行。对于意识不清的患者,在被动体位管理过程中,注意姿势的摆放,以免压迫重要的血管神经。运动训练过程中,特别注意实时氧监测,及时调整氧疗参数,定期进行血气分析和各项生命体征的综合评估,减少心肺活动的大幅度波动。注意呼吸幅度及意识状态的改变、尽可能降低肺康复训练后疲劳感,及时清理分泌物保持气道通畅。

在实施肺康复中,需要注意一些要点,包括掌握好适应证、循序渐进、个体化治疗及及时调整等。由于慢阻肺的疾病特点,患者本身的活动功能相较于正常人群较弱,对于存在呼吸衰竭的患者,更需要格外注意其呼吸状态及密切关注患者的血压、心率、血氧饱和度等变化情况。

由于运动导致呼吸做功增加、无效腔通气增加、气体交换受损及肌肉功能障碍导致的呼吸需求增加,运动期间患者的呼吸需求往往高于预期。此外,慢阻肺患者在运动过程中由于呼气气流受限而限制了最大通气量,这进一步增加了呼吸肌的负荷,导致呼吸困难感加剧。

心血管系统在许多方面也受到慢性呼吸系统疾病的影响,最重要的是右心室后负荷的增加。相关因素可能包括缺氧引起的血管收缩、血管损伤和(或)重构及红细胞增多导致的肺血管阻力增加等;超负荷的右心室可能导致右心室肥厚和心力衰竭;右心室肥厚也可能通过产生室间隔移位而损害左心室充盈。这些进一步降低了患者心脏满足运动需求的能力,使其在运动过程中存在出现严重心脏并发症的风险。常见的心脏并发症包括心跳过速和右心房压力升高,后者可能在运动中进一步损害心功能。但也有研究指出,从运动训练中获得的实质性的生理益处可能部分是由于心血管功能的改善带来的。

针对以上存在的运动限制,康复团队应结合肺康复前和过程中评估结果,根据患者的运动表现对处方进行合理调整,以适应患者的运动需求和耐受能力。

(六)再次评估和维持肺康复训练治疗

在康复过程中,患者的病情可能出现变化,除肺部的原发病灶外,其他系统的病变程度也可造成患者一般状况和心肺运动能力的急剧变化。因此,在患者整个肺康复治疗过程中,需不断进行重新评估和训练方案的调整。对于意识状态不清和自主运动能力较差的患者,评估和调整的重点在于维持生命体征的平稳,以药物和医疗器械辅助治疗为主,康复护理治疗为辅。对于意识状态清晰,自动运动能力较强,且有能力规律、持续开展肺康复运动训练的患者,评估的重点在于运动耐量的改善、心肺功能的恢复进度,以便根据具体情况调整肺康复训练的运动方式和强度。

第二节　慢性阻塞性肺疾病的西医康复

一、概述

慢阻肺西医康复的核心内容是规律的运动训练。每个慢阻肺患者的运动训练计划应根据全面评估结果、康复目标、康复场所及可提供的仪器设备来决定。运动训练处方包括运动方式、频率、持续时间、运动强度和注意事项。运动方式分为有氧训练、阻抗训练、平衡柔韧性训练、呼吸肌训练等。有氧训练又称耐力训练,指机体动用全身大肌群按照一定的负荷、维持长时间运动能力,常见的有氧运动包括快走、慢跑、游泳、打球等;阻抗训练又称力量训练,是指通过克服一定量的负荷来训练局部肌群的一种运动方式,阻抗训练方式通常包括器械训练和徒手训练,器械训练主要包括哑铃、弹力带、各种阻抗训练器械,徒手训练采用抗自身重力方式如深蹲、俯卧撑等;平衡柔韧性训练可以增加慢阻肺患者胸廓活动度,纠正不良体态导致的错误呼吸模式(如耸肩式呼吸),主要包括太极拳、八段锦、瑜伽等;呼吸肌功能下降是导致慢阻肺患者肺通气功能不足、气促的常见原因之一,呼吸肌训练主要包括缩唇呼吸、腹式呼吸及呼吸肌耐力训练。肺康复可以在医院、社区和居家等场所开展运动康复训练。

二、慢阻肺西医肺康复治疗技术

1. 被动运动康复

当患者不能进行主动运动时可采用被动运动。

（1）良肢位摆放：预防压疮和关节受限、挛缩、痉挛，减少继发损伤，增加本体感觉传入。对镇静患者的被动运动范围需要特别注意，尤其是颈部、肩部和脚踝，必要时夹板固定以确保没有发生关节挛缩。

（2）保持关节活动度训练：对各关节进行小于正常活动度10°的重复被动运动，可应用关节持续被动活动仪。

（3）肌肉训练：包括肌肉伸展和力量训练、肌肉耐力训练，可使用病床上脚踏车装置同时锻炼肌肉力量和关节活动。

（4）体位变换：根据患者病情早期进行平衡能力训练、床上各方向的翻身训练及卧位-坐位转换适应训练，以恢复平衡功能、促进痰液引流和预防压疮。由于接受体外生命支持患者的特殊性，体位变换时要注意保障血管置管在位、引流通畅，避免导管滑脱、扭结。有研究表明，体位变换康复对于静脉-静脉体外膜肺氧合（VV-ECMO）或在上半身进行血管置管的静脉-动脉体外膜肺氧合（VA-ECMO）患者是安全可行的，但对于需要进行股动脉置管接受VA-ECMO治疗的患者来说，髋关节的移动及股动脉的湍流压力都有导致康复时血管置管移位、扭结，甚至出血的风险。对此，马里兰大学的应对措施是通过在股动脉置管与皮肤之间的荷包缝合来增加稳定性，或在股浅动脉放置远端灌注套管以降低远端肢体缺血发生的风险，但后者也导致了二次有创操作。对于这类患者，康复团队在康复前评估筛查时可将患者的髋关节屈曲90°判断血流是否稳定。

（5）多途径感觉运动刺激：如多种感觉、运动觉及本体感觉刺激。可对肢体进行冷热水交替刺激，或于运动治疗过程中穿插轻拍、毛刷轻擦等方法加强感觉传入。

（6）气压治疗：促进血液和淋巴流动，改善微循环，预防血栓及肢体水肿。

2. 主动运动康复

当患者意识清醒［标准化5问题问卷（S5Q）评分≥3分］时，康复治疗应从被动运动与辅助运动相结合的方式向主动运动为主的方式转变，为下床活动创造条件。

3. 体位管理

根据患者病情应用电动站立床、倾斜台等设备进行康复锻炼，逐渐增加主动的床上翻身、卧坐位转换、床边坐位、床椅转移、床旁行走，通过这些锻炼可以增强肌肉力量、加强关节活动、锻炼肺功能，直至能够下床活动。值得一提的是，特制倾斜床在越来越多体外生命支持的早期康复中得到应用，尤其是接受VA-ECMO治疗的患者，由此大大增加了安全性。特制倾斜床通过消除坐位或传统的行走导致的血管置管的弯曲移位。倾斜床可以缓慢地增加倾斜度到完全负重，个体化逐步延长站立时间。需要强调的是，在每个锻炼环节，要一个循序渐进的过程，需要康复团队人员在患者身旁指导和帮助；患者练习床边坐位时需借助有支撑的座椅，满足患者躯干力量和压力的需要。患者练习床椅转移时可借助轮椅踏板，从床到轮椅踏板的体位改变康复可被动也可是主动的，可训练患者的特定下肢肌肉力量及躯体控制能力。前述康复效果良好且循环稳定的患者,可以在康复团队人员的协助及助行架或站立升降机的辅助下,练习保持直立。当患者能够在有或没有辅助的情况下保持站立平衡时,应努力进行跨步转移和步行训练。在体位改变康复训练中必须时刻监测生命体征和置管位置等,保障患者安全。

4. 关节活动度训练

患者肌力达到 2 级时,可予关节的辅助活动训练,如髋关节外展、踝关节背伸,侧卧后髋关节的屈伸、膝关节的屈伸等。患者肌力达到 3 级时,活动训练的主体变换为患者,可予关节的主动活动训练,如床边坐位、坐站转移、床椅转移、床旁行走等。

5. 有氧运动(耐力训练)

对于慢性呼吸障碍的患者,常伴有行动困难,耗氧量增加,摄取不足时引起呼吸困难,运动量下降,肌力、耐力也随之下降,引起废用性综合征,更加引发呼吸困难,长此以往形成恶性循环。有氧运动的目的在于提高患者全身的耐力,改善心肺功能,防止恶性循环的发生。

(1)上肢训练:患者进行上肢训练是有必要的。中重度慢阻肺患者,尤其是因为肺过度充气导致膈肌的机械效能下降的患者,完成以上肢活动为主的日常生活活动特别困难。抬高上肢对这些患者而言意味着更高的代谢和通气需求,上肢的活动会导致无规律的、浅的和不协调的呼吸。这主要是因为患者膈肌效率降低后,吸气动作部分依赖附着于胸壁的辅助吸气肌群如背阔肌、斜方肌、胸大肌、胸小肌、前锯肌等,当进行上肢活动用到这些肌群时,吸气的动作必然由膈肌完成,但患者因为肺过度充气,膈肌的几何形状已出现改变,由原先的穹隆状变得低平,膈肌的初长度缩短,肌肉收缩的机械效能已然下降。当上肢活动时膈肌的负荷增加,加重原有的功能障碍,患者会出现通气限制,表现为呼吸困难。上肢活动对于日常生活独立尤为重要,因此以提高上肢的耐力和力量为目的的训练应作为肺康复的重要内容。上肢训练不仅可以预防肌肉萎缩,提高骨骼肌量及肌力,还可以降低患者完成上肢活动时的耗氧量和分钟通气量,改善胸廓和膈肌运动并促进静脉血回流。

上肢的抗阻力训练同样可增加上肢肌群的耐力,因此,针对上肢的有氧训练和抗阻训练是一个有机的整体,须根据患者的康复目的和评估结果进行不同训练方式的组合。ATS 推荐上肢的力量和耐力训练作为肺康复的组成部分。上肢运动训练可以改善患者的呼吸困难,但不能改善患者的健康相关生命质量(health-related quality of life, HRQOL)。目前,比较不同上肢训练干预措施的研究数量有限,排除了对患者上肢最佳训练方案的结论。

在开始功能训练前,可进行一次最大承受力测试,即患者完成一个完整动作一次所能承受的最大重量。训练方案通常包括每组动作 2~4 次,完成 6~12 组,运动负荷强度为最大重复次数的 50%~80%,可能情况下达到 60% 最大耗氧量的运动强度。力量训练较耐力训练在改善肌肉质量和力量的潜力更大。上肢的有氧训练根据上肢重量是否得到支撑又分为无支撑训练和有支撑训练。

无支撑上肢训练可通过手持哑铃、球等进行训练。例如,通过哑铃可针对胸肌、肱三头肌、三角肌、斜方肌、肱三头肌、肱二头肌进行训练。①胸肌:患者双手握哑铃,两肩侧伸至水平,屈肘 90°,双肘屈曲,然后返回到初始位置。②三角肌:两臂自然垂于身体两侧,手握哑铃,同时上举两手臂,使肩关节达到 100°,然后返回到初始位置。③肱三头肌:右肩侧伸、内旋,肘完全屈曲,手握哑铃,肘慢慢向上伸直,然后恢复到完全屈曲位置;左手自然垂于体侧。

待右手臂完成3组动作后,换左手完成相同的动作。④斜方肌和肱三头肌:两肩侧伸,肘完全屈曲,手握哑铃,慢慢伸肘,然后返回至肘屈曲状态。⑤肱二头肌:两手握哑铃,两臂自然下垂,屈曲两肘,保持肘部靠近身体,然后返回至初始位置。训练强度应循序渐进以患者一次最大承受力的50%作为患者初始负荷,每次在完成后,立即采用自感呼吸困难疲劳量表(Borg评分)对患者进行测评,若Borg评分≤3分,即可逐渐增加运动量。有Meta分析研究显示,无支撑上肢训练作为特定肌群的训练可有效改善患者的呼吸困难症状,增强手臂运动能力,提高运动耐力。无支撑上肢训练对改善患者肺功能、提高生活质量方面无显著效应。

有支撑上肢训练可以用上肢功率自行车或划船器进行。臂循环测力计即患者在训练过程中手臂的重量是有支撑的,需要借助手臂测力计来完成,所以又被称为器械训练。研究显示,使用测力计对患者进行6周训练,应用测力计可有效增加患者手臂耐力,调节肺的过度充气。且在做功相同的情况下,患者的分钟通气量较训练前显著减少,与患者的呼吸频率降低有关。说明降低通气需求后,患者在完成上肢活动时可持续更长的时间。

具体训练方法:将手臂测力计固定在与患者肩部水平的位置,患者摇动曲柄,让患者的两臂做类似蹬自行车的动作,通过改变测力计的转速或负荷实现对患者锻炼强度的变化。

(2)下肢训练:下肢康复训练中功率自行车、上下阶梯或模拟上下楼梯是肺康复中较常用的耐力训练方式。

功率自行车训练时应调整座椅高度,与抬起到水平面的大腿持平。患者挺胸收腹,下颌微收,两眼目视前方,身体保持中立位,髋关节保持稳定起始功率在10~15 W,热身运动时间为5~10 min,然后设置功率在热身功率的50%~80%进行负荷有氧运动。推荐肺康复训练中达到运动负荷峰值的60%,总有效训练时间大于30 min。耐力训练可通过持续或间歇训练计划来实现。对于部分患者即使在医师指导下仍很难达耐受目标训练时间或强度,间歇训练可让患者以分段的短期高强度锻炼达到总的锻炼强度。通过穿插低强度训练及休息,间歇训练在保证高训练负荷的同时,可显著降低患者症状评分。

上下阶梯也是一种有氧运动训练方式,可采用楼梯或模拟阶梯训练器来实施。爬阶梯也是一种日常的功能活动,对有强烈需要的患者,不妨采用这种训练方式,但在训练前需评估患者的下肢关节尤其是膝关节的功能,对于有比较严重的下肢关节病变的患者,以及下肢肌群无力的患者,爬阶梯训练会增加关节和肌肉疼痛的可能性,应尽可能避免。采用爬阶梯作为训练方式,同样需要在运动心肺评估的基础上确定运动强度,训练过程中采用呼吸困难指数来控制运动强度。

6. 力量训练

骨骼肌消耗、功能障碍及心肺功能下降是患者活动能力和运动耐力逐渐下降的主要原因。由于呼吸困难和一些其他重要症状,外周肌(也包括呼吸肌)无力是导致患者运动减少的主要原因,使得呼吸及循环系统对运动的适应能力下降,上、下肢出现失用性肌力下降,运动耐力也下降。通过上、下肢及全身的力量训练,使全身肌力增强,呼吸及心血管功能得到改善,患者的肌力及运动耐力提高。

(1)上肢力量训练:常见的上肢运动训练形式有低阻力高重复的抗重力运动、划船器运动、手摇车运动等。有研究进一步发现,呼吸系统疾病患者上肢在物理支撑情况下的活动,更容易感觉呼吸困难,因此,未加支撑的上肢训练可能优于上肢等速肌力训练支撑性的训练,如上肢肌力计、弹力带、重物阻力训练(举哑铃)或投掷训练(拿沙包)。

（2）下肢力量训练：下肢功能失用是呼吸系统疾病患者运动障碍的主要原因,下肢力量训练可以改善肌力和运动耐力。下肢运动训练方式多采用走路、爬楼梯、骑固定式的脚踏车。

7. 感觉运动刺激

感觉运动刺激是指对患者进行听觉、触觉、嗅觉、味觉、视觉、运动觉和本体感觉刺激。对肢体进行冷热水交替刺激,或运动训练中穿插轻拍、轻擦等方法可加强感觉传入。神经肌肉电刺激(neuromuscular electrical stimulation, NMES)是通过外界电刺激外周肌肉产生收缩进而改善外周肌肉功能的技术,主要对象是存在外周肌肉无力或长期卧床的患者;NMES 联合肢体运动适合长期卧床及肢体肌肉萎缩患者的康复锻炼,尤其适合有严重心肺疾病患者,不适合进行全身锻炼或抗阻训练的特定患者。NMES 能改善肢体肌力和运动能力,并在一定程度上提高生活质量。目前,有小规模临床研究观察 NMES 对于股四头肌、臀肌、股后肌群、腓骨长肌等与下床活动有关肌群的康复效果,以股四头肌最为常见。

8. 呼吸训练

呼吸训练是指一系列技术,包括缩唇呼吸、主动呼气、腹式呼吸、适应特定的身体姿势及运动的呼吸方式。这些技术旨在改善肺部通气、气体交换、呼吸肌功能、呼吸困难、运动耐量和生活质量。

患者长期存在呼气功能受限,呼气受阻而导致不同程度的呼吸肌疲劳、无力等现象,其也是引起呼吸功能持续下降的重要因素之一。目前,临床上常用的呼吸肌功能训练方法包括腹式呼吸法和缩唇呼气法。它们能加强胸、膈呼吸肌的肌力和耐力,且简便易行、可随时进行。呼吸肌训练可提高呼吸肌强度,应用时包含在全面的肺康复计划之中,以提高患者运动耐力或减轻呼吸困难症状。

（1）缩唇呼吸：通过改善呼吸模式,减少肺部残气,促进呼吸肌放松,保持气道打开更长时间,延长呼气时间。由于慢阻肺病理改变包括终末细支气管末端的肺泡囊持久性破坏性扩大,失去了对小气道的牵张支架作用,导致小气道陷闭,肺内气体排除受阻。缩唇呼吸通过紧缩嘴唇增加呼气时气道内压,有效对抗内源性呼气终末压,避免小气道过早塌陷闭合,减少功能残气量。同时通过缩唇呼吸可改善呼吸模式,促进呼吸肌放松,并延长呼气时间。有助于增加潮气量,改善通气功能并有利于气体交换。

患者通过缩唇呼吸可增加血氧饱和度和潮气量,降低了休息时的呼吸频率,减少了恢复到运动前呼吸困难水平所需的时间。长期进行缩唇呼吸(>3 个月),会使患者劳力性呼吸困难减少、运动功能表现改善。

具体方法：①患者取舒适体位,保持上身与地面垂直(立位或坐位);②放松颈部及肩部肌肉;③吸气时嘴唇闭拢缓慢用鼻吸气至少 2 s(患者可通过默念数字计时);④嘴唇紧缩呈"吹口哨"状,将肺部气体通过缩窄的口形缓慢呼出至少 4 s(患者可通过默念数字计时);⑤用力收腹迫使肺部气体排出,吸气与呼气时间之比为 1∶2,呼吸频率为 8~10 次/分,锻炼时间为每次 15~20 min。

（2）腹式呼吸训练：又称膈式呼吸训练。膈肌是主要呼吸肌,患者膈肌受过度膨胀肺的挤压而下降,膈面变平坦,活动度减弱,膈肌收缩的效率降低,严重者膈肌无力,出现胸腹矛

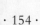

盾呼吸。腹式呼吸训练的关键在于协调膈肌和腹肌在呼吸运动中的活动。

1）仰卧位的腹式呼吸法：患者取舒适体位，全身放松，闭嘴用鼻深吸气至不能再吸，稍屏气或不屏气直接用口缓慢呼气。吸气时膈肌下降，腹部外凸，呼气时膈肌上升，腹部内凹。呼吸时可让患者两手置于肋弓下，要求呼气时明显感觉肋弓下沉变小，吸气时则感觉肋弓向外扩展。必要时用双手按压肋下和腹部，促进腹肌收缩，使气呼尽。

2）坐位的腹式呼吸法：基础是仰卧位的腹式呼吸。患者采用的体位是坐在床上或椅子上足跟着地，让患者的脊柱伸展并保持前倾坐位。患者一手放在膝外侧支撑体重，另一手放在腹部。治疗师一手放在患者的颈部，触及斜角肌的收缩，另一手放在患者的腹部，感受横膈的收缩。以发现患者突然出现的意外和不应出现的胸式呼吸。正确的腹式呼吸是吸气时横膈膜开始收缩，然后斜角肌等呼吸辅助肌收缩扩大，呼气时吸气肌放松处于迟缓状态。

3）立位的腹式呼吸法：患者用单手扶床栏或扶手支撑身体，上半身取前倾位。治疗按照坐位的腹式呼吸训练法指导患者训练。

4）平地步行时的腹式呼吸法：是把呼吸的类型与行走的步数相协调相一致起来的训练法。训练的目的是使患者在快速行走、长距离行走时也不出现呼吸急促。一般慢阻肺患者在行走时吸气和呼气的比例为1∶2，也就是两步吸气，四步呼气，临床上也有以吸气和呼气的比例为3∶2、1∶1进行行走练习的，重要的是在长时间行走时不要出现呼吸急促加重。

5）上下台阶、坡道时的腹式呼吸法：以步行为基础，在上下台阶、坡道时，呼气时迈步，吸气时停止迈步，此时的重点是后足伸展锁住膝关节支撑身体，前足迈下一步，到下一次呼气前不支撑，下楼梯时与平地步行一样，吸气与呼气按1∶2往前走。先从一级楼梯练起，逐渐到两级、三级，直到连续上楼梯。

（3）强化呼吸肌的训练：通过器械辅助强化呼吸肌训练可改善呼吸急促的状态，改善运动能力。

1）腹部重锤负荷法：在腹式呼吸（吸气时）对抗腹部膨隆加以重物抵抗，使横膈膜运动的方法。可采用患者膝立仰卧位，上腹部可放一沙袋，沙袋的重量以能够完整做10次腹式呼吸的负重量作为负荷的确定值，这也是横膈膜10次反复最大的收缩称为10 RM（10 repetition maximum）。以增强肌力为目的的训练设定为10 RM的60%、75%及100%，每个做10次，合计三组30次，以耐力为目的的训练设定负荷的35%~75%做10~15 min。

2）抗阻训练法：是利用呼吸训练器具增强呼吸肌的训练方法，此类器具是为胸部外科术前增强患者呼吸肌肌力及耐力、术后预防肺不张所研制开发的。利用此类器具可节省治疗师和护士指导时间。呼吸训练器具分为增强吸气肌和呼气肌两种，前者也称为强制呼吸训练器，后者称为呼气肌训练器。强制呼吸训练器具代表性的有 PFLEX 和 Voldyne，特点为在吸气时施加抵抗，具有提高吸气肌的抵抗的构造，吸气时的气流量可通过视觉的反馈观察，可提高患者训练的意欲。呼气肌训练器的特点是机械性地增加无效腔，具有在呼气时施加抵抗的构造。

3）辅助呼吸法：贯穿肺部的物理治疗的始终。通过辅助呼吸法，可减轻呼吸急促；维持和增强胸廓的活动性并有利于排痰；有效地改善患者的呼吸症状。

4）下部胸廓辅助法：呼吸辅助的部位是下部胸廓，治疗师站在患者的侧方，肘部轻度屈曲，放在患者下部胸廓的肋弓上，在呼气时向患者的胸廓下方或内下方压迫，辅助患者呼气。

在最初的 2~3 次呼吸时注意患者的呼吸节奏和胸廓的运动,顺应患者的呼吸节奏后,从患者的轻呼气时开始给予压迫,在患者主诉无不适症状后,慢慢地增加压迫的强度,并观察患者的表情。压迫的方法是呼气时施加治疗师的体重,患者无不适感,吸气时让胸廓有弹性地自然地活动去除压迫,注意不要妨碍吸气运动,对于轻度的哮喘 2~5 min 的训练即可改善。

5) 上部胸廓辅助法:呼吸辅助的部位是上部胸廓,治疗师站在患者头部的方向,双手放在锁骨稍下方,两拇指放在胸骨上,其余四指手指张开覆盖两侧上胸部。首先,治疗师的手随患者的呼吸 2~3 次,以把握其呼吸节奏,然后在呼吸时对胸廓沿呼气运动的方向(前后)施加轻的压迫,此法主要针对呼吸困难的患者、上部胸廓活动性差的患者,以及上腹部手术后横膈膜运动受到抑制须辅助呼吸的患者。

6) 一侧胸廓辅助法:呼吸辅助的部位为一侧胸廓,治疗师一手放在上部胸廓上,另一手放在下部胸廓。手放置的方向与上部胸廓辅助法一致,放在上部胸廓的手向前后方向、放在下部胸廓的手向内下方压迫,适应证为肺结核后遗症患者、一侧肺切除后为增强健侧肺的通气能力的患者。

9. 气道廓清技术

气道廓清技术(airway clearance therapy, ACT)利用物理或机械方式作用于气流,帮助气管、支气管内的痰液排出或诱发咳嗽使痰液排出。对于慢阻肺患者,黏液分泌过多和黏膜纤毛运输受损是肺部疾病的显著特征,应注意进行有效方法及体位引流技术的培训。最近一项系统回顾指出,在慢阻肺患者中,采用体位引流,顺应咳嗽进行叩击及用力呼气的结合可以改善气道分泌物的清除,但不能改善肺功能。在慢阻肺急性加重患者中,辅助咳嗽较使用正压呼气面罩更有效。

通过气道廓清技术采用呼吸训练、体位引流、手法技术或机械装置都可以用于改变气流或诱发咳嗽或起到类似于咳嗽的效果。很多疾病会引起纤毛功能受损,影响气道分泌物生成和黏液流变学(黏弹性)及咳嗽反射分泌物在气道聚集和滞留,为细菌定植感染提供了机会,激发炎症反应发生,造成气道及软组织损伤。因此,尽快将分泌物清除对于减少肺炎等相关并发症的发生非常重要。

(1) 主动循环呼吸技术(active cycle of breathing techniques, ACBT):可有效地清除支气管分泌物,并能改善肺功能而不加重低氧血症和气流受限。患者只要存在支气管分泌物过量的问题,都可以单独应用 ACBT 或辅以其他技术。ACBT 一周期分为三部分:呼吸控制、胸廓扩张运动和用力呼吸技术。

在主动循环呼吸中,介于两个主动部分之间的休息间歇为呼吸控制(breathing control, BC),患者按照自身的速度和深度进行潮式呼吸,并鼓励其放松胸部和肩部,尽可能地利用下胸部及膈肌呼吸模式来完成呼吸,这种呼吸模式使肺部和胸壁回到静息位置。以此呼吸方式持续维持,直到患者开始进行胸廓扩张运动或用力呼气技术中的呵气动作。

胸廓扩张运动(thoracic expansion exercise, TEE)是指着重于吸气的深呼吸运动。吸气是主动运动,在吸气末通常需屏气 3 s,这一策略可以减少肺组织的塌陷。将患者或物理治疗师的手置于被鼓励进行胸部运动的那部分胸壁上,可以通过本体感觉刺激进一步促进胸部扩展运动。最初可引起这部分肺的通气增加,随后胸壁运动也相应增加。在深吸气末,采用一种"嗅气"(sniff)策略可以使肺容积进一步增加。

用力呼吸技术(forced expiration technical，FET)由1~2次用力呼气(呵气)组成，随后进行呼吸控制，呵气可以使低肺容积位的更多的外周分泌物移出，当分泌物到达更大的、更近端的上气道时，在高肺容积位的呵气或咳嗽可以将这些分泌物清除。用力呼气动作是在应用呵气或咳嗽以清理气道的机制中最有效的组成部分。用力呼气动作可以引起等压点(equal pressure point)以下的气道(从等压点至口腔之间)动态压缩和塌陷。当肺容积大于功能残气量时，等压点位于肺叶或肺段支气管，在用力呼气过程中，随肺容积的减少，等压点向远端移动，直至更小的、更外周的气道。

呼吸控制、胸廓扩张运动和用力呵气技术可根据每个患者和每个治疗周期进行灵活调整，在完成一组胸廓扩张运动后，可能接着进行用力呼气技术，但是，在两组胸部扩张运动之间穿插一个呼吸控制周期，这种方案可能更适用于分泌物松解缓慢的患者。

(2)自主引流(autogenic drainage，AD)：目的是最大限度地增大气道内的气流，以改善通气功能并清除黏液。在实施自主引流时，患者应在不同肺容积位进行平静呼吸，以松解、移除和清除支气管分泌物。自主引流时通常采用坐位或仰卧位。患者在低肺容积位呼吸时常感到很不舒服，有学者将自主引流操作重新修正，不再将其分为三个阶段，这种技术被称为改良的自主引流。患者在潮气容积位呼吸，而且在每次吸气末屏气2~3 s。然后咳嗽清除喉部黏液。

(3)胸部扣拍(clapping)：将手掌微曲形成弓形，五指并拢，以腕部有节奏的屈伸运动拍打患者肺部，利用手掌的拍击产生空气振动，使痰液松动易于排出正确的扣拍会产生一个空而深的声响，在叩击的同时要鼓励患者做深呼吸和咳嗽。自我胸部扣拍可使用单手胸部扣拍，在进行胸部扩张运动的同时，双手扣拍是很难协调的。叩击部位由上而下，每个部位叩击1~2 min。叩击时要避开胸骨、脊柱、肝脏、肾脏、乳房等位置，必要时可垫布片，以改善胸部不适。与体位引流同用，重点叩击需要引流部位，沿着支气管走向由外周向中央叩击，利用腕关节活动、力量适中，重复叩击时间1~5 min。应用过程中要预防低氧血症、气管痉挛加重、呼吸功增加及颅内压增高。

(4)胸部摇动振动和压迫：将治疗师的手置于胸壁上。在呼气过程中，借助于机体的重量，沿肋骨正常运动方向的振动被传至胸部。这一动作可以加快呼气流量，并可能有助于分泌物的移除。这种技术常与胸部扩张运动联合应用，它能抵消由任何振动所致的气道关闭。胸部振动和摇动应根据不同的患者做适当的调整，应该使患者在舒适感觉中进行。

(5)高频胸壁震荡(high-frequency chest wall oscillation，HFCWO)：通常以5~20 Hz的频率压迫胸壁。可调整可充气背心使其紧贴患者胸壁，使空气传送至背心内并产生一定的压力。将气体发生脉冲器与背心连接，以提供间歇正压气流，导致背心迅速扩张，压迫胸壁，引起气道内气流的瞬间增加。最常使用的方案是，总治疗时间为30 min，包括6~25 Hz之间的6个频率。治疗方案应随个体不同根据所用机器的波形而调整，以确定最佳治疗频率。

(6)体位引流：重力对气道清除的作用即增加引流，同时又改善通气功能。体位引流摆放原则评估患者以决定肺部哪一段要引流，病变部位在上，引流支气管开口在下，肺上叶引流可取坐位或半卧位，中下叶各肺段的引流取头低脚高位。将患者置于正确的引流姿势。并根据肺段位置的不同转动身体角度。体位引流过程中，可结合使用手法叩击等技巧。如有需要，应鼓励患者做深度、急剧地双重咳嗽。如果上述方法不能使患者自动咳嗽，则指导患者做几次深呼吸,并在呼气时给予振动,可诱发咳嗽。每次引流一个部位,时间 5~10 min,如有数个部位,则总时间不超过 30~45 min,以免疲劳。每日进行 2~3 次,引流治疗结束后缓慢坐起并休息,防止姿势性低血压。夜间分泌物容易潴留,故在清晨醒后行体位引流效果最好。引流后有意识地咳嗽或运用用力呼气技术,可将分泌物更好地从大气道排出。不宜在餐后、胃潴留时进行体位引流。

(7)振荡呼气正压:利用一种小型的便携式装置。此装置结合呼气过程中气道内气体振荡技术与可变的呼气正压技术于一体。通过此装置在呼气过程中产生一种呼气正压,引起气道内气体的振荡。调整振荡的流量、压力和频率以满足不同个体的需求,清除气道分泌物。此装置为一个管形结构,一端开口连接于口件,管的上方由一个有孔板盖覆盖。管碗内放置一个高密度不锈钢球于一小锥形结构上。呼气过程中,钢球沿锥形表面运动,产生呼气正压,引起气道内气体的振荡。此外,钢球运动导致间歇性的气流加速,调节该装置放置角度,达到最大的振荡效应时为最佳。使用过程中,患者通常取坐位或仰卧位。振荡呼气正压不依赖于重力,可在任何体位下使用。开始呼吸(5~8 次)的深度略大于正常,其间穿插 1~2次更深更有力地呼吸,而且通常在吸气末屏气 2~3 s。呵气或咳嗽来清除已移除至大气道的分泌物,随后进行呼吸控制。推荐的治疗时间为 10~15 min。

(8)呼气正压:能增加痰液的排出并能改善经皮氧分压。接受呼气正压治疗时,肺容积的增加使得气体绕到引起小气道阻塞的分泌物之后,以协助这些分泌物的移出。装置包括一个面罩、一个连接呼气阻力器的单向活瓣和装于活瓣与阻力器之间的压力表。轻微的主动呼气通过阻力器在呼气中段将产生 10~20 cmH_2O 的压力,以维持气道开放。通常采用的治疗方法为每次约 15 min,每日 2 次。应根据患者的体征和症状调整。

三、心肺运动治疗方案

运动测试已有半个多世纪的历史,并且与许多其他心血管手术一样,其技术和范围也在不断发展。心肺运动试验可以分析静息、运动、恢复期间的气体交换,并检测每 1 次呼吸中的吸氧量、二氧化碳排放量和通气量等。这些数据可以很容易地与运动测试期间测量的标准变量相结合,包括心率、血压、呼吸频率、心电图检查结果、症状,以提供运动反应和运动耐量的综合评估。心肺运动试验甚至可以与辅助成像模式同时进行,可提高诊断准确性,提示有关心脏结构和功能的其他信息,以及其他预后信息。因此,心肺运动试验是一种多功能的工具,可为使临床医生提供有价值的诊断和预后信息,可帮助管理复杂的心血管和肺部疾病。

通常的肺康复可以在不同的中心进行,时间 6~12 周,包括有氧运动、教育、肌肉强化等。这可能包括耐力训练、间歇训练、阻力/力量训练、步行训练、柔韧性、吸气肌训练和(或)神经肌肉电刺激的任何方案。干预措施是个体化的,以最大限度地提高个人功能收益。心肺运动应用于慢阻肺患者肺康复有其独特的优势。持续耐力训练和间歇耐力训练是两种主要的训练模式,对提高患者的运动能力和生活质量的影响没有差异。而对于慢阻急性加重患者,考虑安全性和耐受性,建议选择间歇耐力训练方式。当患者出现以下情况时,间歇耐力训练可能更合适:严重的气流受限(FEV_1<40%FEV_1 预计值);低运动能力(峰值负荷<60%预计

值);恒定负荷试验的总时间<10 min;运动时明显的氧饱和度降低(脉搏血氧饱和度<85%)。在持续的耐力训练中出现无法忍受的呼吸困难在选择方案时还应考虑患者的偏好,因为这可能会影响治疗的依从性。目前,仍需要对大量参与者进行方法学质量的研究,以确定哪种类型的耐力训练方案最有效,并评估特定患者亚组对训练的反应,尤其是那些疾病严重程度较高的患者(表9-2)。

表 9-2　实施连续和间歇耐力训练计划的实用建议

项目	持续耐力训练	间歇耐力训练
频率	每周 3~4 日	每周 3~4 日
模式	持续模式	间歇模式: 运动 30 s,休息 30 s;或运动 20 s,休息 40 s
强度	最初是峰值负荷的 60%~70%; 在耐受范围内增加 5%~10%的运动负荷; 逐步尝试达到峰值负荷的 80%~90%	最初是峰值负荷的 80%~100%(前 3~4 次); 在耐受范围内增加 5%~10%的运动负荷; 逐步尝试达到峰值负荷的 150%
持续时间	最初 10~15 min(前 3~4 次); 逐渐增加运动时间至 30~40 min	最初 15~20 min(前 3~4 次); 逐渐增加运动时间至 45~60 min(包括休息时间)
自感劳累程度	尝试以 Borg 量表 4~6 分为目标	尝试以 Borg 量表 4~6 分为目标
呼吸技巧	建议缩唇呼吸或使用呼气正压装置以防止动态过度充气并减少呼吸频率	建议缩唇呼吸或使用呼气正压装置以防止动态过度充气并减少呼吸频率

四、肺康复辅助治疗技术

1. 机械通气

机械通气患者病情危重,为保证患者安全,常采用完全被动体位,活动量明显减少,易增加压力性损伤、深静脉血栓等并发症的发生,影响患者预后。肺康复联合无创正压通气治疗有助于促进患者肺功能和血气指标的恢复,缓解病情。在患者病情进行性恶化,出现意识障碍;呼吸形式严重异常,如呼吸频率>35~40 次/分或<6~8 次/分,呼吸节律异常,自主呼吸微弱或消失;血气分析提示严重通气和(或)氧合障碍;动脉血氧分压<50 mmHg,充分氧疗后仍<50 mmHg;动脉血二氧化碳分压进行性升高,pH 动态下降,可采用机械通气联合康复治疗。无创机械通气可作为急性加重期慢阻肺、急性心源性肺水肿及免疫抑制的呼吸衰竭患者的一线治疗手段。

有创机械通气常用模式有辅助控制通气(assist-control ventilation,ACV),分为压力辅助控制通气(P-ACV)和容量辅助控制通气(V-ACV)。结合血流动力学与通气、氧合监护调整械通气参数。呼气末正压通气通常在 P-V 曲线的低拐点或低拐点之上 2 cmH$_2$O;还可根据内源性呼气末正压指导呼气末正压通气的调节,外源性呼气末正压通气水平大约为内源性呼气末正压的 80%。

2. 氧疗

氧疗是住院慢阻肺急性加重患者的基础治疗。无严重合并症的患者氧疗后易达到满意的氧合水平(动脉血氧分压>60 mmHg 或动脉血氧饱和度>90%)。给氧途径包括鼻导管和文丘里面罩,鼻导管法最常用于轻、中度低氧血症。面罩法适用于伴有明显缺氧表现的患者。吸氧浓度不宜过高,需注意可能发生潜在的二氧化碳潴留及呼吸性酸中毒。故氧疗过程中需加强氧疗的监护如意识状态、紫绀程度、呼吸、心率变化、尿量、动脉血气分析等。

五、基于西医肺康复的营养支持

对于慢阻肺患者而言,因为呼吸困难导致的身体活动受限和使用口服糖皮质激素治疗急性加重,有发生肥胖的风险,减轻体重有助于减少呼吸做功。然而,晚期患者常会出现进行性体重减轻、营养不良,甚至肺源性恶病质综合征。其特点为瘦体重减少,可引起免疫功能受损、膈肌进行性无力、呼吸困难加重和高碳酸血症性呼吸衰竭,使患者的功能状态急剧下降。当将恶病质定义为低于理想体重(ideal body weight, IBW)的90%时,20%~50%的慢阻肺患者都存在体重低下的情况。气道阻塞的严重程度与发生营养不良的风险相关,在$FEV_1<35\%FEV_1$预计值的患者中,50%处于营养不良的状态。营养不良是慢阻肺患者死亡率显著增加的独立危险因素,此时处于超重或肥胖状态的患者反而预后较好。因此,对慢阻肺患者进行营养风险筛查和评估十分必要,因超重或肥胖造成上呼吸道梗阻的患者,可通过运动处方、饮食控制或手术等方式改善呼吸困难;而处于营养不良或恶病质的患者,可通过营养支持获益。

急性加重期,由于全身炎症反应及氧化应激水平增强,以及全身糖皮质激素的使用,能量消耗比高于稳定期。此外,呼吸困难可导致摄入减少,以及糖皮质激素可引起食欲下降,因此患者多处于代谢增强的负氮平衡状态。各国指南均建议,对于重症患者及接受机械通气的患者,在血流动力学稳定、胃肠道具备相应功能状态时,早期(<24 h,或24~48 h内)开始肠内营养支持。一项小型随机对照临床试验(randomized controlled trial, RCT)证实,在不降低正常饮食摄入量的情况下,对于慢阻肺急性加重患者在住院期间给予营养干预,可改善其蛋白质和总能量摄入。因此,对于基线营养状况不良且处于急性加重期的慢阻肺患者,在重要器官和系统功能基本稳定时,尽早开始营养治疗十分重要。

1. 营养筛查和评估

英国国家临床指导中心2010年更新的慢阻肺指南,采用简易方法来评估患者是否存在营养不良(满足任意一项):①BMI<20 kg/m²;②近3~6个月存在非故意的体重下降超过10%;③低BMI的同时近3~6个月存在非故意的体重下降超过10%。评估患者是否存在营养风险(满足任一项):①摄食量显著减少超过5日或预计将超过5日;②消化能力减低;③存在大量营养素丢失;④存在明显增加的营养需求。满足上述营养不良或营养风险标准任一项,即应给予营养干预,还可根据患者肱三头肌、腹部皮褶厚度和血清白蛋白等指标,进行快速营养评估。

此外,还使用简易的营养筛查工具,如营养风险筛查2002量表(nutritional risk screening 2002, NRS 2002,适用于住院患者)、微型营养评估量表(mini nutritional assessment, MNA,适用于65岁以上老年人)、营养不良通用筛查工具(malnutrition universal screening tool, MUST,适用于门诊或社区),或者在慢阻肺人群中经过验证的一个简易问卷。可使用主观全面评定量表(subjective global assessment, SGA)进行辅助评估,SGA是评估危重症患者入院营养状况的金标准,且能很好地预测患者的并发症。

对于晚期肺病患者,应定期监测是否存在肺源性恶病质或令人担忧的体重减轻,频率为每6~12个月1次,或在常规随访就诊时进行。

2. 营养干预

对于营养不良的慢阻肺患者,营养干预应该遵循五阶梯治疗原则。首先选择膳食指导,加强普通饮食摄入。如果摄食量仍不足,应选择口服营养补充(oral nutritional supplements,ONS)。在住院期间,还可依次向上晋级选择口服或管饲全肠内营养、部分肠内营养+部分肠外营养,最后选全肠外营养。当下一阶梯不能满足60%目标能量需求3~5日时,应该选择上一阶梯。对上述方法无效的,可以尝试合成代谢类药物,如醋酸甲地孕酮或氧雄龙尝试性治疗。同时还应给予其他干预措施,包括使用支气管扩张剂(减少呼吸做功)、氧疗(改善氧输送)、运动处方(改善运动耐力和促进肌肉生长),以及在需要时使用吸入性糖皮质激素(控制炎症)。

应设置营养治疗目标:①促进体重增长(每周0.4 kg);②维持适宜的去脂体质指数[LBMI>16 kg/m²(男性),>15 kg/m²(女性)]或肌肉容量;③改善肱三头肌皮褶厚度、上臂肌围、上肢握力。

3. 膳食指导

由于呼吸困难所致的呼吸肌额外做功,大多慢阻肺患者的静息能量消耗(resting energy expenditure,REE)为正常情况预计值的120%,慢阻肺患者存在增高的基础能量消耗。研究推荐,稳定期慢阻肺患者估计能量需求可首选正常情况REE预计值的1.3倍,应避免过度喂养。因为过度能量供给(≥1.5倍REE)和过多碳水化合物摄入,会使二氧化碳产生显著增加,可能导致呼吸衰竭或脱机困难等不良影响。美国营养师学会推荐米福林公式(Mifflin-St Jeor equation)用于计算REE,以理想体重为单位,计算满足目标的能量需求。对于普通人群,REE通常占人体总能量消耗的60%~75%(表9-3)。

表9-3 米福林公式

算法	公式
经典公式	男:REE (kcal/d) = $9.99W+6.25H-4.92A+5$
	女:REE (kcal/d) = $9.99W+6.25H-4.92A-161$
简便公式	男:REE (kcal/d) = $10W+6.25H-5A+5$
	女:REE (kcal/d) = $10W+6.25H-5A-161$

注:W,体重(kg);H,身高(cm);A,年龄(岁);1 cal=4.184 J。

此外,还可以采用"标准体重=身高(cm)-105,每日的总能量(kcal)=标准体重×25-35"的简单方法,来计算慢阻肺患者每日所需能量。

保证每日能量分布大致为碳水化合物50%~60%、脂肪20%~30%、蛋白质15%~20%。若无慢性心力衰竭或肾脏疾病影响,每日应保证2000 mL以上的水分摄入,以利于稀释痰液,保持呼吸道通畅。少量多次饮水,可避免饱胀且更利于吸收。

提高能量摄入的方法包括少食多餐,多食用富含营养的食物(如脂类营养补充剂),以及每日服用复合维生素。选择进食仅需简单准备的食物(如可用微波炉加热的食物、液态补充剂)、进食前休息可以减少进食带来的氧耗量增加。

4. 口服营养补充

对于普通饮食不足的患者,可在餐间或餐后加用口服营养补充作为营养补充更有利于保障蛋白质和能量的摄入,亦可将口服营养补充作为部分饮食替代和完全饮食替代。少量多次、规律摄入有助于避免饱食引起的进食后呼吸困难及早饱、腹胀等不适,并提高患者依从性(Grade B)。

需评估者其他的情况,以选择合适的特殊医学用途配方食品(foods for special medical purposes,FSMP):①当患者有一定胃肠功能,但由于疾病出现贫血、低蛋白血症、低氧血症等,选择全营养配方食品时,短肽型比整蛋白型更有利于患者肠道耐受、吸收利用;②当患者患有乳糖不耐受时,应避免使用含有乳糖的FSMP,当患者存在乳清蛋白过敏等情况时,应避免使用以乳清蛋白为主要蛋白来源的FSMP;③当患者病情较重、胃肠功能较弱时,避免给予大剂量、高浓度的肠内营养液,以免发生恶心呕吐、腹胀、腹痛、腹泻等胃肠道并发症。

对于稳定期慢阻肺患者,尚未发现哪种商业补充剂最好。理论上讲,对于慢性肺病患者,脂肪与碳水化合物之比为3:1的补充剂可能更容易耐受,因为脂肪的呼吸商(0.7)低于碳水化合物的呼吸商(1),所以脂肪在提供相同能量时产生的二氧化碳更少,从而减少呼吸衰竭时的二氧化碳潴留。然而,临床试验表明,相同能量负荷下高脂型营养补充剂较低脂型制剂并无特殊优势,反而因胃排空时间延长致使进食后呼吸困难的发生风险增加。根据国家卫健委批准的FSPM目录及市面上可购得的产品,可购买全营养配方食品如雅培全安素®、雀巢佳膳®等。或者由医院营养科开具,如沛可®高脂配方(肺病)蛋白型固体饮料(粉剂)、亚宝唯源®高能高脂高蛋白型(特定全营养配方粉)(粉剂)、谱元泰®高能全营养复合粉(粉剂)等。以沛可®为例:作为营养补充时,每日服用50~100 g;部分饮食替代时,每日服用150~250 g;完全饮食替代时,每日服用300~400 g。

需要注意兼顾患者的其他合并症,此时需同临床营养师协同开具营养处方。如慢性心力衰竭患者需选择能量加强型口服营养补充,来避免过多的液体量摄入;糖尿病患者选择时,其中的碳水化合物应为低血糖生成指数的口服营养补充,以减少餐后血糖的上升;肝病患者应选择低脂肪、支链氨基酸比例高而芳香族氨基酸比例低的口服营养补充;非透析的慢性肾脏病患者需要低蛋白和低磷的口服营养补充,以避免其对肾脏造成负担;透析患者则需要高蛋白和低磷的口服营养补充,以补偿透析后机体蛋白质的丢失。

5. 其他需要补充的营养素

慢阻肺患者额外补充维生素D的研究尚未证实明确获益,或许患有重度维生素D缺乏的患者,补充维生素D可减少急性加重次数。参与了肺康复计划的患者,同时补充维生素D可使吸气肌肌力和最大耗氧量获得更大改善,但6分钟步行试验没有改善。除在合并有骨质疏松的患者中,需要补充钙和维生素D以预防跌倒后骨折,补充维生素D对慢阻肺患者是否有益则需要进一步的研究来确定。

补充必需氨基酸(essential amino acids,EAA)可能有益。一项为期12周的小样本RCT表明,与接受安慰剂的患者相比,接受必需氨基酸补充剂的慢阻肺患者在体能表现、生存质量和肌力方面有轻度提高。

ω-3多不饱和脂肪酸作为一类特殊营养补充剂,在慢阻肺患者的营养治疗中,也具有一定作用。一项为期8周的小样本RCT证实,补充二十碳五烯酸(eicosapentaenoic acid,EPA)和

慢性阻塞性肺疾病的中西医结合治疗

二十二碳六烯酸(docosahexaenoic acid，DHA)可提高慢阻肺患者运动耐量,改善功能指标。

此外,口服肌酸补充剂并不会增加慢阻肺患者肺康复的训练效果。

6. 口服营养补充的疗效评价

首次使用时,1~2周后可评估配方,选择最佳口味。考虑到营养干预的临床效果出现较慢,建议之后3个月,每月做1次营养评估。快速变化指标包括体重、摄食量、代谢率及实验室检查,如血常规、电解质、肝功能、肾功能、炎症参数(IL-1、IL-6、TNF、CRP)、营养指标(白蛋白、前白蛋白、转铁蛋白、视黄醇结合蛋白、游离脂肪酸)等。中速变化指标包括人体成分分析、人体测量参数、生活质量评估等。

当日常饮食能够满足目标需要量60%以上3~5日,应该停止使用口服营养补充。当日常饮食+口服和(或)管饲口服营养补充,不能够达到目标需要量60% 3~5日时,应该使用肠外营养(部分肠外营养或完全肠外营养)。若治疗3个月,营养状况再无明显改善,则减量至停用或咨询营养师。

7. 合成代谢药物疗法

对于不能通过上述干预措施增加体重的恶病质患者,可以采用一些药物进行尝试性治疗,如黄体酮类似物、睾酮及合成代谢类药物。此类药物具有较多的潜在不良反应,因此应评估其对患者个体的体重增长作用,若无获益则应停用这些药物。一项小型RCT表明慢阻肺患者服用醋酸甲地孕酮,可导致食欲增加并提高热量摄入量,有效增加体重。给低睾酮水平的男性慢阻肺患者注射睾酮,辅以阻抗训练,可有效增加瘦体重和下肢肌力。口服合成代谢类药物司坦唑醇或者氧雄龙,可有效增加瘦体重和四肢周径。

8. 人工营养

人工营养包括肠内营养和肠外营养。需判断患者是否能经口进食,是否存在肠内营养的禁忌证,如肠梗阻、胃肠道出血、严重腹腔感染、急性重症胰腺炎患者的急性期等,以选择营养治疗的途径(口服、管饲或肠外营养)。对于需要开展营养支持治疗的患者,相比肠外营养,推荐给予肠内营养(Grade B),可以选择合适的口服营养补充给予管饲。对于符合条件且有意愿的患者,也可以考虑家庭肠内营养或肠外营养。如果采用鼻饲管进行肠内营养,鼻饲管最多使用4~6周。

对于住院危重症患者的人工营养,可以参考针对一般危重患者的推荐意见,在呼吸和循环状态平稳后,在入科当日或后24~48 h内即可从少量开始给予早期肠内营养(Grade C)。建议机械通气患者若无禁忌证,应采取半卧位,尤其经鼻饲管行肠内营养的患者,可以减少胃内容物反流导致的误吸。对于急性呼吸衰竭的患者,建议给予高能量密度的肠内营养以限制液体入量(特别是容量负荷较高的患者)。初始能量需要量的根据当前体重(而非IBW)来计算,并减去体液滞留所导致的体重增加。可以使用以下两个公式之一来计算剂量体重:IBW+0.25×(实际体重−IBW),或1.1×IBW。为避免过度喂养,不建议过早给予危重症患者全目标量肠内及肠外营养,可在3~7日内达标。通常选择标准配方,其中脂肪占总热量的20%~40%,而碳水化合物占50%左右,而不选择高脂肪/低碳水化合物配方,因为尚未证实后者有益。推荐最初使用短肽型营养制剂(Grade C)。应考虑补充ω-3多不饱和脂肪酸,如EPA、DHA、抗氧化物质加强型营养制剂(Grade A)。添加了精氨酸的免疫调节营养制剂建议不用在重症监护室患者身上(Grade B)。营养支持所提供的蛋白质量应与蛋白质的

估计消耗量与相匹配,但蛋白质的供应量不应超过消耗量。危重症患者通常 1 日消耗 1.2~1.5 g/kg 的蛋白质,因此营养干预期间的蛋白质摄入量超过 1.5 g/kg 能有效改善住院患者状态。

9. 血糖控制

对于大部分危重症患者(包括晚期肺病患者),推荐的血糖目标值为 140~180 mg/dL(7.7~10 mmol/L),或更宽松的目标值[如 180~200 mg/dL(10~11.1 mmol/L)],而不是更严格的目标值[如 80~110 mg/dL(4.4~6.1 mmol/L)]。其既能避免显著的高血糖,又能将医源性低血糖的风险及其他与较低血糖目标值相关的危害降至最低。

10. 膳食调整

膳食能调节和影响慢性疾病发生发展的危险因素,最近的证据发现,对于慢阻肺等慢性疾病,膳食能发挥有益的防治作用。近 30 年来,人类的膳食结构已经发生了很大的变化,水果、蔬菜、全谷物和鱼类的摄入减少,加工和精制食品的摄入明显增加,易促进慢阻肺等慢性疾病的发生和发展。

慢阻肺的发病机制涉及氧化/抗氧化的失衡和炎症反应,膳食中可以富含抗氧化食品,具有很好的干预和保护作用。研究表明,与健康对照组相比,慢阻肺组饮食中水果和蔬菜摄入量较低、抗氧化剂含量较低,这与肺功能受损和患慢阻肺的风险相关。此外,慢阻肺患者的能量摄入不足和能量消耗明显增加、各种营养素及微量营养素不足与摄入不平衡。研究发现,饮食结构异常导致的肥胖是慢阻肺发病的重要原因之一。因此,通过膳食干预和调整,满足机体的营养需求,能够对抗慢阻肺的氧化/抗氧化的失衡和炎症反应,改善病情,减少预后不良。

(1) 低碳水化合物饮食:许多慢阻肺患者为肥胖人群,控制体重是非常重要的内容。传统减重模式基于控制能量的摄入量,该模式仅仅考虑宏观摄入量,它的理论是基于能量摄入和能量消耗不相互影响且微量营养素成分与减重无关。然而,近来研究发现,中枢神经系统通过结合特定的环境刺激与周围信号来调节食欲和能量消耗进行体重维持。由此说明传统减重模式的疗效有限。

因此,在控制能量摄入的同时,膳食结构的调整是合理减重的重要环节。目前,研究发现低碳水化合物饮食可以促进减重。低碳水化合物饮食可包括从中等量碳水化合物的摄入(碳水化合物占摄入总能量的 26%~45%),至极低碳水化合物的生酮饮食(20~50 g/d 或 <10%×2 000 kcal/d,一般不限制饱和性脂肪酸的摄入,可结合个体实际饮食习惯由多种形式实现。目前的研究认为,低碳水化合物摄入可以改善肥胖与慢阻肺的病理变化,包括提高中枢神经系统对于瘦素的敏感性及降低炎症细胞因子的分泌。

慢阻肺患者常合并营养不良,营养不良的发病率为 24%~71%,特别是住院患者的发病率高达 50% 以上。营养不良导致患者住院次数增加,发生肺心病和心力衰竭,死亡率增高。体重进行性下降提示预后不良,平均寿命预计只有 2.9 年;合并营养不良的呼吸衰竭患者,平均生存时间将进一步缩短;营养不良的程度与气流受限程度有关,并有使患者发生急性呼吸衰竭及死亡的倾向,因而被视为重要的预后指标。过多的碳水化合物的摄入,导致呼吸功能不全的患者呼吸负荷明显增加,易进一步加剧二氧化碳潴留,加剧病情,所以病情危重的慢阻肺需要采用低糖高蛋白高脂肪的膳食进行营养支持。

膳食指导时,需要结合患者的身体情况和营养物质的摄入情况,对患者的膳食结构进行合理调整,并合理地对患者的体重进行调节。

(2)地中海膳食模式:是指种植橄榄树的地中海国家的膳食模式。尽管这些国家对传统的食品消费模式存在一些异质性,但在食物结构上存在许多共同的特点,包括大量使用橄榄油作为脂肪的主要烹饪来源,大量食用植物性食物如坚果、蔬菜、水果、谷物等,食用新鲜的和各种水果作为甜点,较多食用鱼和其他海鲜,适度饮酒,对其他肉类(主要是家禽,或加工肉类)的摄入量存在限制,并且一般消费低至中度的乳制品。在减重方面,有2年的队列研究发现采用该膳食模式与低碳水化合物膳食模式同样有效,并且在缩小腰围方面具有更明显的优势。

地中海膳食的特点是当地丰富的植物性食物具备抗氧化及抗炎,如脂肪酸、油酸、叶酸、维生素 B_6、维生素 B_{12}、维生素 C 和维生素 E、酚类化合物和纤维等,使慢阻肺患者受益,联合其他治疗手段对于减肥及减重具备良好的协同作用。

有研究报道地中海膳食对于慢阻肺患者中有良好的抗炎和抗氧化作用、地中海膳食有助于改善患者的夜间睡眠质量、地中海膳食评分与慢阻肺患者的肺功能受损程度和阻塞性通气事件的发生频率相关。

11. 吞咽障碍和误吸

慢阻肺患者更易发生吞咽功能受损和胃食管反流,因此容易引起误吸,致使急性加重和吸入性肺炎的风险增加,而且在急性加重期患者反流症状发生率高。对慢阻肺患者做好防误吸治疗十分必要。

吞咽障碍筛查评估:①观察症状,进食、饮水时呛咳、流涎或食物滞留在口腔内等;②问卷调查,如进食评估问卷调查等;③饮水试验,可采用改良饮水试验;④反复唾液吞咽试验,评估反复吞咽的能力;⑤其他,多伦多床旁吞咽筛查试验、临床护理用吞咽功能评估工具等。不同筛查方法联合应用有助于提高筛查试验的敏感性和特异性。

误吸的预防需做到如下几点:①建议患者在进食中尽可能坐位,并保持躯干垂直于地面,颈和头前屈有助于防止误吸;②照护者可观察患者进食中是否有咳嗽、呛咳、清嗓子或呼吸困难等表现;③保持安静的环境,减少干扰,减少进餐时讲话,最好没有电视干扰;④选择比较柔软、黏度适中、不易松散、易通过口腔和咽部、不易黏在黏膜上的食物;⑤把食物放置在最佳位置,如舌后部或颊部等口腔内最能感受到食物的部位。应注意进食速度,避免2次食物重叠入口。

误吸异物的处理:①固体颗粒误吸。误吸后对呼吸道阻塞的严重程度取决于误吸物的大小和下呼吸道的口径。大块物体阻塞在喉或咽,建议采用海姆利希手法(Heimlich maneuver),快速用力挤压上腹部,迫使膈肌上抬排出误吸颗粒。误吸小体积颗粒不会引起严重的气道梗阻,主要治疗方法是吸出异物,通常采用纤维支气管镜检查或支气管内镜来操作,一旦发现患者误吸,应尽快调整体位,头部偏向一侧,吸出残留在口腔和咽喉部的有可能导致气管阻塞的液体和食物。②液体颗粒误吸临床处理的重点是用吸痰管吸出异物。如果误吸导致吸入性肺炎的发生,考虑根据痰液的病原学诊断来选用抗生素。

吞咽训练:可针对与摄食-吞咽活动有关的器官进行训练,适用于从轻到重度的所有吞咽困难患者,包括头颈控制训练、口唇运动、颊肌运动、咀嚼训练、舌体运动训练、软腭训练、

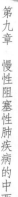

喉部运动、口腔感知训练、咳嗽训练、呼吸训练等。必要时可采用物理治疗,如肌电图生物反馈疗法、低中频电疗法、重复经颅磁刺激、经颅直流电刺激等。

六、肺康复患者的护理(慢阻肺急性加重患者)

1. 常规护理

监测患者的生命体征、肺功能;观察有无呼吸困难的表现。湿化气道,清除气道分泌物;对神志清楚的患者,鼓励其咳痰;对于意识障碍者定时翻身拍背。肺康复过程中注意无菌操作;对已发生感染者,合理选用抗生素。

2. 气管插管护理

气囊压力维持在 25~30 mmHg 为佳,持续监测气囊压力可降低呼吸机相关性肺炎发生率,也能避免气道黏膜缺血性损伤。临床手动测量情况下,间隔 4~6 h 进行。临床上推荐使用伺服型主动加热湿化器,输出湿度至少要达到 33 mg/L(相当于体温 37℃,饱和湿度 44 mg/L 的 75%)。应用 0.12%氯己定溶液刷牙能够降低机械通气患者呼吸机相关性肺炎发生率。机械通气患者若无禁忌证,应采取半卧位,尤其行肠内营养的患者,可以减少胃内容物反流导致的误吸。

3. 咳嗽及体位引流

患者取前倾坐位,深吸气,短暂屏气,收缩腹肌,用力咳嗽将痰液咳出,继续深吸气重复上述动作 2~3 次;对于昏迷或不能配合患者,用手指轻压颈前气管软骨环前部诱发咳嗽反射;反射难以引出者可采用气管内刺激诱发咳嗽。利用腕关节的力量进行叩击,由肺底自下而上、由外向内、有节律地叩击背部或胸部。体位应使病变部位处于高处,痰液向主支气管流动。必要时,可采取机械排痰。对于咳痰困难或昏迷患者可选择口腔、鼻腔、气管插管、从气管切开处进入进行负压吸痰。

七、肺康复的心理状态

慢阻肺患者因呼吸困难和活动受限,会有社会、家庭角色的改变和独立性降低,从而导致心理健康水平下降的情况,如抑郁情绪、焦虑、愤怒、自尊心受挫、愧疚等。慢阻肺患者群体中的抑郁和焦虑患病率较高,约有 25% 和 40% 患者分别具有有临床意义的抑郁和焦虑症状。抑郁和焦虑还能影响患者的日常活动、疾病自我管理能力,甚至是死亡的独立危险因素。

可采用患者健康问卷 -2(Patient Health Questionnaire, PHQ-2)进行快速抑郁筛查(①做事情时缺乏兴趣和乐趣,②情绪低落、抑郁或无望),若两项回答中有任意一项选择"是",则进行 PHQ-9 全部项目的筛查。焦虑的筛查可以使用贝克焦虑量表(the Beck Anxiety Inventory, BAI),或者呼吸疾病焦虑量表(the Anxiety Inventory for Respiratory Disease, AIR)。此外,还可进行全面的社会心理评估,包括患者对生活质量的看法、应对疾病的能力、主观能动性、积极性、药物嗜好、人际关系、依赖性及神经心理障碍(如记忆、注意力和解决问题的能力)。

慢阻肺患者的心理问题可以通过团队辅导、心理治疗、药物治疗、运动康复或联合以上

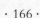

方式进行。目前,没有明确的证据表明抗抑郁药可以诱导抑郁症的缓解或改善呼吸困难与慢阻肺的生理指标,尚不清楚哪些选择性 5-羟色胺再摄取抑制剂或三环类抗抑郁药在治疗抑郁慢阻肺患者中效果更佳,以及适当的剂量和持续时间范围是什么。肺康复和认知行为治疗(cognitive behavior therapy, CBT)有助于改善短期干预研究中的焦虑、抑郁症状和生活质量,然而其长期疗效尚不清楚。此外,放松训练,即教会患者放松全身肌肉,或者采用生物反馈放松练习和冥想,可以改善焦虑、呼吸困难、气道阻塞等情况。通过人际关系治疗,或对患者配偶、照顾者进行教育,增加患者的社会支持联系,也有一定作用。

认知行为疗法指由心理治疗师帮助患者认识产生痛苦的原因,有针对性地改变错误认知,打破思维恶性循环,采用强化疗法或系统脱敏疗法帮助患者矫正异常行为,建立新的反射模式的心理治疗方法。主要包括以下几阶段:①在开始治疗前建立良好的相互关系,加深患者对抑郁和认知行为治疗的理解;②明确治疗目标;③使用专栏法记录日常行为和自我情绪、自动化思维的关系;④明确问题,探索并评估解决方法;⑤实施和评估结果。

八、肺康复的教育

教育可增强患者对其疾病的认知和理解,提高患者对于药物治疗和康复治疗依从性。一项纳入 22 项研究 Meta 分析提示,慢阻肺患者对自己所患的疾病认知十分有限。此外,家属等日常照护人员也有强烈的求知需求。

医生可借助知识手册、集中宣教、视频和新媒体等形式向患者介绍慢阻肺和肺心病的基本知识。同时还需与患者和家属沟通其自身疾病情况和预后,可纠正的危险因素,以及服用药物和康复治疗的作用与不良反应。与患者讨论医疗目标,协助患者制订自我管理计划,指导其日常家庭和工作。告知患者和家属可获得的支持和帮助,如社工服务。在合适的时机,适当地向患者及家属介绍姑息治疗和临终计划。

1. 自我管理及疾病监测

患者于疾病稳定期应按时使用药物,每日监测症状变化(如咳嗽咳痰、呼吸困难程度、体重、下肢水肿等),以便早期识别急性加重及心力衰竭恶化的情况,从而及时应用应急药物(如沙丁胺醇、抗生素、口服激素)和及时就诊。可以通过记录病情日记的方法。此外,还需定期门诊随访(一般是 3 个月),监测肺功能、血氧饱和度、炎症指标等。在因其他疾病就诊或住院时,患者需告诉主治医生自己的疾病情况、服用药物,以及需要低流量吸氧的情况。

慢阻肺患者治疗依从性不高,半数以上的患者存在药物过度使用或使用不足,这可能与的治疗方案复杂有关,慢阻肺患者人均使用多达 6.3 种药物。忘记和遗漏用药是患者依从性差的主要原因,而导致忘记和遗漏的是患者不用药也感觉良好。依从性与患者的人口学特征、病史无关,与患者对疾病的理解和对疾病治疗的信心有关。此外,药物副作用、日常生活改变、药物已用完、患者自身的患病羞耻感、轻度认知功能障碍也常被报告与依从性差有关。我们需要找到治疗依从性差的原因,找到问题的根源,然后帮助患者解决问题,从而帮助提高患者遵嘱用药的可行性。可以通过充分向患者解释药物治疗作用、列出活动计划和增加家庭和社会对患者的支持和鼓励等方法,提高患者的依从性。列出日常活动计划,并在每完成一项后将其标记出来,能带来愉悦感并促进患者的自信心,还可以预防抑郁症状。

2. 日常生活指导

（1）运动：夏天炎热时段、冬天清早和夜间进行室外活动会给身体带来过大负担，注意调整时间。运动前要摄入水分，运动中和运动后也应及时补充水分，特别是高龄者发汗较少，散热较慢，即使没感觉口渴也应随着运动摄入水分。

（2）外出：在雾霾天气时少出门，尽量不去人多的公共场所。尽量不要在气温变化大的天气外出，尤其是冬季注意保暖。外出时，戴口罩，进入室内后及时洗脸、漱口、洗鼻。洗脸最好用温水，这样可以将附着在皮肤上的雾霾颗粒有效清洁干净；漱口、洗鼻的目的是清除附着在口腔的脏东西。冬天注意防寒，夏天注意避免脱水。行李要轻便，以合适的步速走路，感觉累时就休息，尽量不要让第2日仍有疲劳感残存。携带有姓名及紧急联络方式的卡片或名片。呼吸困难较严重的患者，建议使用助行器进行行走移动，尤其是大轱辘的助行器可以方便慢阻肺患者推行。另外在走路时呼与吸的时间比为4∶2（秒）。

（3）家居：确保家里没有任何真菌等问题。尽可能不用地毯。通过高效微粒空气过滤器或带臭氧的静电过滤器净化室内空气。尽可能远离厨房油烟，减少烹饪时间，或者经常开窗换气和正确安装、使用抽油烟机。使用低致敏性的床上用品及经常清洗床上用品。不要做提重物等需要胸部或全身使劲的动作，避免弯腰进行的活动，或者在吸气弯腰、吐气时再提起物品，做到"费力时不吸气"。冬天避免接触冷水，避免和动作激烈或者感冒的小孩待在一起。用力时避免憋气。尽量把物品放在伸手可及的地方，或者可以平移挪动，尽量减少上下搬动。

（4）穿衣：如果一次要穿2件或2件以上衣服或裤子时，事先将衣服或裤子依顺序套好。一次性摘下吸氧管，将衣服迅速套头穿好，并迅速戴好吸氧管，或一次性站立完成穿裤子，这样就可以减少缺氧的时间。穿鞋时可以使用长柄鞋抽，避免弯腰。

（5）洗漱：饭后1~2 h再洗澡，避免饮酒后洗澡；把浴室和换衣服处的室温调节成和起居室一样；洗澡水水温调成温水（40℃左右），不要长时间洗澡；洗澡时可坐在椅子上，使用喷头淋浴，泡澡时水位低于脖子。刷牙时面向前方，尽量不要低头。洗脸时为了避免低头，可以采用坐姿，为减少耗氧，将胳膊支在水池边上，以方便操作。

（6）性生活：一般夫妻间性行为相当于运动负荷的5~6 MET，对于心肺运动试验能够达到7 MET以上运动强度的人，可以进行性生活。但注意适度，且需要伴侣的配合。性生活前注意充分休息，缓慢渐进。建议选择晨起稍后或下午的前部时间等"呼吸最佳"的时间段，并且在之前使用支气管扩张剂并进行氧疗。避免过于兴奋的场合，避免过度饮酒后和压力较大时进行。

（7）双重负荷：如果需要进行会加剧呼吸困难的活动（如运动、洗澡或接触外界冷空气），可以使用短效 β₂ 受体激动剂（又称急救或缓解药物）来减轻或避免可能发生的症状加重。吃饭、运动、排便这些动作行为都会加重心脏负担。每进行一个这样的动作后，休息30~60 min再开始下一个动作。

（8）飞机：休息状态下脉搏血氧饱和度＞95%或者6 min行走脉搏血氧饱和度＞84%的患者，一般可以安全乘坐飞机，但也有少数患者在飞行中会出现严重缺氧。心功能不全、贫血等疾病会影响组织供氧，如果合并这些疾病的慢阻肺患者应给予额外评估。飞行途中应使动脉血氧分压保持在50 mmHg以上，对于海平面休息状态下中重度低氧血症（血氧分压

<60 mmHg)的患者,鼻导管(3 L/min)或文丘里面罩(31%)吸氧多可达到这一目标,这部分患者在乘机前应联系航空公司落实好机上供氧。在机上行走等活动会加重低氧血症,但为避免深静脉血栓和肺栓塞,应注意多做下肢关节特别是踝关节的屈伸动作。

(9)预防感染:坚持漱口、坚持洗手;预防接种流感疫苗、肺炎链球菌疫苗等;避免和感冒的小孩或家属亲密接触。

(10)其他:穿戴宽松服装,允许胸腹自由运动以获得最佳呼吸。保证充足睡眠,最好每晚7~9 h。防止跌倒,可以根据患者的需求进行家居改造,以保证患者行走路径和活动空间的安全,如安装浴室安全辅助设备。

3. 戒烟指导

对于任何心肺疾病患者来说,戒烟都是对长期结局最有益的治疗,并且吸烟是不能成功完成肺康复的独立预测因素。医生应积极主动地介入,帮助患者成功戒烟。5A 戒烟法具体如下。

(1)询问(ask)烟草使用情况:是否曾经吸烟(或使用烟草);是否使用电子烟和其他含尼古丁的产品;使用频率、产品类型;评估尼古丁依赖程度;此时是否准备戒烟;二手烟暴露情况。

通过以下特点可以评估尼古丁依赖程度:开始吸烟的年龄、每日所用香烟/烟草的数量,以及吸烟者早晨醒来后多久开始吸第一支烟/烟草。通过评价吸烟者对尼古丁的依赖程度,可以预测戒烟难易程度及可能需要的治疗强度。尼古丁依赖程度较高者具有以下特点:早年开始吸烟、每日吸烟量更多,以及在醒来 30 min 内吸烟。

(2)建议(advise)戒烟:为促使吸烟者尝试戒烟。

(3)评估(assess)戒烟准备程度:为准备戒烟者提供戒烟帮助;为未准备戒烟者提供戒烟动力。

(4)帮助(assist)吸烟者准备戒烟:评估先前尝试戒烟的经历;设定戒烟日期;预测并处理戒烟中的障碍;介绍患者去戒烟组项目;提供行为疗法和药物治疗。

戒烟的一线药物疗法是尼古丁替代疗法(nicotine replacement therapy,NRT)、伐尼克兰和安非他酮。对于大多数患者,我们推荐采用伐尼克兰或联用两种 NRT 剂型(贴剂+短效剂型,如口香糖或锭剂)作为一线药物治疗,一般持续 2~3 个月。上述戒烟药物尚未发现可以增加慢性心血管疾病患者急性事件的风险,以及未发现会增加焦虑抑郁人群发生神经精神不良事件的风险。

(5)安排(arrange)电话或门诊随访:在戒烟日期后 1~2 周安排随访;监测药物治疗的不良反应;预防复吸。

4. 复职指导

对很多劳动者来说,因疾病导致停职休假是让本人丧失信心、自责焦虑、增加家庭经济负担的主要原因。一项英国的纵向研究表明,50~59 岁全职慢阻肺患者在 18 个月的随访后,有 10.6%转为兼职工作,10.9%不再从事有偿工作。并且中、重度慢阻肺或呼吸困难者的失业风险显著增加。职业卫生人员应从患者回归工作的意愿、平常上下班时间里能否安全通勤、完成工作所必需的注意力、集中力是否恢复等各种角度为患者回归职场提供支持,并制订具体计划。内容不仅包括回归职场的时间,还有加班、夜班、出差限制、更换部门或调

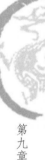

动工作的必要性、可否变更工作制度、安全考虑、劳动者应自行负责的事项等。可采用试行工作制度,进行通勤训练,使患者熟悉一段时间上下班路途,或在工作地点试验性地工作一段时间。此外,应与家属沟通,和家属一起为患者提供来自周围的心理支持。

此外,除吸烟外,在工作中经常接触化学品或粉尘等其他刺激物,也是患有慢阻肺的危险因素。从事此类工作的患者,应争取更换岗位或职业,避免持续性暴露。

5. 家属教育

患者在进行康复治疗的过程中,需要家庭的理解和支持,帮助患者积极配合医生、护士、物理治疗师、营养师等康复团队成员,主动地参与到康复过程中来。此外,家庭成员需要为患者提供长期环境改造支持、运动支持、营养支持和心理支持等,帮助患者提高生活质量。

生活起居保持室内空气清新,温湿度适宜,室内勿摆放鲜花。室内划分禁烟和吸烟区,请吸烟的家属不要在患者面前吸烟,并强烈建议家属及患者一起戒烟。避免患有感冒家属与患者接触,以免诱发急性加重。可根据营养师的营养处方,改进患者食谱,并提供一定的饮食护理,以防止误吸。根据患者的情况,鼓励患者进行合理的活动和休息,避免耗氧量较大的活动,并在活动中增加休息。经常与患者交流沟通,鼓励其完成力所能及的日常生活劳动,协助其参加家庭活动和社交活动,提供较多样化娱乐活动,以缓解和避免孤立带来的焦虑和抑郁情绪。

然而,慢阻肺患者的残疾状态、未来的不确定性和异常情绪,会给家属和照护者带来沉重的负担,尤其在照护者自身也有健康问题的情况下,这会导致照护者持续的压力和卫生需求。因此,需要对照顾者提供一定教育和支持,包括评估和积极治疗抑郁和焦虑,对患者疾病、症状的教育,对关系管理的教育,甚至是丧亲支持。对家属和照护者进行鼓励,承认照护患者能对个人成长和深化彼此间的关系产生积极作用。

第三节　慢性阻塞性肺疾病的中医肺康复

一、中医肺康复的历史沿革

中医虽然没有明确提出肺康复的概念,但在中国传统古籍中肺康复的思想内涵始终不断传承体现。中医康复医疗实践有着相当悠久的历史,大约可以追溯到上古时代。火的应用,加速了先民的物质文明,这时也就产生了灸、热熨等康复疗法。新石器时代所产生的砭石、石针、骨针等医疗器械,更使康复医学手段得以增强。先民们在自然界采撷果菜、狩猎鸟兽,观鸿飞兽骇之姿、鸾舞蛇惊之态,闻松涛涧流之声、猿啼莺啭之音,感而动情,模而仿之,遂有音乐舞蹈、导引按跷之滥觞。殷墟甲骨文中已有使用针灸、热熨、导引、按摩等方法治疗多种疾病的记载。从春秋到战国这一历史时期,诸子起,百家争鸣,经济发展,科学繁荣,中医学有了长足的进步。多数专家认为《黄帝内经》的总体部分成书于春秋战国时期。《黄帝内经》的理论体系与指导思想就是中医康复医学的理论体系与指导思想。要想有效地进行康复治疗则必须进行辨证施治。因此,统一整体观、恒动观和辨证施治构成了中医康复医学的三大特点。马王堆汉墓出土的《导引图》是现存最早的气功导引图形。所载几十种呼吸及引挽肢体的运动姿势，有徒手者，亦有持器械者，有宣导气血者，亦有引邪外出者。

马王堆汉墓出土的竹简医书《十问》亦记载，"是故道者发明唾手，循辟（臂）靡（摩）腹，从阴从阳，必先吐陈""息必探（深）而久，新气易守，宿气为老，新气为寿。善治气者，使宿气夜散，新气朝聚"。这是气功导引见诸医籍中最早的记载。非医书的典籍中也有不少关于气功的论述。例如，《庄子·刻意》《吕氏春秋·尽数》等从不同的角度谈导引。战国初期的《行气玉佩铭》云："行气，深则蓄，蓄则伸，伸则下，下则定，定则固，固则萌，萌则长，长则退，退则天，天几春在上，地几春在下，顺则生，逆则死。"这是最早记载呼吸、吐故纳新的具体方法。

汉代康复医学有了进一步发展，方法和手段也越来越多，而且也有了康复医学的专门著作，如《黄帝岐伯按摩经》《神农黄帝食禁》《食经》《导引图》等。康复医学已形成了一个独立的学科。魏晋时期又一批康复医学著作问世，如托名华佗的《太上老君养生诀》，陶弘景的《养性延命录》等，华佗通晓养生之术，年且百岁而犹有壮容。他指出："人体俗得劳动，但不当使极尔。动摇则谷气得消，血脉流通，病不得生，譬犹户枢不朽是也。是以古之仙者为导引之事，熊颈鸱顾，引挽腰体，动诸关节，以求难老。吾有一术，名五禽之戏：一曰虎，二曰鹿，三曰熊，四曰猿，五曰鸟。亦以除疾，兼利头足，以当导引，体中不快，起作一禽之戏。"这是他对导引能够防病、康复的基本观点和一整套结构严谨、动作简朴、容易推广的既是体育运动又是气功导引的康复疗法。其后的八段锦、太极拳等便是由此发展演化而来。张仲景也是康复医学的理论家。《金匮要略》阐述了许多需要康复医疗的慢性疾病，如血痹、虚劳、百合病、狐惑、脏躁、眩晕、胸痹、心痛、消渴、中风等。他还提出了养慎避邪、初病即治的康复理论。他说："若人能养慎，不令邪风干忤经络，适中经络，未流传脏腑，即医治之。四肢才觉重滞，即导引、吐纳、针灸、膏摩，勿令九窍闭塞。"仲景把养慎、导引、吐纳、针刺、灸、膏熨、按摩等康复手段综合运用，为后世康复医学树立了典范。

宋代《太平圣惠方》列食治门，针对中风、脚气、脾胃病及虚损等病，列药粥方129首。《圣济总录》188~190卷载药粥方113首，这是食疗的一大发展。清代以来，药物康复别开生面者，应推叶天士。在血肉有情之品的广泛应用上，在填精补髓、补气壮阳，乃至活络通痹等方面积累了丰富的经验。尤其是虚损病的治疗和善后方面贡献更大。叶天士还将情绪郁滞概括成"一为怒郁，二为思郁，三为忧郁"。主张速成恼怒，怡悦开怀。其"久病入络""虚久及肾"的观点为慢性疾病的康复提供了新的理论依据。他还认识到"酒客谷少中虚""内蒸酿痰"而"吸烟上热助壅"，因此极力主张戒绝烟酒，这种独到见解对康复医学来说更具有积极意义。

直至近现代，肺康复的概念才正式提出。1974年，美国胸科医师学院委员会将肺康复定义为"肺康复是一种医学实践的艺术，它是为患者个体量身定做的、多学科的计划，它通过正确的诊断、治疗、心理支持和教育使患者的疾病在生理病理学和精神病理学两者达到稳定或逆转，并且尝试使患者恢复到被他的障碍和全身状况所允许的最佳的功能状态"。近年来，慢阻肺患者逐渐增加，其成为肺康复的主要对象。中医业界也与时俱进，不断发挥传统医学优势特色，2021年由中华中医药学会肺系病分会制定发布了《慢性阻塞性肺疾病中医肺康复临床应用指南》，将针灸、食疗、功法等多元治疗手段融合至慢阻肺患者肺康复中医治疗方案中。

二、中医肺康复的形式分类

（一）功法锻炼

功法锻炼等运动康复手段是中医肺康复的重要手段。中医学很早就认识到通过运动可以达到强身健体的目的，早在《吕氏春秋》中就首次提出了"动以养生"的理念，认为"流水不腐，户枢不蠹，动也。形气亦然，形不动则精不流，精不流则气郁"。在运动疗法中太极拳等功法锻炼普及度较广，深受广大人民群众的欢迎。功法锻炼中比较具有代表性的亦是太极拳，太极拳原为中国传统拳术，具有缓慢柔和、松紧结合、动静相兼、神形相合、气寓其中的特点。太极拳流派众多，主要有陈氏、杨氏、武氏、吴氏、孙氏、和氏等，在康复治疗中使用最多的为简化24式杨氏太极拳。太极拳的运动强度可适用于各个年龄阶段的肺康复患者。根据太极拳干预慢阻肺的荟萃分析，在 FEV_1 方面，太极拳干预组与对照组之间差异显著。

同时气功导引也是功法锻炼的重要组成，在春秋战国时期，以中医基础理论为指导的推拿导引等中国传统养生康复疗法已经广泛应用于医学实践，《素问·异法方宜论》记载："中央者，其地平以湿，天地所以生万物也众。其民食杂而不劳，故其病多痿厥寒热。其治宜导引按蹻，故导引按蹻者，亦从中央出也。""气功"一词最早记载于晋代许逊所著的《灵剑子》，与古时之导引相近，现在肺康复中应用最多的气功导引法为2003年国家体育总局健身气功管理中心以传统功法为基础重新编创的五套功法：五禽戏、六字诀、八段锦、易筋经及内养功。

（二）针灸推拿

《灵枢·本脏》指出："经脉者，所以行血气而营阴阳，濡筋骨，利关节者也。"人体经络是全身气血运行的通道，内属脏腑，外络肢节，沟通表里内外、五脏六腑，通过针刺、艾灸、推拿、穴位贴敷、穴位埋线等可激发机体气血，协调阴阳，疏通经气，恢复脏腑功能。

1. 针刺

汪机在《针灸问对》中曰："内经治病，汤液醪醴为甚少，所载服饵之法才一二，而灸者四五，其他则明针法，无虑十八九。"可见在春秋战国时期，针灸即广泛用于临床。针刺通过"盛者泻之，虚则补之"使机体达到阴阳平衡的状态，在肺部疾病的治疗中应用广泛。现代研究发现，针刺在肺康复中也可以发挥很好的疗效。通过2周随机对照试验得出结论，针刺尺泽、内关、足三里能够明显促进肺切除术后肺功能恢复。同时也有研究者在规定的有氧运动训练基础上，给予患者针刺治疗，主穴：膻中、乳根、关元、中脘、天枢、膺窗，随证配伍合谷、丰隆，治疗后，发现针刺可提高稳定期慢阻肺患者运动耐量，缩短有氧运动训练的起效时间，提高稳定期慢阻肺患者肺功能。

2. 艾灸

"灸"即艾灸，艾草本就有药用功效，明代医家李言闻赞艾叶，"治病灸疾，功非小补""可以回垂绝元阳""艾叶……灸之则透诸经，而治百种病邪，起沉疴之人为康泰，其功亦大矣"。通过烧灼穴位，热力带药力透入肌肤，经脉气血得以温通。研究发现，艾灸大椎、肺俞、定喘、丰隆及足三里可改善稳定期慢阻肺患者的症状，提高运动耐力、生活质量及机体免疫力，效果优于单纯西药治疗。

3. 推拿

《素问·血气形志》云："形数惊恐，经络不通，病生于不仁，治之以按摩醪药。"推拿以中医脏腑经络学说为理论基础，医家运用推、拿、按、摩、揉、捏、点、拍等形式多样的手法，作用于经络腧穴上，以达到疏通经络、推行气血、扶伤止痛、祛邪扶正、调和阴阳的疗效，同时可充分利用推拿时使用的介质，以发挥药物和推拿的双重功效。国外研究表明，按摩等胸部物理疗法可增强胸部关节和肌肉的灵活性，改善肺功能，降低呼吸能耗。此外，推拿肺俞、心俞、膈俞、肝俞可调整呼吸通道的阻力和呼吸膜的通透性，帮助患者有效地咳嗽排痰，减少并发症的出现，促进肺功能的恢复。

4. 穴位敷贴、穴位埋线

穴位敷贴、穴位埋线是以特定的药物或可吸收线作用于腧穴，产生双重刺激，发挥双重功效的新型针灸手段。对临床各科疾病的治疗均有很好的疗效，尤其适用于以喘咳为主症的肺系疾病。中医学者发现加用穴位贴敷天突、膻中、风门、肺俞、定喘，以及缩唇训练、腹式呼吸、吐纳训练等呼吸训练的慢阻肺肺康复，能更好地改善患者肺功能、生存质量、血氧饱和度，减少急性加重次数。

（三）中药

中药在治疗肺部疾病方面历史悠久，已经取得突出成就，有独特优势，通常作为中医综合肺康复中的一项重要组成部分。例如，有中医学者比较中药安肺益肾方汤剂（药物组成：冬虫夏草菌丝粉、生黄芪、红景天、银杏、瓜蒌、水蛭、麻黄等）与沙美特罗替卡松粉吸入剂、氨茶碱的疗效后发现，中药在改善慢阻肺患者临床症状及提高生活质量方面有明显的优势。又如，有研究发现补肾健脾汤配合氧疗、呼吸操、体力训练等肺康复疗法，可以改善慢阻肺患者的日常活动能力，提高临床疗效，且操作性强，患者依从性好。

（四）食疗

《素问·脏气法时论》提出食用合适的食物有益健康："毒药攻邪，五谷为养，五果为助，五畜为益，五菜为充，气味合而服之，以补精益气。"《灵枢·五味》明确说明"肺病者，宜食黄黍鸡肉桃葱"，食疗应根据"审因用膳"的原则，通过"调补阴阳"使人体达到"阴平阳秘"的状态。研究表明，虫草蒸全鸭、淮山蒸鸡等药膳干预对改善慢阻肺合并肺源性心脏病患者生活质量、缓解焦虑抑郁不良心理状态有积极意义，辨证施膳用于慢阻肺合并肺源性心脏病患者慢病管理中可行性较高。

（五）中医心理治疗

中医心理治疗在《素问·宝命全形论》中称为"治神"，"形神合一"理论告诉我们在治疗疾病的过程中治神也尤为重要，肺病患者因为肺功能下降，呼吸困难，活动受限，容易滋生焦虑、抑郁的情绪，而这些消极情绪又可以导致患者病情的加重。有研究表明，慢阻肺往往伴有焦虑、抑郁状态。自20世纪40~50年代以来，很多中医心理治疗的方法被提出，其中行为治疗法、澄心静志疗法、移情易性疗法在肺康复功能锻炼中有着突出的体现。中医肺康复中的心理治疗不仅包括健康教育，而且包括太极拳等功法锻炼，其是中医心理治疗的一种手

段,其"调心"的特性,有助于改善患者的消极情绪,通常被用来治疗各种心理疾病。因此,中医心理治疗始终贯穿于中医肺康复的整个过程。

三、中医肺康复的治疗原则

中医肺康复源于中医康复学,是具有中医特色优势的现代康复治疗手段,它注重对患者进行全方位分析评估、多学科合作、全面康复的整体观念,通过康复评定,明确患者的功能障碍,据此制订康复方案,选择合适的康复治疗手段,最终实现患者在精神、形体、生活等各部分功能最大限度恢复,达到提高或改善患者生活质量的目的。在进行肺康复时应遵循中医康复治疗的基本原则,即整体康复原则、辨证康复原则、功能康复原则、综合康复原则。整体康复原则是指在肺康复治疗过程中,对肺功能的恢复应从整体出发,采取全面而有效的康复措施。在肺康复过程中,使患者身、心、神相统一,天、地、人相平衡,以人为本,顺应自然,从而改善肺功能,进而回归家庭和社会。辨证康复原则是指在肺康复治疗过程中,注重中医辨证思维的应用,从证出发,分析病情、作出判断、给予相应的康复治疗手段,使肺康复治疗方案更加具有专门性和针对性,其中辨证是肺康复的前提和基础,而肺康复是依据辨证所确定的康复治疗原则和方法。此外,还需注意辨证康复原则在辨病的同时,更加重视辨证,对于同病异证,康复亦异,异病同证,康复亦同。功能康复原则是指充分训练"神",对"形"的统一支配作用,从而达到心身统一、生理与心理功能恢复。在日常行为生活和社会职业工作中,运用形与神俱的康复方法,在详细的评估和个体化诊疗基础上,合理运用多学科全面规范的综合干预措施,改善患者的肺功能。综合康复原则是指多中心、多靶点、综合性的中医综合康复疗法,其特点是联合运用中医综合康复疗法,充分发挥各自之所长,辨证论治,从整体改善患者肺功能,制订出合理而有效的最佳综合康复方案,使机体各部分逐渐康复,以弥补单一中医疗法或者康复锻炼往往不能达到显著临床治疗效果的缺点。

四、中医肺康复的优势与不足

(一) 中医肺康复的优势

1. 综合治疗理念

中医肺康复注重整体调理,将治疗视为整个身体的调和平衡。中医强调人体各系统之间的相互关系,通过综合治疗方法,可以调整身体的阴阳平衡、气血流通等,促进肺功能的恢复。

2. 强调个体差异

中医肺康复强调个体差异和个体化治疗。每个人的体质、病情和病因可能不同,医生会根据患者的具体情况制订个体化的治疗方案,以提高治疗效果。

3. 中草药治疗优势

中医肺康复常使用中草药作为治疗的一部分。中草药具有丰富的药理活性成分,可以调节免疫系统、抗炎、抗氧化等,从而改善肺功能和减轻症状。中草药疗法通常具有较少的副作用,并且可以根据患者的具体情况进行个体化调配。

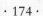

慢性阻塞性肺疾病的中西医结合治疗

4. 非药物疗法优势

中医肺康复包括一些非药物疗法,如针灸、拔罐、推拿等。这些疗法通过刺激穴位、促进气血循环、调节身体的阴阳平衡等方式,改善肺功能,缓解症状。这些非药物疗法通常安全无害,并且可以结合中药疗法进行综合治疗。

5. 预防和康复并重

中医肺康复注重预防和康复并重。中医肺康复强调平衡生活方式、饮食习惯、情绪调节等方面的重要性,以预防肺部疾病的发生和复发。同时,中医肺康复也注重康复阶段的治疗,通过个体化的方法促进肺功能的恢复和身体的整体康复。

(二)中医肺康复的不足

1. 缺乏大量的科学证据支持

中医肺康复往往缺乏大量严格的科学研究和临床试验支持。部分中医疗法在治疗肺部疾病方面的疗效尚未得到充分证实。与现代医学相比,中医肺康复的疗效缺乏充分的科学依据。

2. 个体差异较大

中医肺康复常强调个体差异和整体平衡,但这也意味着治疗方法对每个人可能会有所不同。同样的疾病可能会得到不同的诊断和治疗方法,这可能导致治疗结果的不确定性。

3. 治疗周期较长

中医肺康复通常强调综合调理和长期康复。中医疗法可能需要更长的治疗周期和持续的疗程才能达到理想的效果。这对于一些急需迅速缓解症状的患者可能不太合适。

4. 缺乏规范和标准化

中医肺康复领域缺乏一致性的治疗规范和标准化指南。这使得很难确定合适的治疗方法。同时,缺乏规范化也增加了患者之间治疗结果的可比性和评估的难度。

五、中医肺康复的适应证及禁忌证

(一)中医肺康复的适应证

1. 广泛应用于慢性呼吸系统疾病

慢阻肺、间质性肺疾病、支气管扩张、支气管哮喘、肺动脉高压、特发性肺纤维化等。

2. 胸外科疾病中的应用

肺癌(任何阶段)、肺减容术(术前术后)、肺移植(术前术后)等。

3. 继发性呼吸功能障碍

神经-肌肉疾病、心功能不全、精神心理异常等。

(二)中医肺康复的禁忌证

1. 急性呼吸道感染及严重呼吸衰竭

对于急性呼吸道感染患者,特别是严重感染、高热或有明显气喘的患者,中医肺康复存在禁忌证。此时,应优先进行西医的抗感染治疗和支持治疗。同时,对于严重呼吸衰竭患

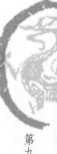

者,如呼吸功能严重受限、氧合功能明显下降,中医肺康复可能无法满足治疗需求,此类患者可能需要进行紧急的呼吸机支持或其他西医救治措施。

2. 严重并发症

对于合并有严重心脏病、肝衰竭、肾衰竭、中重度贫血、中度以上出血倾向等患者,需要谨慎使用或避免使用中医肺康复治疗方法,以免加重病情或引发其他严重并发症。

3. 其他

对中医治疗存在严重过敏反应或不良反应的患者,应禁止使用中医肺康复治疗方法。

第四节　中医肺康复所用养生健身功法举隅

一、太极拳

(一) 太极拳概述及历史起源与发展

太极拳由联合国教科文组织列为人类非物质文化遗产,是以中国传统儒、道哲学中的太极、阴阳辨证理念为核心思想,集颐养性情、强身健体、技击对抗等多种功能为一体,结合易学的阴阳五行之变化,中医经络学,古代的导引和吐纳形成的一种内外兼修、柔和、缓慢、轻灵、刚柔相济的中国传统拳术。传统太极拳门派众多,常见的太极拳流派有陈氏、杨氏、武氏、吴氏、孙氏、和氏等派别,各派既有传承关系,相互借鉴,也各有自己的特点,呈百花齐放之态。太极拳是近代形成的拳种,流派众多,群众基础广泛。

1. 太极拳的历史起源

关于太极拳的创始人,今人普遍认为,陈王廷创立了太极拳。陈王廷出身地主家庭,据《温县志》记载,在明思宗崇祯十四年(1641 年),任温县"乡兵守备"。在他年老隐居期间,依据祖传之拳术,博采众家之精华,结合太极阴阳之理,参考中医经络学说及导引、吐纳之术,创造了一套具有阴阳相合、刚柔相济的太极拳。戚继光虽然与陈王廷相隔约半个多世纪,但戚家拳对陈王廷所创立的太极拳也有着深厚影响,陈王廷吸收了戚氏拳经三十二式中的二十九式编入太极拳套路,如拳经以懒扎衣为起式,陈王廷所造拳套七路都以此为起式。甚至陈式拳谱和拳经总歌的文辞亦有戚氏拳经之风,可见影响之深。陈家沟的拳术只停留在陈姓家族内部传承,而杨露禅是中国历史上有记载的第一个将太极武术传播并发扬光大的人。陈氏后人陈长兴的学生杨露禅在北京传习拳艺时,为了适应保健需要,又逐渐改变了拳套动作,遂成杨氏太极拳。杨氏针对一般非武术目的之学习者所改动的杨氏太极拳,易于学习,因此便成为当今全世界最为流行、学习人数最多的中国拳法。因此,现代太极拳的流行,实最得力于杨露禅将拳术的练习方法简化之功。后又从杨氏派生了吴氏太极拳,其创始人为吴鉴泉。三百年来,历经陈氏子孙及其门徒的不断丰富和发展,太极拳便成为我国重要的拳种之一。

2. 太极拳的发展与中国传统医术思想

在太极拳的拳谚中有陈述:详推用意终何在,延年益寿不老功。在长沙出土的《足臂十一脉灸经》和其他一些经书的旁边都附着一个导引图。那时的医学也被称为道医,因为它与中国传统宗教道教有关。太极拳理论与道医时期的很多思想是一脉相承的,注重自身的修炼,通过调息、调心、调形,使经络、经脉、气血的运行通畅,达到修身养命的目的。

（1）导引对太极拳法的影响:中医学中的导引是中国古代医学家们发明的一种养生术。主要通过呼吸、仰俯、手足屈伸的形体运动,使人体各部血液精气流通无阻,从而促进身体的健康。导引在太极拳中的应用即把意与形相结合,使心脏生理正常,从而引导血气于周身畅通。中国古代医学家认为,心为神之居,主掌血脉运行,对人体各个脏腑均有重要的调节作用,是人类生命活动的主宰,是人身上最重要的脏器。人体全身的血液依赖于心脏的推动作用才可以输送到全身各个部位。陈王廷在创造太极拳时,把始祖陈卜所传授下来的一百单八式长拳等拳术与中医的导引相结合,在周身放松的条件下,使形体的运动符合并且能够促进血液的循环。演练太极拳可使心气旺盛,心血充盈,脉道通利,心主血脉的一切功能正常发挥,血液在脉管内正常运行,可起到练拳养生的作用。《周身大用论》云:"一要心性与意静,自然无处不轻灵。二要遍体气流行,一定继续不能停……"

（2）吐纳对太极拳法的影响:吐纳也是中国古代医学家们发明的一种养生术。吐,即从口中吐出,意为呼气;纳,即收入,意为吸气,由鼻孔而入。吐纳术就是呼吸之术,通过口吐浊气,鼻吸清气,吐故纳新,服食养身,使形神相亲,表里俱济。太极拳把拳术招式的形体运动与吐故纳新相结合。首先,保证形体运动不能妨碍人体的肺脏呼吸运动,以保障肺脏功能正常发挥,新陈代谢自然进行。其次,通过拳术招式的形体运动来促进人体内部宗气的形成。所谓宗气,是相对于先天元气而论的后天之气,是人之生命根本。宗气的功能就是推动肺的呼吸和心血在脉管内的运动。宗气主要由肺脏吸入的自然界之清气与脾胃所化生的水谷精微之气相结合而成,集聚于胸中,称作上气海,是全身之气运动流行的本始。最后,通过拳术招式的形体运动来促进人体宗气的分布,在心脏、肺脏的协同下,将上气海中之宗气通过血脉分别送入全身各个脏腑组织器官,达到全身表里上下,肌肤内脏,发挥其滋润营养之作用。

（3）经络思想对太极拳法的影响:陈王廷创造的太极拳把拳术与经络学说相结合,主要取决于人体经络系统所具备的四大功能。其一,把拳术与经络系统的联络作用相结合。人体是一个由五脏六腑、四肢百骸、五官九窍、皮肉筋骨等组成的整体。人体维护机体的协调统一,主要就是通过经络系统的联络作用。十二正经及十二经别纵横交错,入里出表,通上达下,循行于脏腑和官窍之间;奇经八脉联系与调节正经;十二经筋与十二皮部联络筋脉皮肉。陈王廷将人体经络学说中的联络作用应用于太极拳术之中,就形成了太极拳技击理论之一的"一静无有不静,一动百骸皆随"。其二,把拳术与经络系统的运输作用相结合。人体的各组织器官,均需要气血的濡润滋养,以维持正常的生理活动。而气血之所以畅通无阻,通达于周身,营养脏腑组织,抗御外邪,保卫机体,必须依靠经络系统的传输。陈王廷将经络系统的运输作用应用于太极拳之中,通过经脉运行血气而营养阴阳,以养丹田刚中柔表之气,溢发于体外,助于技击施展;濡筋骨,使自己体格健壮,表里筋骨坚实,内气充足,以此承受、化解外来之击;利关节,使演练者身体各部位活动轻灵,以己不动化彼之动,后趁势出击,克敌制胜。其三,把拳术与经络系统的感应传导作用相结合。所谓感应传导,就是经络系统对于外界刺激的感觉,有传递通导作用,即人体的触觉系统。陈王廷将经络系统的感应传导作用应用于太极拳招式之中,保证以静制动、后发制人的顺利完成。正如《拳论》云:"彼不动,已不动;彼微动,已先动。"其四,把拳术与经络系统的调节作用相结合。人体的经络系统不仅具有联络作用、运输作用和感应传导作用,同时还能够保持人体各部位功能活动的平衡与协调。陈王廷将经络系统的调节作用应用于太极拳之中,依靠经络的平衡与协调作用对身体的各部位进行灵活调节,变幻虚实,以虚诱敌,引实落空,避其实而击其虚,从而克敌制胜。

(二)太极拳的特点

1. 轻松柔和

太极拳的招式比较平稳舒展,动作要求不僵不拘,没有忽起忽落的明显变化和激烈的跳跃动作。

2. 连贯均匀

整套太极拳的动作,从"起势"到"收势"不论动作的虚实变化和姿势的过渡转换,都是紧密衔接、连贯一气的,看不出明显停顿的地方。

3. 圆活自然

太极拳的动作要求上肢动作处带上弧形,避免直来直往,通过弧形活动锻炼,有利于动作的圆活自然,体现出柔和的特点。

4. 协调完整

太极拳运动中,不论是整个套路,还是单个动作姿势,都要求上下相随,内(意念、呼吸)外(躯干、四肢动作)一体,身体各部分之间要密切配合。练太极拳时,必须以腰为轴,手脚的许多动作都是由躯干来带动的,并且互相呼应。

(三)太极拳在中医肺康复中的应用

中医肺康复锻炼方案大多采用 24 式杨氏太极拳,采用其他太极拳流派的较少,采用杨氏太极拳其他套路的也较少。太极拳主要分为陈、杨、武、吴、孙等几大流派,社会上以杨氏最为普及。24 式杨氏太极拳常称为简化太极拳,繁简得宜,编排合理。心肺慢性病患者多为 60 岁以上高龄人群,可根据锻炼的目标,进一步简化、改编 24 式杨氏太极拳,使锻炼技术更具针对性。这样既可以降低习练者入门门槛,又可能提高锻炼效果。另外,太极拳套路如24 式杨氏太极拳一般配有传统音乐,两者对锻炼者可能具有交互作用,太极拳和音乐一般作为一个整体看待。

1. 太极拳的注意事项及动作要领

(1)太极拳的注意事项

姿势:太极拳要求身体姿势放松自然,保持重心稳定,姿势舒展流畅,动作柔和舒缓。

呼吸:太极拳运动需要配合深吸浅呼的呼吸方式,使气息畅通,达到身心的放松和平衡。呼吸自然,不要因为连动而引起呼吸急促,因此动作宜轻松柔和,身体要始终保持缓和协调。

内容:太极拳包含了拳术、刀术、剑术、枪术、棍术等多种内容,每一种内容都有其独特的技巧和特点。

节奏:太极拳的动作节奏缓慢而有节奏感,通过练习使身体逐渐得到放松和舒展,提高身体柔韧性和协调性。

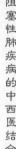

意念:太极拳强调"意念导引",即通过意念控制身体的运动,使身体达到内外兼修、身心协调的状态。

练习时间:太极拳的练习时间应根据个人的身体状况和身体反应来确定,一般建议每日练习 30 min 以上。

（2）太极拳的动作要领

意识引导动作:太极拳的全过程,要求用意识引导动作。一举一动均要用意不用力,先意动而后形动,这样才能做到"意想气到",气到劲到,动作才能沉着。练太极拳时,好像在做"意识体操",要始终着重用意,肢体动作只不过是意的外部表现。练太极拳时,要"以气运身"。

松而不懈,不用拙力:练太极拳时,要求身体各个部位末做到最大限度的放松,避免使用拙力和僵劲,但放松并非全身松懈疲怠。太极拳姿势要求上体正直安舒,不要前俯后仰或左右偏斜。它所用的力,是维持姿势的正确稳定而自然的力,有人称它为规矩的力,也有人称它为"劲"。

上下相随,周身协调:太极拳的动作要一动全动,那么在运动路线上就不能单纯地左右平旋,也不能专在上下、前后做弯曲动作,而必须将腰脊联合起来,使运动的路线形成一条既是左右又是上下、前后的空间曲线,以建立一动全动的基础。

虚实分清,重心稳定:注意动作的虚实和身体重心问题。在锻炼中也要注意身法和手法的运用,由虚到实,或由实到虚,既要分明,又要连贯不停,做到势断意不断,一气呵成。

2. 太极拳在肺康复中的实践操作

（1）起势

左脚开立:左脚向左分开,两脚平行同肩宽。

两臂前举:两臂慢慢向前举,自然伸直,两手心向下。

屈腿按掌:两腿慢慢屈膝半蹲,同时两掌轻轻下按至腹前。

（2）左右野马分鬃

1）左野马分鬃

抱球收脚:上体稍右转,右臂屈抱于右胸前,左臂屈抱于腹前,成右抱球;左脚收至右脚内侧,成丁步。

弓步分手:上体左转,左脚向左前方迈出一步,成左弓步;同时两掌前后分开,左手心斜向上,右手按至右胯旁,两臂微屈。

2）右野马分鬃

抱球收脚:重心稍向后移,左脚尖翘起外撇;上体稍左转,左手翻转在左胸前屈抱,右手翻转前摆,在腹前屈抱,成左抱球;重心移至左腿,右脚收至左脚内侧,成丁步。

弓步分手:同前弓步分手,惟左右相反。

3）左野马分鬃:同前左野马分鬃。

（3）白鹤亮翅

跟步抱球:上体稍左转,右脚向前跟步,落于左脚后;同时两手在胸前屈臂抱球。

虚步分手:上体后坐并向右转体,左脚稍向前移动,成左脚虚步;同时右手分至右额前,掌心向内,左手按至左腿旁,上体转正;眼平视前方。

（4）左右搂膝拗步

1）左搂膝拗步

收脚托掌：上体右转，右手至头前下落，经右胯侧向后方上举，与头同高，手心向上，左手上摆，向右划弧落至右肩前；左脚收至右脚内侧，成丁步；眼视右手。

弓步搂推：上体左转，左脚向左前方迈出一步，成左弓步；左手经膝前上方搂过，停于左腿外侧，掌心向下，指尖向前，右手经肩上，向前推出，右臂自然伸直。

2）右搂膝拗步

收脚托掌：重心稍后移，左脚尖翘起外撇，上体左转，右脚收至左脚内侧，成丁步；右手经头前划弧摆至左前肩，掌心向下，左手向左上方划弧上举，与头同高，掌心向上；眼视左手。

弓步搂推：同前弓步搂推，惟左右相反。

3）左搂膝拗步：同前左搂膝拗步。

（5）手挥琵琶

跟步展臂：右脚向前收拢半步落于左脚后；右臂稍向前伸展。

虚步合手：上体稍向左回转，左脚稍前移，脚跟着地，成左虚步；两臂屈肘合抱，右手与左肘相对，掌心向左。

（6）左右倒卷肱

1）右倒卷肱

退步卷肱：上体稍右转，两手翻转向上，右手随转体向后上方划弧上举至肩上耳侧，左手停于体前；上体稍左转；左脚提起向后退一步，脚前掌轻轻落地；眼视左手。

虚步推掌：上体继续左转，重心后移，成右虚步；右手推至体前，左手向后、向下划弧，收至左腰侧，手心向上；眼视右手。

2）左倒卷肱

退步卷肱：同前退步卷肱，惟左右相反。

虚步推掌：同前虚步推掌，惟左右相反。

3）右倒卷肱：同前右倒卷肱。

4）左倒卷肱：同前左倒卷肱。

（7）左揽雀尾

抱球收脚：上体右转，右手向侧后上方划弧，左手在体前下落，两手成右抱球状；左脚收成丁步。

弓步掤臂：上体左转，左脚向左前方迈，成左弓步；两手前后分开，左臂半屈向体前掤架，右手向下划弧按于左胯旁，五指向前；眼视左手。

转体摆臂：上体稍向左转，左手向左前方伸出，同时右臂外旋，向上、向前伸至左臂内侧，掌心向上。

转体后捋：上体右转，身体后坐，两手同时向下经腹前向右后方划弧后捋，右手举于身体侧后方，掌心向外，左臂平屈于胸前，掌心向内；眼视右手。

弓步前挤：重心前移，成左弓步；右手推送左前臂向体前挤出，两臂撑圆。

后坐引手：上体后坐，左脚尖翘起；左手翻转向下，右手经左腕上方向前伸出，掌心转向下，两手左右分开与肩同宽，两臂屈收后引，收至腹前，手心斜向下。

弓步前按：重心前移,成左弓步;两手沿弧线推至体前。

（8）右揽雀尾

转体分手：重心后移,上体右转,左脚尖内扣;右手划弧右摆,两手平举于身体两侧;头随右手移转。

抱球收脚：左腿屈膝,重心左移,右脚收成丁步;两手成左抱球状。

弓步掤臂：同前弓步掤臂,惟左右相反。

转体摆臂：同前转体摆臂,惟左右相反。

转体后将：同前转体后将,惟左右相反。

弓步前挤：同前弓步前挤,惟左右相反。

后坐引手：同前后坐引手,惟左右相反。

弓步前按：同前弓步前按,惟左右相反。

（9）单鞭

转体运臂：上体左转,左腿屈膝,右脚尖内扣;左手向左划弧,掌心向外,右手向左划弧至左肘前,掌心转向上;视线随左手运转。

勾手收脚：上体右转,右腿屈膝,左脚收成丁步;右手向上向左划弧,至身体右前方变成勾手,腕高与肩平,左手向下、向右划弧至右肩前,掌心转向内;眼视勾手。

弓步推掌：上体左转,左脚向左前方迈出,成左弓步;左手经面前翻掌向前推出。

（10）云手

转体松勾：上体右转,左脚尖内扣;左手向下、向右划弧至右肩前,掌心向内,右勾手松开变掌。

左云收步：上体左转,重心左移,右脚向左脚收拢,两腿屈膝半蹲,两脚平行向前成小开立步;左手经头前向左划弧运转,掌心渐渐向外翻转,右手向下、向左划弧运转,掌心渐渐转向内;视线随左手运转。

右云开步：上体右转,重心右转,左脚向左横开一步,脚尖向前;右手经头前向右划弧运转,掌心逐渐由内转向外,左手向下、向右划弧,停于右肩前,掌心渐渐翻转向内;视线随右手运转。

左云收步：同前左云收步。

右云开步：同前右云开步。

左云收步：同前左云收步。

（11）单鞭

转体勾手：上体右转,重心右移,左脚跟提起;右手向左划弧,至右前方掌心翻转变勾手;左手向下向右划弧至右肩前,掌心转向内;眼视勾手。

弓步推掌：同前弓步推掌。

（12）高探马

跟步翻手：后脚向前收拢半步;右手勾手松开,两手翻转向上,肘关节微屈。

虚步推掌：上体稍右转,重心后移,左脚稍向前移,成左虚步;上体左转,右手经头侧向前推出;左臂屈收至腹前,掌心向上。

（13）右蹬脚

穿手上步：上体稍左转,左脚提收向左前方迈出,脚跟着地;右手稍向后收,左手经右手

背上方向前穿出,两手交叉,左掌心斜向上,右掌心斜向下。

分手弓步:重心前移,成左弓步;上体稍右转,两手向两侧划弧分开,掌心皆向外;眼视右手。

抱手收脚:右脚成丁步;两手向腹前划弧相交合抱,举至胸前,右手在外,两掌心皆转向内。

分手蹬脚:两手手心向外撑开,两臂展于身体两侧,肘关节微屈,腕与肩平;左腿支撑,右腿屈膝上提,脚跟用力慢慢向前上方蹬出,脚尖上勾,膝关节伸直,右腿与右臂上下相对,方向为右前方约30°;眼视右手。

(14)双峰贯耳

屈膝并手:右小腿屈膝回收,左手向体前划弧,与右手并行落于右膝上方,掌心皆翻转向上。

弓步贯掌:右脚下落向右前方上步,成右弓步;两手握拳经两腰侧向上、向前划弧摆至头前,两臂半屈,成钳形,两拳相对,同头宽,拳眼斜向下。

(15)转身左蹬脚

转体分手:重心后移,左腿屈坐,上体左转,右脚尖内扣;两拳松开,左手向左划弧,两手平举于身体两侧,掌心向外;眼视左手。

抱手收脚:重心右移,右腿屈膝后坐,左脚收至右脚内侧,成丁步;两手向下划弧交叉合抱,举至胸前,左手在外,两手心皆向内。

分手蹬脚:同右蹬脚,惟左右相反。

(16)左下势独立

收脚勾手:左腿屈收于右小腿内侧;上体右转,右臂稍内合,右手变勾手,左手划弧摆至右肩前,掌心向内;眼视勾手。

仆步穿掌:上体左转,右腿屈膝,左腿向右前方伸出,成左仆步;左手经右肋沿左腿内侧向左穿出,掌心向前,指尖向左;眼视左手。

弓腿起身:重心移向左腿,成左弓步;左手前穿并向上挑起,右勾手内旋,置于身后。

独立挑掌:上体左转,重心前移,右腿屈膝提起,成左独立步;左手下落按于左胯旁,右勾手下落变掌,向体前挑起,掌心向左,高于眼平,右臂半屈成弧。

(17)右下势独立

落脚勾手:右脚落于左脚右前方,脚前掌着地,上体左转,左脚以脚掌为轴随之扭转;左手变勾手向上提举于身体左侧,高与肩平,右手划弧摆至右肩前,掌心向左;眼视勾手。

仆步穿掌:同前仆步穿掌,惟左右相反。

弓步起身:同前弓步起身,惟左右相反。

独立挑掌:同前独立挑掌,惟左右相反。

(18)左右穿梭

1)右穿梭

落脚抱球:左脚向左前方落步,脚尖外撇,上体左转;两手成左抱球状。

弓步架推:上体右转,右脚向右前方上步,成右弓步;右手向前上方划弧,翻转上举,架于右额前上方,左手向后下方划弧,经肋前推至体前,高与鼻平;眼视左手。

2）左穿梭

抱球收脚：重心稍后移，右脚尖外撇，左脚收成丁步；上体右转，两手在右肋前上下相抱。

弓步架推：同前弓步架推，惟左右相反。

（19）海底针

跟步提手：右脚向前收拢半步，随之重心后移，右腿屈坐；上体右转，右手下落屈臂提抽至耳侧，掌心向左，指尖向前，左手向右划弧下落至腹前，掌心向下，指尖斜向右。

虚步插掌：上体左转向前俯身，左脚稍前移，成左虚步；右手向前下方斜插，左手经膝前划弧搂过，按至左大腿侧；眼视右手。

（20）闪通臂

提手收脚：上体右转，恢复正直；右手提至胸前，左手屈臂收举，指尖贴近右腕内侧；左脚收至右脚内侧。

弓步推掌：左脚向前上步，成左弓步；左手推至体前，右手撑于头侧上方，掌心斜向上，两手分展；眼视左手。

（21）转身搬拦拳

转体扣脚：重心后移，右腿屈坐，左脚尖内扣；身体右转，右手摆至体右侧，左手摆至头左侧，掌心均向外；眼视右手。

坐腿握拳：重心左移，左腿屈坐，右腿自然伸直；右手握拳向下、向左划弧停于左肋前，拳心向下，左手举于左额前；眼向前平视。

踩脚搬拳：右脚提收至左脚内侧，再向前迈出，脚跟着地，脚尖外撇；右拳经胸前向前搬压，拳心向上，高与胸平，肘部微屈，左手经右前臂外侧下落，按于左胯旁；眼视右拳。

转体收拳：上体右转，重心前移，右拳向右划弧至体侧，拳心向下，左臂外旋，向体前划弧，掌心斜向上。

上步拦掌：左脚向前上步，脚跟着地；左掌拦至体前，掌心向右，右拳翻转收至腰间，拳心向上；眼视左掌。

弓步打拳：上体左转，重心前移，成左弓步；右拳向前打出，肘微屈，拳眼向上，左手微收，掌指附于右前臂内侧，掌心向右。

（22）如封似闭

穿手翻掌：左手翻转向上，从右前臂下向前穿出；同时右拳变掌，也翻转向上，两手交叉举于体前。

后坐收掌：重心后移，两臂屈收后引，两手分开收至胸前，与胸同宽，掌心斜相对；眼视前方。

弓步按掌：重心前移，成左弓步；两掌经胸前弧线向前推出，高与肩平，宽与肩同。

（23）十字手

转体扣脚：上体右转，重心右移，右腿屈坐，左脚尖内扣；右手向右摆至头前，两手心皆向外；眼视右手。

弓腿分手：上体继续右转，右脚尖外撇侧弓，右手继续划弧至身体右侧，两臂侧平举，手心皆向外；眼视右手。

交叉搭手：上体左转，重心左移，左腿屈膝侧弓，右脚尖内扣；两手划弧下落，交叉上举成

斜十字形,右手在外,手心皆向内。

收脚合抱:上体转正,右脚提起收拢半步,两腿慢慢直立;两手交叉合抱于胸前。

(24)收势

翻掌分手:两臂内旋,两手翻转向下分开,两臂慢慢下落停于身体两侧;眼视前方。

并脚还原:左脚轻轻收回,恢复成预备姿势。

(四)太极拳在肺康复应用中的现代研究

简化太极拳适用于慢阻肺稳定期患者,能够改善 6 分钟步行试验结果(强推荐,证据级别 B);改善肺功能 FEV_1(弱推荐,证据级别 B)。每次康复锻炼 60 min。每周康复锻炼 5~7 次。康复疗程 3 个月以上;长期康复锻炼效果更佳。

研究者等通过测量 15 名男性在练习杨氏太极拳过程中的心率储备与峰值摄氧量后得出,太极拳是中等强度的锻炼,并且它的运动强度在不同年龄、不同性别的人群中相差不大,而肺康复运动处方中多建议采用中至高强度训练,这说明太极拳的运动强度可适用于各个年龄阶段的肺康复患者。澳大利亚学者通过临床研究发现,太极拳能显著改善慢阻肺患者的运动能力、耐力与平衡功能,增强股四头肌的力量,并且可以改善患者的焦虑状态。太极拳可以针对性地解决慢阻肺所致的肌肉萎缩、肌力下降、平衡功能差等问题,并且能够整体改善患者的健康水平,长期练习太极拳的人群 T 细胞和自然杀伤细胞(NK 细胞)数量高于一般人群,能有效改善机体免疫功能,提高抗肿瘤及慢性感染的能力。

二、八段锦

(一)八段锦概述及历史起源与发展

八段锦是一个优秀的中国传统保健功法,形成于 12 世纪,后在历代流传中形成许多练法和风格各具特色的流派。八段锦动作简单易行,功效显著。古人把这套动作比喻为“锦”,意为动作舒展优美,如锦缎般优美、柔顺,又因为功法共为八段,故名为“八段锦”。整套动作柔和连绵,滑利流畅;有松有紧,动静相兼;气机流畅,骨正筋柔。

八段锦的“八”字,不是单指段、节和八个动作,而是表示其功法有多种要素,相互制约,相互联系,循环运转。正如明朝高濂在其所著《遵生八笺》中“八段锦导引法”所讲:“子后午前做,造化合乾坤。循环次第转,八卦是良因。”“锦”字,是由“金”“帛”组成,以表示其精美华贵。除此之外,“锦”字还可理解为单个导引式的汇集,如丝锦那样连绵不断,是一套完整的健身方法。

八段锦之名,最早出现在南宋洪迈所著的《夷坚志》中,其曰:“政和七年,李似矩为起居郎……尝以夜半时起坐,嘘吸按摩,行所谓八段锦者。”说明八段锦在北宋已流传于世,并有坐势和立势之分。

由于立势八段锦更便于群众习练,流传甚广,健身气功八段锦以立势八段锦为蓝本,进行挖掘整理和编创,因此重点对立势八段锦的源流和有关情况进行分析介绍。

立势八段锦在养生文献上首见于南宋曾慥所著的《道枢·众妙篇》:“仰掌上举以治三焦者也;左肝右肺如射雕焉;东西独托,所以安其脾胃矣;返复而顾,所以理其伤劳矣;大小朝

天,所以通其五脏矣;咽津补气,左右挑其手;摆鳝之尾,所以祛心之疾矣;左右手以攀其足,所以治其腰矣。"但这一时期的八段锦没有定名,其文字也尚未歌诀化。之后,在南宋陈元靓所编的《事林广记·修真秘旨》中才定名为"吕真人安乐法",其文已歌诀化:"昂首仰托顺三焦,左肝右肺如射雕;东脾单托兼西胃,五劳回顾七伤调;鳝鱼摆尾通心气,两手搬脚定于腰;大小朝天安五脏,漱津咽纳指双挑。"明清时期,立势八段锦有了很大发展,并得到了广泛传播。清末《新出保身图说·八段锦》首次以"八段锦"为名,并绘有图像,形成了较完整的动作套路。其歌诀为"两手托天理三焦,左右开弓似射雕;调理脾胃须单举,五劳七伤往后瞧;摇头摆尾去心火,两手攀足固肾腰;攒拳怒目增气力,背后七颠百病消"。从此,传统八段锦动作被固定下来。

八段锦在流传中出现了许多流派。例如,清代山阴娄杰述八段锦立功,其歌诀为"手把碧天擎,雕弓左右鸣;鼎凭单臂举,剑向半肩横;擒纵如猿捷,威严似虎狞;更同飞燕急,立马告功成"。另外,还有《易筋经外经图说·外壮练力奇验图》(清代佚名)、《八段锦体操图(12式)》等,这类八段锦都出于释门,僧人将其作为健身养生的方法和武术基本功来练习。

总的来看,八段锦被分为南北两派。行功时动作柔和,多采用站式动作的,被称为南派,为梁世昌所传;动作多马步,以刚为主的,被称为北派,附会为岳飞所传。从文献和动作上考察,不论是南派还是北派,都同出一源。其中附会的传人无文字可考证。

八段锦究竟为何人、何时所创,尚无定论。但从湖南长沙马王堆三号墓出土的《导引图》可以看到,至少有4幅图势与八段锦图势中的"调理脾胃须单举""两手攀足固肾腰""左右开弓似射雕""背后七颠百病消"相似。另外,从南北朝时期陶弘景所辑录的《养性延命录》中也可以看到类似的动作图势。例如,"狼距鸱顾,左右自摇曳"与"五劳七伤往后瞧"动作相似;"顿踵三还"与"背后七颠百病消"动作相似;"左右挽弓势"基本与"左右开弓似射雕"动作相同;"左右单托天势"基本与"调理脾胃须单举"动作相同;"两手前筑势"基本与"攒拳怒目增气力"动作相同。这些都说明八段锦与《导引图》及《养性延命录》有一定关系。

中华人民共和国成立后,党和政府对民族传统体育项目非常重视。20世纪50年代后期,人民体育出版社先后出版了唐豪、马凤阁等编著的《八段锦》,后又组织编写小组对传统八段锦进行了挖掘整理。由于政府的重视,练习八段锦的群众逐年增多。到20世纪70年代末80年代初,八段锦作为民族传统体育项目开始进入我国大专院校课程。这些都极大地促进了八段锦理论的发展,丰富了八段锦的内涵。

(二)八段锦的特点

1. 柔和缓慢,圆活连贯

柔和,是指习练时动作不僵不拘,轻松自如,舒展大方。缓慢,是指练习时身体重心平稳,虚实分明,轻飘徐缓。圆活,是指动作路线带有弧形,不起棱角,不直来直往,符合人体各关节自然弯曲的状态。它是以腰脊为轴带动四肢运动,上下相随,节节贯穿。连贯,是要求动作的虚实变化和姿势的转换衔接,无停顿断续之处。既像行云流水连绵不断,又如春蚕吐丝相连无间,使人神清气爽,体态安详,从而达到疏通经络、畅通气血和强身健体的效果。

2. 松紧结合,动静相兼

松,是指习练时肌肉、关节及中枢神经系统、内脏器官的放松。在意识的主动支配下,逐步达到呼吸柔和、心静体松,同时松而不懈,保持正确的姿态,并将这种放松程度不断加深。紧,是指习练中适当用力,且缓慢进行,主要体现在前一动作的结束与下一动作的开始之前。八段锦中的"两手托天理三焦"的上托、"左右弯弓似射雕"的马步拉弓、"调理脾胃须单举"的上举、"五劳七伤往后瞧"的转头旋臂、"攒拳怒目增气力"的冲拳与抓握、"背后七颠百病消"的脚趾抓地与提肛等,都体现了这一点。紧,在动作中只在一瞬间,而放松须贯穿动作的始终。松紧配合得适度,有助于平衡阴阳、疏通经络、分解黏滞、滑利关节、活血化瘀、强筋壮骨、增强体质。

本功法中的动与静主要是指身体动作的外在表现。动,就是在意念的引导下,动作轻灵活泼、节节贯穿、舒适自然。静,是指在动作的分节处做到沉稳,特别是在前面所讲八个动作的缓慢用力之处,在外观上看略有停顿之感,但内劲没有停,肌肉继续用力,保持牵引抻拉。适当用力和延长作用时间,能够使相应的部位受到一定强度的刺激,有助于提高锻炼效果。

3. 神与形合,气寓其中

神,是指人体的精神状态和正常的意识活动,以及在意识支配下的形体表现。"神为形之主,形乃神之宅"。神与形是相互联系、相互促进的整体。本功法动作及动作之间充满了对称与和谐,体现出内实精神、外示安逸,虚实相生、刚柔相济,做到了意动形随、神形兼备。

气寓其中,是指通过精神的修养和形体的锻炼,促进真气在体内的运行,以达到强身健体的功效。练习本功法时,呼吸应顺畅,不可强吸硬呼。

(三)八段锦在中医肺康复中的应用

1. 八段锦的注意事项及禁忌证

(1)八段锦的注意事项

1)姿势要正确,衣着要宽松,穿舒适的平底鞋。环境要安静,空气流通不嘈杂。不要在过饥过饱的时候锻炼。

2)呼吸要平顺自然,刚学习的时候不妨用自然呼吸法,熟练后可采用腹式呼吸法。

3)注意运动量,量力而行。循序渐进,持之以恒。每人每周一般练习4~5次,每次12 min 左右。一般每做完一遍,休息5 min 再继续。学会自我评价运动量,其有效的表现是心情愉快、脉搏稳定、血压正常、食欲及睡眠良好。否则应调整运动量。

4)其效果受性别、年龄、身体条件的限制,练习者个体差异很大。对一时不能完成的动作不能强求,要平衡心态,不能相互攀比。练习过程如果出现头晕、恶心、手足麻木、心慌气短等现象,应停止练习,并找出原因。

(2)八段锦的禁忌证

1)不明病因的急性脊柱损伤或脊柱不适的人不宜练功。

2)患各种骨骼病者及骨质疏松者不宜练功。

3)严重的心、脑、肺疾病患者和体质过于虚弱者不宜练功。

4)慢阻肺患者处于急性加重期。

5)精神、智力或思维异常无法配合者。

6)有运动系统疾病或功能障碍无法完成功法动作者。

2. 八段锦在肺康复中的实践操作

(1) 第一段：两手托天理三焦

1) 两脚平行开立，与肩同宽。两臂徐徐分别自左右身侧向上高举过头，十指交叉，翻转掌心极力向上托，使两臂充分伸展，不可紧张，恰似伸懒腰状。同时缓缓抬头上观，要有擎天柱地的神态，此时缓缓吸气。

2) 翻转掌心朝下，在身前正落至胸高时，随落随翻转掌心再朝上，微低头，眼随手运。同进配以缓缓呼气。

(2) 第二段：左右开弓似射雕

1) 两脚平行开立，略宽于肩，成马步站式。上体正直，两臂平屈于胸前，左臂在上，右臂在下。

2) 手握拳，食指与拇指成"八"字形撑开，左手缓缓向左平推，左臂展直，同时右臂屈肘向右拉回，右拳停于右肋前，拳心朝上，如拉弓状。眼看左手。

3)、4) 动作与1)、2)动作同，唯左右相反

(3) 第三段：调理脾胃臂单举

1) 左手自身前成竖掌向上高举，继而翻掌上撑，指尖向右，同时右掌心向下按，指尖朝前。

2) 左手俯掌在身前下落，同时引气血下行，全身随之放松，恢复自然站立。

3)、4) 动作与1)、2)动作同，唯左右相反。

(4) 第四段：五劳七伤往后瞧

1) 两脚平行开立，与肩同宽。两臂自然下垂或叉腰。头颈带动脊柱缓缓向左拧转，眼看后方，同时配合吸气。

2) 头颈带动脊柱徐徐向右转，恢复前平视。同时配合呼气，全身放松。

3)、4) 动作与1)、2)动作同，唯左右相反。

(5) 第五段：摇头摆尾去心火

1) 马步站立，两手叉腰，缓缓呼气后拧腰向左，屈身下俯，将余气缓缓呼出。动作不停，头自左下方经体前至右下方，像小勺舀水似地引颈前伸，自右侧慢慢将头抬起，同时配以吸气；拧腰向左，身体恢复马步桩，缓缓深长呼气。同时全身放松，呼气末尾，两手同时做节律性掐腰动作数次。

2) 动作与1)动作同，唯左右相反。

(6) 第六段：两手攀足固肾腰

1) 两脚平行开立，与肩同宽，两掌分按脐旁。

2) 两掌沿带脉分向后腰。

3) 上体缓缓前倾，两膝保持挺直，同时两掌沿尾骨、大腿向下按摩至脚跟。沿脚外侧按摩至脚内侧。

4) 上体展直，同时两手沿两大腿内侧按摩至脐两旁。

(7) 第七段：攒拳怒目增气力

1) 两脚开立，成马步桩，两手握拳分置腰间，拳心朝上，两眼睁大。

2) 左拳向前方缓缓击出，成立拳或俯拳皆可。击拳时宜微微拧腰向右，左肩随之前顺

展,拳变掌,臂外旋,握拳抓回,成仰拳置于腰间。

3)与2)动作同,唯左右相反。

（8）第八段:背后七颠百病消

1)两脚平行开立,与肩同宽,或两脚相并。

2)两臂自身侧上举过头,脚跟提起,同时配合吸气。两臂自身前下落,脚跟亦随之下落,并配合呼气。全身放松。

（四）八段锦在肺康复应用中的现代研究

八段锦的干预治疗对慢阻肺患者的肺功能及呼吸能力、临床症状、活动能力及耐力、实验室检查等不同方面有着多重积极的意义。首先,八段锦可改善患者呼吸系统的能力,长时间坚持训练将有助于提高其肺活量,对稳定期患者 FEV_1 产生较好的改善并得到维持,急性加重的发病率也有所降低。研究表明,八段锦锻炼能改善重度慢阻肺稳定期患者的气道炎性反应,提高肺功能。八段锦还能有效改善肺外表现,延缓肺功能的进行性下降。其次,在临床症状上,八段锦对于改善慢阻肺稳定期患者气促症状较为显著,患者的日常生活能力也有提升。在西医治疗的基础上联合八段锦训练,可明显提高慢阻肺稳定期患者的运动距离,并使得咳嗽咳痰等不良症状得到改善。八段锦结合其他康复治疗手段也能发挥良好的效果,其联合呼吸体操的康复治疗方式对患者的生活质量水平有明显改善。最后,八段锦可提高慢阻肺患者的活动能力耐力及生存质量。慢阻肺患者容易出现活动后气促加重,相关试验通过对比三角肌皮褶厚度、标准体重、6 分钟步行试验评分及肺功能,发现传统功法八段锦对慢阻肺稳定期患者疗效确切,可改善患者生活质量,提高运动耐量。八段锦训练可以帮助患者吐纳调气,形成形体和精神合二为一的松静自然状态,修身养性,使情绪趋于稳定平衡,减轻焦虑程度,这对改善不良情绪的影响、提高生存质量具有积极意义。

八段锦最大的特点是在练习时要求手臂旋转,通过两臂的内外旋转来加大对手臂的扭矩,从而加大对手臂的压力。中医认为,心肺有邪,其气留于两肘;肾有邪,其气留于两腰;肝有邪,其气留于两腋;脾有邪,其气留于两髀。而手臂的屈伸有助于对肘部的刺激,从而起到畅通心肺经络的目的。

三、六字诀

（一）六字诀概述及历史起源与发展

六字诀是一种以呼吸吐纳为主要手段的健身气功方法,其特点是通过读音口型来调整与控制体内气息的升降出入,形成分别与人体肝、心、脾、肺、肾、三焦相对应的"嘘、呵、呼、呬、吹、嘻"六种特定的吐气发声方法,进而达到调整脏腑气机平衡的作用,可用于治疗脏腑功能失调的病症。

陶弘景(456~536 年),字通明,丹阳秣陵人,南朝齐梁年间著名的医药学家、道教养生家、是道教茅山派代表人物之一。其将南朝以前的有关养生论述进行了系统收集整理,辑成《养性延命录》。六字诀的最早现存文献正是见于陶弘景所著的《养性延命录》中。《养性延命录·服气疗病篇》记载:"纳气有一,吐气有六。纳气一者,谓吸也;吐气六者,为吹、呼、嘻、

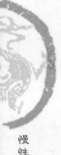

呵、嘘、呬，皆出气。凡人之息，一呼一吸，原有此数，欲为长息，吐气之法时，寒可吹，温可呼；委屈治病。吹以去热，呼以去风，嘻以去烦，呵以下气，嘘以散寒，呬以解极，凡人极者，则多嘘、呬。道家行气，率不欲嘘呬，嘘、呬者，长息之忌也。"同时指出："凡病之来，不离于五脏，事须识根，不识之者，勿为之耳。心脏病者，体有冷热，吹呼二气出之；肺脏病者，胸膈胀满，嘘气出之；脾脏病者，体上游风习习，身痒痛闷，嘻气出之；肝脏病者，眼疼愁忧不乐，呵气出之。以上十两者调气法，依常以鼻引气，口中吐之，当令气声逐字吹、呼、嘘、呵、嘻、呬吐之。若患者依此法，皆须恭敬，用心为之，无有不差，愈病长生之术。"吸气有一种，而吐气有六种的养生方法。根据身体出现的不同情况，配合不同的发音来治病。他把六种发音和人体的脏腑结合起来，治疗各种病症。而以练呼为主的吹、呼、嘻、呵、嘘、呬法，陶弘景在整理和总结大量的养生方法基础上创编出来的，后人称为"六字诀"。

隋代天台高僧智顗，在他所著的《修习止观坐禅法要》一书中，提出了六字诀的治病方法。他谈到："但观心想，用六种气治病者，即是观能治病。何谓六种气，一吹、二呼、三嘻、四呵、五嘘、六呬……颂曰：心配属呵肾属吹，脾呼肺呬圣皆知，肝脏热来嘘字治，三焦壅处但言嘻。"这是最早六字诀开始配以口诀的形式。

唐代著名医学家孙思邈在《备急千金要方》中对陶氏六字诀的吐纳法进行了充分发挥，使呼吸的深度有了较大的改变，孙思邈特别强调使用"大呼结合细呼"的方式来练习六字诀。孙思邈对六字诀的呼吸方式作出了明显的改变，加大了呼吸的深度和次数，在发音的次数上，增加到 30 遍和 50 遍，重复的次数，加大体内浊气的排出，加深对脏器的按摩作用。并且发每个音时都用"大呼"和"细呼"，采用这种方法是为了让练习者最大限度地呼出体内的浊气，清除体内的有害气体，保留体内的新鲜气体。

宋代邹朴庵的《太上玉轴六字气诀》对六字诀理论与方法的论述是历史上最详细的，除了谈到六字诀在练习时要做好准备工作外，还对呼吸和读音方法作了具体的要求："低头开口念呵字，以吐出心中废气。念时耳不得闻声，闻即气粗，反损心气也。念毕低头闭口，以鼻徐徐吸天地之清气，以补心气。吸时耳亦不得闻吸声，闻即气粗，亦损心气也。"六字读法："呬"，读"丝"字音；"嘘"，读"虚"字音；"呵"，读"喝"字音；"嘻"，读"西"字音；"吹"与"呼"读音不变。

明代以后，六字诀开始有了肢体动作，将吐纳与导引结合起来。例如，胡文焕的《类修要诀》和高濂的《遵生八笔》等著述中都有《祛病延年六字法》总诀的记载："肝若嘘时目睁精，肺知呬气手双擎，心呵顶上连叉手，肾吹抱取膝头平，脾病呼时须撮口，三焦客热卧嘻宁。"这里提到的睁眼、擎手、叉手、抱膝、撮口和热卧都是在练习六字诀时所做的肢体动作，这些动作简单，幅度较小，是最早的六字诀配合肢体动作的记载，从而使六字诀的发展更加完善。

中华人民共和国成立后，六字诀功法得到了进一步的推广，今人马礼堂在研究养气功时，根据传统的六字诀文献，编创了六字诀，马礼堂在四五十年的实践中，对六字诀强身治病之功效有着深刻的体会，对六字诀的口型、发音、动作、意念循经行气都做了进一步的研究，编成现在的"六字诀养生法"，概括为长嘘补气顺经行，污独喷出清气容，呼气要从井穴起，须知顺序是相生。同时随着呼吸业界肺康复概念的提出，中医学者充分挖掘六字诀功法的实用价值，将这一传统功法应用于肺康复的治疗中，使中医瑰宝在新时代重新焕发生机。2018年9月中华中医药学会发布了《中医治未病实践指南六字诀养生功干预慢性阻塞性肺疾病》，使慢阻肺患者有了简便有效且具备中医特色的肺康复形式。

（二）六字诀的特点

1. 读音口型系统规范

本功法在呼吸吐纳的同时,通过特定的读音口型来调整及控制体内气息的升降出入,形成分别与人体肝、心、脾、肺、肾、三焦相对应的"嘘、呵、呼、呬、吹、嘻"六种特定的吐气发声方法,进而达到调整脏腑气机平衡的作用,在众多功法中独具特色。在六字的读音和口型方面,六字诀有了新的规范,具有系统性,各字诀之间既是一个完整的整体,又各具独立性,相辅相成。

2. 吐纳导引内外兼修

本功法在注重呼吸吐纳、吐气发声的同时,并配合科学合理的动作导引,内调脏腑、外练筋骨,达到内壮脏腑、外健筋骨的养生康复作用。正如东晋著名养生家葛洪所说:"明吐纳之道者,则为行气,足以延寿矣;知屈伸之法者,则为导引,可以难老矣。"

3. 舒缓圆活动静结合

本功法动作舒展大方,缓慢柔和,圆转如意,如行云流水,婉转连绵,似人在气中,气在人中,表现出独特的宁静与阴柔之美,具有浓郁的气功特色。并且,要求吐气发声匀细柔长,动作导引舒缓圆活,加上开始和结束时的静立养气,动中有静,静中有动,动静结合,锻炼与养生相结合,炼养相兼,既炼气,又养气。

4. 简单易学安全有效

本功法在"嘘、呵、呼、呬、吹、嘻"六字发声吐气的基础上,将每个字诀都配以典型、简单的导引动作,加上启动气机的起势和导气归元的收势,简单易学,易记易练,并且强调"以形导气""意随气行"。整套功法中既没有复杂的意念观想,也没有高难度、大幅度、超负荷的动作,不易出偏。从临床情况来看,新功法安全可靠,尤其适合老年人和体弱多病者习练。

（三）六字诀在中医肺康复中的应用

1. 六字诀的注意事项及禁忌证

（1）六字诀的注意事项

1）练功时间:由慢阻肺患者所在医疗单位根据实际情况安排,每个患者的练功持续时间以每次练功时间 15~30 min 为宜,每周不少于 5 次。

2）练功站姿:室外练功时,上午面向东方,下午面向西方,若时间和环境不许可,也不必拘泥。

3）练功要点:①不可饱食后立即练功;②练功后如出汗宜以温热水擦身,不可洗冷水澡,不可饮冷水;③练功需持之以恒。

4）准备工作:场地面积应保证人员之间相对宽松,做动作时不会发生相互碰撞。室外需地面平整的空场地,必要时配备扩音器材,同时避免风、雨、雷鸣等恶劣气候。室内需空气通畅,温度适宜,可安置一面镜子,纠正自身的动作。服装应着宽松的运动服和舒适的运动鞋;饥饱适度,不可在过饥或过饱状态下练习,不可在醉酒后、过度疲劳状态下练习;功法练习中需排除杂念、全神贯注。

（2）六字诀的禁忌证

1）慢阻肺患者处于急性加重期。

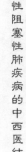

2）合并有某些感染性疾病或急性传染病,如急性肝炎、肺结核等。

3）有出血倾向者,如血友病或外伤出血者。

4）脏器功能衰竭者,如呼吸衰竭、心力衰竭等。

5）有严重心、脑、肾、肝、神经系统疾病及恶性肿瘤者。

6）精神、智力或思维异常无法配合者。

7）年老体弱不能耐受功法锻炼者。

8）有运动系统疾病或功能障碍无法完成功法动作者。

2. 六字诀在肺康复中的实践操作

（1）预备势:两足开立,与肩同宽,头正颈直,含胸拔背,松腰松胯,双膝微屈,全身放松,呼吸自然。

（2）嘘字功平肝气:呼气念嘘字,足大趾轻轻点地,两手自小腹前缓缓抬起,手背相对,经胁肋至与肩平,两臂如鸟张翼向上、向左右分开,手心斜向上。两眼反观内照,随呼气之势尽力瞪圆。呼气尽吸气时,屈臂两手经面前、胸腹前缓缓下落,垂于体侧。再行第2次吐字。如此动作6次为1遍,做1次调息。

（3）呵字功补心气:呼气念呵字,足大趾轻轻点地;两手掌心向里由小腹前抬起,经体前到胸部两乳中间位置向外翻掌,上托至眼部。呼气尽吸气时,翻转手心向面,经面前、胸腹缓缓下落,垂于体侧,再行第2次吐字。如此动作6次为1遍,做1次调息。

（4）呼字功培脾气:呼字时,足大趾轻轻点地,两手自小腹前抬起,手心朝上,至脐部,左手外旋上托至头顶,同时右手内旋下按至小腹前。呼气尽吸气时,左臂内旋变为掌心向里,从面前下落,同时右臂回旋掌心向上穿,两手在胸前交叉,左手在外,右手在里,两手内旋下按至腹前,自然垂于体侧。再以同样要领,右手上托,左手下按,做第2次吐字。如此交替,6次为1遍,做1次调息。

（5）呬字功补肺气:呼气念呬字,两手从小腹前抬起,逐渐转掌心向上,至两乳平,两臂外旋,翻转手心向外成立掌,指尖对喉,然后左右展臂宽胸推掌如鸟张翼。呼气尽,随吸气之势两臂自然下落垂于体侧。重复6次,调息。

（6）吹字功补肾气:呼气读吹字,足五趾抓地,足心空起,两臂自体侧提起,绕长强、肾俞向前划弧并经体前抬至锁骨平,两臂撑圆如抱球,两手指尖相对。身体下蹲,两臂随之下落,呼气尽时两手落于膝盖上部。下蹲时要做到身体正直。呼气尽,随吸气之势慢慢站起,两臂自然下落垂于身体两侧。重复6次,调息。

（7）嘻字功理三焦:呼气念嘻字,足四、五趾点地。两手自体侧抬起如捧物状,过腹至两乳平,两臂外旋翻转手心向外,并向头部托举,两手心转向上,指尖相对。吸气时五指分开,由头部循身体两侧缓缓落下并以意引气至足四趾端。重复6次,调息。

（8）收势:两手外旋内翻,转掌心向内,缓缓抱于腹前,虎口交叉相握,轻覆肚脐;同时两膝缓缓伸直;目视前下方;静养片刻。两掌以肚脐为中心揉腹,顺时针6圈,逆时针6圈。两掌松开,两臂自然垂于体侧;目视前下方。

（四）六字诀在肺康复应用中的现代研究

六字诀深长呼气可以消除由交感神经亢奋引起的各种生理反应,从而加强中枢神经的

抑制过程,使身心处在平和安静的状态。同时,六字诀腹式呼吸协调膈肌和腹肌在呼吸运动中的活动,减少呼吸肌做功,减轻呼吸困难。此外,缩唇呼吸可以形成 $2\sim5\ cmH_2O$ 的阻力,改善肺内气体交换,增加潮气量,减轻呼吸困难。两者配合增强呼吸肌的肌力和耐力,减轻肺的过度充气,提高气体交换能力。六字诀摩腹动作增加肠平滑肌的血流量,增加胃肠内壁肌肉的张力及淋巴系统功能,使胃肠等脏器的分泌功能活跃,从而加强对食物的消化、吸收和排泄,明显地改善大、小肠的蠕动功能。

四、内养功

(一) 内养功概述与历史起源

内养功是一种源于佛家的医疗气功功法。历史可追溯到明代末年,经过400余年的传承该功法不断提高与发展,使功法的内涵与形式得到了很大提升。刘贵珍在刘渡舟老师的传授下,经临床验证,整理而成。

在肺康复应用中比较常见的是松静内养功。松静内养功的核心是神志越来越宁静,逐渐达到气功态。在这种状态下,练功人除自知自己是在练气功外,大脑皮质的其他部位进入主动休息抑制状态。此时,练功人呈现"虽有惊雷而无动于衷""金针落地亦能闻其声"的状态。上述状态被气功界称为"入静状态"或"气功态"。从现代心理生理学角度来看,它在实质上属于自我催眠状态,是介于清醒与睡眠之间的一种过渡状态。当人体处于气功态时,身体内部处于一种自动调整状态,表现为补虚泻实,抑亢助弱的协调平衡状态。例如,对高血压病可起到降压作用,对低血压病可起到升高血压的作用。松静内养功具有明显地调整机体功能,增强机体抵抗力,治疗各种心身疾病的作用。

(二) 内养功的特点

内养功是以默念字句与呼吸锻炼相结合的一种功法。该功法配合意守,侧重呼吸锻炼,通过意守和呼吸锻炼,达到大脑静、脏腑动的目的。它对神经、循环、内脏保健,尤其对消化系统和呼吸系统功能活动都有很好的调整作用。

(三) 内养功在中医肺康复中的应用

1. 内养功的练习方法及注意事项

(1) 动作要领:体态形势站、坐、卧任选一种,以自然舒适为宜。呼吸方式为自然呼吸法。站姿为马步站立,双脚宽于肩,双腿轻微弯曲的高位桩,双手叠放于下丹田处,掌心轻贴腹部,左手在里,右手在外与左手交叉贴放。坐姿要正襟危坐,双腿自然下垂,双脚踏地。含胸拔背,注意后背直而不僵,下颌微微回收,不可仰头,舌抵上颚。双手叠放于下丹田处。卧姿为平躺,头部或者上身略高,双手叠放于下丹田处。

(2) 意念:全身放松,平心静气,心神舒畅,意守下丹田。注意似守非守,意念不可过重。

(3) 呼吸要求:呼吸要均匀,要自然放松,慢慢放松,比平常呼吸稍慢稍深一些,但快慢深浅要均匀平稳,还应将呼吸调整得细一些,以呼吸时听不到声音为度。

(4) 时间:初期每次至少30 min,每日至少1次。经过一段时间后,时间应适当加长至1 h。

（5）环境：练习内养功要选择安静、舒适、空气较好的地方。时间一般在早上或者晚上，也可以根据个人的工作生活时间来安排时间。

（6）注意事项

1）练功时意念要轻，不要用意执着、死守。

2）排除杂念，全身放松，不用不适之体位。

3）呼吸要自然，切忌刻意追求深长之呼吸。

4）练功后安静片刻再收功。

2. 内养功在肺康复中的实践操作

（1）意守法：指练功时在身体放松的基础上将意念集中于身体某一特定部位或某一特定的对象上。这个对象可以是身体的某一部位，如一个病变的脏腑、一条经络、一个穴位，也可以是一个美好的客观事物，如一盆鲜花、一幅壁画、一件令人陶醉的往事等。这种意守法应该是在心身真正放松后自然呈现的，而不是强行追求所能达到的。对意守的对象又要做到"似有意，似无意"。内养功最常用的是意守"丹田"。经过一段时间后，吸气时好像有气入小腹的感觉，即所谓"气贯丹田"，这是意守的理想境界。此外，也可意守膻中、涌泉等穴位。

（2）调整呼吸：是内养功的主要功法，特点是腹式呼吸。常用呼吸法有三种：第一种呼吸法以鼻呼吸，先行吸气，吸气时舌抬起顶上颚，同时以意领气至小腹部，腹部鼓起。吸气结束后，停顿片刻，再把气徐徐呼出。其呼吸形式：吸-停-呼。呼气时将舌放下，同时收腹。以"练功好"三字为例，吸气时默念"练"字；停顿时默念"功"字；呼气时默念"好"字。无论字多字少，均分三段默念完。第二种呼吸法以鼻呼吸或口鼻兼用，先行吸气，随之缓缓呼出，后再行停顿，即吸-呼-停，如此反复，默念字句及舌的配合同上法。第三种呼吸法用鼻呼吸，先吸气少许即停顿，停顿后再行较多量的吸气。同时用意念将气引入小腹，然后将气徐徐呼出，其呼吸形式为吸-停-吸-呼。

（3）练功姿势：常有仰卧位、侧卧位、端坐位、盘腿四种。一般初学者以卧式为宜。坐式、站式可用于后期。以自然舒适为要，以便练功者能充分放松。

1）仰卧式：平身仰卧于床上，躯干正直，两臂自然舒伸置于身体两侧，十指松展，掌心向上，下肢自然伸直，脚跟相靠，足尖自然分开。

2）侧卧式：侧卧于床上，头微前俯，脊柱微向后弓，呈含胸拔背之热。右侧卧时，则右上肢自然弯曲，五指舒展，掌心向上，置于耳前。左上肢自然伸直，五指伸开，掌心向下，放于同侧髋部。右下肢自然伸直，左下肢膝关节屈曲为 120°，膝部轻放于右下肢膝部上。若为左侧位，四肢体位与上相反。双目微闭，以便意念集中。

3）坐式：端坐于椅上，头微前俯，含胸拔背，松肩垂肘，十指舒展，掌心向下，轻放于大腿膝部。两腿平行分开，与肩同宽，小腿与地面垂直，膝关节屈曲 90°，目微闭。

（四）内养功在肺康复应用中的现代研究

由于慢性肺患者肺顺应性增加和肺泡弹性回缩力减少，功能残气量和肺总量增多，呼气末胸廓易接近其自然位置，在此基础上吸气，要克服胸廓和肺的双重弹性回缩力，势必增加呼吸功。松静内养功要求患者深慢呼吸，使功能残气量、残气量/肺总量明显减少，有利于减

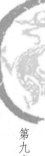

少吸气时胸廓超过其自然位置的可能性,同时由于采用了腹式呼吸(气沉丹田)有利于锻炼膈肌和进一步减少呼吸功。

虽然通常的呼吸锻炼可同样减少呼吸频率和改善气体交换,但可伴有呼吸功和氧耗量增加,而松静内养功则不然,它要求在身体和意识松弛条件下,默念字句、摒除杂念帮助入静,进行姿势、呼吸和意念锻炼,结果除呼吸效率改善外,氧耗量和二氧化碳产生量也明显减少,说明其呼吸锻炼形式有利于减少呼吸功或入静后代谢率减少降低了氧耗量。二氧化碳产生量减少后,通气负荷也相应减轻,可减少为了摄取氧和排出二氧化碳所做的呼吸功。松静内养功辅以保健功康复治疗后,增量运动和最大耗氧量均无明显变化,运动耐力却明显增加,同时伴一定运动量时呼吸频率和通气量减少,说明康复治疗后建立了有效的呼吸类型。最大耗氧量无明显改变,可能与运动量较小有关,可为大多数患者包括心肺功能明显减退者所接受。

尽管松静内养功辅以保健功有利于改善呼吸效率、减少呼吸功、增加运动耐力,但却没有改善气体交换。为了解决这一问题,肺康复学者将松静内养功与缩唇嘘气有机地结合一起,形成了一种新的康复疗法。结果表明,松静内养功缩唇嘘气法可明显升高动脉血氧饱和度。这是由于缩唇呼气时气道内压升高,防止了小气道陷闭。有助于肺泡中残气排出,增加新鲜气体吸入,改善通气与血流比例失调,升高动脉血氧分压和纠正二氧化碳潴留。呼气末肺内气体的减少。虽然松静内养功缩唇嘘气法包含了缩唇呼气成分,但仍然强调姿势、呼吸和意念的锻炼,默念字句、摒除杂念、由意领气、经鼻吸气、缩唇呼气,所以新形成的功法中,松静内养功的内容完整无缺,又兼容了缩唇呼气长处,不失为又一行之有效的康复疗法。

五、导引

(一)导引概述及历史起源与发展

1. 导引概述

导引是一项以肢体运动为主,辅以呼吸吐纳的养生方式,主要用来宣导气血、防治疾病。历史上早期的导引包括气功和按摩,隋唐以后,气功、按摩逐渐从导引中分离出来。由于我国导引多以传统中医学的治病与养生原理为指导,而养生理论又与中国古代各种哲学思想融合在一起,因而形成了中华导引内涵深厚、方法多样的养生特色。导引可以看作呼吸运动、肢体运动和意念活动三者相结合的一种宣导气血、防治疾病的保健功法。导引的内容归结起来,大概包括以下几类。

(1)引体:按照一定的要求运动身体。

(2)导气:配合肢体运动进行呼吸吐纳,调节体内气血运行。

(3)按摩:即"自摩自捏"。

(4)叩齿:以上下牙齿轻轻相叩。

(5)漱咽:以舌搅口中津液,液满而咽下。

(6)存想:"存谓存我之神,想谓想我之身,闭目即见自己之目,收心即见自己之心",或称"内视"。

（7）意念：以意排除杂念，以敛精神，调和气血，通常所说的"意守丹田"即指此。

2. 导引的历史起源与发展

据《吕氏春秋·古乐》记载，在远古氏族部落时代，由于天常阴雨，水道淤塞，沼泽遍地，先民们常年居住在这种潮湿阴冷的地方，导致人体气血瘀滞，筋骨萎缩，腿脚发肿，行动困难，于是当时一个叫陶唐氏（即尧帝）的部落首领便创编了一种舞蹈，教人用舞蹈来宣导气血，通利关节，消除腿脚肿痛之病，这种"舞"大概就是后来导引动功中的一种形式（大舞），后世有人将导引称为"宣导法"，即是由此而来。

到了春秋战国时期，文化和学术得到空前发展，形成了"百家争鸣"的局面。这一时期出现了从事养生的专业术士，《汉书·艺文志·方技略》把这种专业术士称为"神仙家"，代表人物为彭祖、赤松子、王子乔等。此时，保存下来的导引有一篇名为《行气玉佩铭》，其大约为战国初年（公元前380年）的作品，它是一个十二面体的小玉柱，共镌刻45个字，具体描述了行气的功法及其作用。春秋战国时期，导引已经具备一定的理论基础和技术方法，并且分为以呼吸和肢体配合的动功和以呼吸为主的静功。

到了汉代，由于帝王贵族们对长生不老的追求和对黄老之学的提倡，先秦时期的道家和神仙家也相互吸取融合，促进了导引的进一步发展，其中最突出的表现有两种：一是导引为医家和养生家广泛采用，二是导引专著的问世和流行。这一时期有关"气沉丹田"的行功要领开始出现，此理论至今仍为导引气功家们所沿用。

1973年，长沙马王堆汉墓出土了两篇导引专著，即《却谷食气》和《导引图》。《却谷食气》讲述导引行气，比《行气玉佩铭》更为具体，《导引图》则绘制了44个导引术式图像，其作用有健身和治病两种，展示了古代医疗和健身的状况。

汉末开始，着眼于延年益寿的各种导引术式在民间迅速发展起来，三国时期名医华佗模仿熊鸟的活动，编创了一套"五禽戏"作为导引健身法，用于消除疾病，强身健体。"五禽戏"的诞生，对导引健身法的发展有重要意义。首先，它开创了导引发展的一个新的分支系统——仿生导引功法。其次，五禽戏把古代养生家们创造的单个仿生导引健身术，连缀成套，组成套路，这是一个质的飞跃。

两晋南北朝时期，社会动荡，佛教、道教得到很大发展。汉末产生的道教，此时也摆脱原始状态，有了长足发展，《黄庭经》《抱朴子》《养性延命录》的相继问世，对后世导引的研究有很大影响。师承葛洪的梁代医家陶弘景推崇道家养生思想，著有《养性延命录》，其是我国历史上第一个对导引资料进行整理的专辑，辑录了最早的华佗"五禽戏诀"。

隋代太医博士巢元方编撰的《诸病源候论》吸收了前人的导引养生和导引治病的经验与方法，论述了1 727种疾病，并附有"养生方导引法"，后由清人廖平辑录增补，命名为《巢氏病源补养宣导法》，其中有关导引治病的具体方法有370多条，并有具体说明。

唐代胡愔著《黄庭内景·五脏六腑图》中的导引方法是根据病理、时令季节和药物治疗结合进行的，说明这个时期导引和药物治疗已经进一步结合。

（二）导引在中医肺康复中的应用机制

导引的作用是通过各种锻炼活动，加强人体的气化作用实现的。所谓气化作用，又称"化生之道"，即指人体内的气体交换、食物消化、血液循环、津液运化、废物排泄等，是一种生

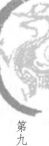

理新陈代谢的过程。

1. 平衡阴阳

人体生命活动的正常进行,是人的机体在不断运动和变化中保持阴阳能动的平衡来维持的,如果人体内阴阳调和,则人的生命活动旺盛,不会生病;反之,则会减弱人的生命活动,生病乃至死亡。导引的作用就是以运动来调节人体阴阳,使之达到平衡。盛则泄之,虚则补之。

2. 调和气血

中医学认为,气为血帅,气行则血行,气滞则血滞,而活血必须首先顺气。导引主要就是通过运动肢体和呼吸吐纳等手段,来促进体内新旧气血的交换,调和气血。

3. 疏通经络

经络是人体气血运行的通道,又是五脏六腑各系统之间相互制约的通道,内外环境交联的信息通道。经络把人体各个部分联结成一个有机整体,若经络顺畅,则人体的各种通道畅通,生命活动正常;若经络出现异常,人体的机能就会发生障碍,产生疾病。导引功法就是根据经络的作用,疏通经络,以达到防治疾病的目的。

4. 培育真气

真气是天气和谷气(饮食水谷所化生之气)相合而成,即人体的营养之气,用以进行生命活动。导引的各种功法都有促消化、培育真气的作用。

5. 扶正祛邪

人体内存在着一种抗御外界邪病入侵的力量称"正气",而体内存在的致病因素称"邪气"。正邪二气相搏的胜负,决定着疾病的产生和转化。若正气占上风,疾病就难以产生或疾病向痊愈的方面转化,反之则染病或恶化。因此,人要想保持身体健康,就要扶正祛邪,导引就是一种重要方法。

(三) 导引在肺康复中的应用及现代研究

1. 易筋经

易筋经作为中医导引的一种,从中医角度来说,其是通过改变筋骨来打通全身经络,以达到强身健体、养生防病的目的。而且在练习易筋经时还应注重将肢体运动与调息行气之法相配合,每一动作起始时先进行呼吸的调整,要求呼吸速度缓慢平稳,从容有序,再将上下肢体进行左右对称地伸拉与舒展,用呼吸吐纳带动身体动作,以形引气,以气立形。这样不仅可以使肢体得到最大限度的锻炼,还可以使气运行于人体经络,实现人体内部气机的升降调和,进而使气血周流全身,调整脏腑功能,达到强身健体与改善肺功能的目的。有研究将慢阻肺稳定期患者随机分为对照组和试验组,对照组为常规西医基础治疗,试验组在对照组基础上加易筋经的锻炼,结果显示,易筋经可以提高慢阻肺稳定期患者的肺功能和活动能力,缓解其临床症状,并对情绪的调节和自我护理的能力有较好改善。同时练习易筋经还可以减少慢阻肺患者的住院次数及降低死亡率。

2. 五禽戏

五禽戏是通过模仿虎、鹿、熊、猿、鸟5种动物的姿势和形态以养生防病的一种导引功法。在练习每一式的过程中都以调息作为其核心,去调节人体的呼吸之气,使呼吸达到持久、稳定、深沉,可锻炼呼吸肌,改善肺"吸氧吐纳"的能力。五禽戏惟妙惟肖的形体动作配合

慢性阻塞性肺疾病的中西医结合治疗

规律的呼吸气息,以气导形,将气运行于形体、筋骨、关节、肌肉,使全身的经脉畅通、气息畅达贯穿机体,从而起到强身健体防病的作用。根据五禽戏简便易学,且重视自身调息行气的特点,在呼吸系统疾病的应用中有利于缓解呼吸困难症状、预防呼吸肌疲劳及提升肺功能。相关研究在探究五禽戏对慢阻肺患者肺功能影响时,观察对照组及加入五禽戏的治疗组 FEV_1 及 FEV_1/FVC 的前后差异,结论为五禽戏可以改善慢阻肺患者的肺功能,有效提高生活质量评分。

-- **参 考 文 献** --

白春学,钮善福,蔡映云,等,1992. 慢性阻塞性肺病气功康复治疗的研究:松静内养功辅以保健功和松静内养功缩唇嘘气法疗效的评价及康复机理探讨[J]. 中国康复,7(4):167-171.

世界中医药学会联合会肺康复专业委员会,2020. 慢性阻塞性肺疾病中医康复指南[J]. 世界中医药,15(23):3710-3718.

陶广正,1997. 中医康复医学发展简史[J]. 中国中医基础医学杂志,3(6):54-57.

王晶波,蒋杰,张茜,2021. 中医导引术在传统肺康复中的应用[J]. 中医药导报,27(12):123-125,157.

Baltzan M A, Kamel H, Alter A, et al., 2004. Pulmonary rehabilitation improves functional capacity in patients 80 years of age or older[J]. Canadian Respiratory Journal, 11(6): 407-413.

Beauchamp M K, Nonoyama M, Goldstein R S, et al., 2010. Interval versus continuous training in individuals with chronic obstructive pulmonary disease: a systematic review[J]. Thorax, 65(2): 157-164.

Casaburi R, Bhasin S, Cosentino L, et al., 2004. Effects of testosterone and resistance training in men with chronic obstructive pulmonary disease[J]. American Journal of Respiratory and Critical Care Medicine, 170(8): 870-878.

Casaburi R, Patessio A, Ioli F, et al., 1991. Reductions in exercise lactic acidosis and ventilation as a result of exercise training in patients with obstructive lung disease[J]. The American Review of Respiratory Disease, 143(1): 9-18.

Casaburi R, Porszasz J, Burns M R, et al., 1997. Physiologic benefits of exercise training in rehabilitation of patients with severe chronic obstructive pulmonary disease[J]. American Journal of Respiratory and Critical Care Medicine, 155(5): 1541-1551.

Coquart J B, Le Rouzic O, Racil G, et al., 2017. Real-life feasibility and effectiveness of home-based pulmonary rehabilitation in chronic obstructive pulmonary disease requiring medical equipment[J]. International Journal of Chronic Obstructive Pulmonary Disease, 12: 3549-3556.

Gale N S, Duckers J M, Enright S, et al., 2011. Does pulmonary rehabilitation address cardiovascular risk factors in patients with COPD? [J]. BMC Pulmonary Medicine, 11: 20.

Kreymann K G, Berger M M, Deutz N E P, et al., 2006. ESPEN Guidelines on Enteral Nutrition: intensive care[J]. Clinical Nutrition, 25(2): 210-223.

McCarthy B, Casey D, Devane D, et al., 2015. Pulmonary rehabilitation for chronic obstructive pulmonary disease[J]. The Cochrane Database of Systematic Reviews, 2015(2): CD003793.

Rochester C L, Vogiatzis I, Holland A E, et al., 2015. An official American thoracic society/european respiratory society policy statement: enhancing implementation, use, and delivery of pulmonary rehabilitation[J]. American Journal of Respiratory and Critical Care Medicine, 192(11): 1373-1386.

Seymour J M, Moore L, Jolley C J, et al., 2010. Outpatient pulmonary rehabilitation following acute exacerbations of COPD[J]. Thorax, 65(5): 423-428.

Sillen M J H, Speksnijder C M, Eterman R M A, et al., 2009. Effects of neuromuscular electrical stimulation of muscles of ambulation in patients with chronic heart failure or COPD: a systematic review of the English-language literature[J]. Chest, 136(1): 44-61.

Singh S J, ZuWallack R L, Garvey C, et al., 2013. Learn from the past and create the future: the 2013 ATS/ERS statement on pulmonary rehabilitation[J]. The European Respiratory Journal, 42(5): 1169-1174.

Sullivan C, Berthon-Jones M, Issa F, et al., 1981. Reversal of obstructive sleep apnoea by continuous positive airway pressure applied through the nares[J]. The Lancet, 317(8225): 862-865.

Troosters T, Probst V S, Crul T, et al., 2010. Resistance training prevents deterioration in quadriceps muscle function during acute exacerbations of chronic obstructive pulmonary disease[J]. American Journal of Respiratory and Critical Care Medicine, 181(10): 1072-1077.

第九章 慢性阻塞性肺疾病的中西医结合康复

Vestbo J, Leather D, Bakerly N D, et al. , 2016. Effectiveness of fluticasone furoate-vilanterol for COPD in clinical practice[J]. The New England Journal of Medicine, 375(13): 1253-1260.

Vogiatzis I, Terzis G, Stratakos G, et al. , 2011. Effect of pulmonary rehabilitation on peripheral muscle fiber remodeling in patients with COPD in GOLD stages Ⅱ to Ⅳ[J]. Chest, 140(3): 744-752.

慢性阻塞性肺疾病的中西医结合治疗

第十章　慢性阻塞性肺疾病的中西医结合护理

第一节　中西医结合护理的概述

中西医结合护理是将中医护理和西医护理的理念和方法相结合,形成的一种新型护理模式。在中西医结合护理中,中医护理和西医护理互为补充,要充分发挥两者的优势,为患者提供全面、系统的护理服务。

一、中西医结合护理的特点

(一)整体观念

中医理论强调人体内外环境的平衡和协调,认为健康与疾病并非孤立存在,而是互相影响。中西医结合护理注重整体观念,对患者进行全面、系统护理。

(二)辨证施护

中医辨证施护是中西医结合护理的核心,即在整体护理模式的基础上,根据患者的体质和病情制订针对性的护理计划。辨证施护是中西医结合护理体现个体化护理的重点,根据不同患者情况满足不同的需求。

(三)多元化的护理技术

中西医结合护理中包含了许多常见的护理技术,如皮下注射、静脉滴注、留置导尿等西医护理技术,也将传统的中医护理技术纳入护理范畴,包括穴位按摩、拔罐、耳穴贴压等。多元化的护理技术能够在临床上发挥更好的治疗效果。

(四)综合护理

中西医结合护理注重综合护理,包括情志护理、起居护理、康复护理、用药指导和膳食指导。综合护理能够全面改善患者的身心健康状况,提高治疗效果。

二、中西医结合护理的优势

（一）提高护理效果

中西医结合护理提倡将中医和西医的护理方法进行有机结合，取长补短，从而提高护理效果。中医护理强调人体内外环境的整体平衡，如推拿、艾灸等中医护理方法有助于舒缓患者的痛苦。通过结合西医的现代护理方法，可以更有效地达到治疗疾病、缓解病痛的效果。

（二）减少并发症

中西医结合护理在预防和治疗并发症方面具有显著优势。中医强调"未病先防"，通过调理人体内环境，提高患者的免疫力，从而降低感染和并发症的风险。西医在应对急性病和并发症方面具有快速、准确的诊断和治疗方法，结合中医的调理和预防措施，能够更有效地保护患者健康，降低并发症的发生率。

（三）提高患者生活质量

中西医结合护理不仅关注患者的身体健康，还重视患者的心理健康和生活质量。中医的养生理念和心理调适方法，有助于患者调整心态、缓解焦虑和抑郁症状。西医的康复护理和健康指导，有助于患者恢复身体功能和生活自理能力。通过综合运用中、西医的护理方法，可以更好地帮助患者恢复身心健康，提高生活质量。

（四）降低医疗成本

中西医结合护理在降低医疗成本、提高服务效率方面具有明显优势。中医的预防和调理措施能够减少患者的住院时间和治疗费用。西医的康复护理和健康指导能够缩短患者的康复周期，减少医疗资源的占用。通过结合中、西医的护理方法，可以降低整体护理成本，提高医院的服务水平和管理水平。

三、中西医结合护理的内容

（一）情志护理

中医理论认为，情绪对身体健康具有重要影响。因此，情志护理是中西医结合护理中的重要环节，关注患者的心理状态和情绪变化极为重要。具体内容主要包括如下。

（1）了解患者情况，进行个体化情志护理。关注患者个人情况，包括病史、生活习惯、家庭背景等，根据患者情况制订个体化的护理计划。

（2）建立信任关系，增强患者信心。与患者建立良好的互信关系，沟通时了解患者的感受和需求，鼓励他们积极参与康复治疗和锻炼，从而提高自我效能感和信心。

（3）指导患者进行放松训练，缓解焦虑情绪。介绍放松训练的基本原理和方法，如呼吸练习、身体放松、按摩等。指导患者在紧张或焦虑情绪下进行放松训练，减轻焦虑情绪。

（4）鼓励患者表达自己的感受，减轻心理压力。提供支持和引导，鼓励患者充分表达自己的感受，有助于减轻心理压力和焦虑情绪。

（5）指导患者运用传统中医方法转移注意力，可以运用中医方法（如五行音乐疗法、渐进性肌肉松弛法等），以及指导患者进行八段锦、太极拳等活动。

（6）帮助患者建立积极、健康的生活方式，如规律作息、适量运动、戒烟限酒等。通过与患者良好沟通，使其养成良好的生活习惯，提高身心健康水平。

（二）起居护理

中西医结合起居护理是一项综合性护理内容，从多个方面关注患者的起居生活，从而帮助患者保持身体健康、提高生活质量。内容主要包括如下。

（1）保持规律的作息时间，保证充足的睡眠，避免疲劳和损伤。对于失眠等睡眠问题，可以采取中医的方法进行调理，如穴位按摩、中药调理等。

（2）运动保健，选择适合自己的运动方式，如散步、太极拳等，适度运动，促进气血流畅，但需注意运动强度和时间，适度的运动可以促进气血流畅，避免体内经络瘀堵。

（3）顺应四时变化，注意防寒保暖，避免外邪侵袭。在季节变换时，应根据气候的特点进行起居调整，如春季多锻炼、夏季防暑等。

（4）养成良好的卫生习惯，如勤洗手、勤洗澡、勤换衣等，要保持身体清洁，以预防疾病的发生，且会使人感到舒适。

（三）康复护理

中西医结合护理中的康复护理涵盖了中医传统康复方法和现代康复方法。中医康复方法以太极拳、八段锦为主，通过调节气血运行，达到治疗疾病的目的。现代康复方法以作业治疗、物理训练、高压氧为主，可提高肌肉力量，改善关节活动。中西医结合康复护理是由护士根据患者的具体情况，选择两者相结合的康复方法，中西并用，除去顽疾。另外，家庭护理是中西医结合康复护理的延续和补充。通过使患者及家属了解疾病特点并掌握阶段性康复需要，定期评估调整护理计划，帮助患者巩固治疗效果，提高生活自理能力，减少居家相关疾病并发症的发生。

（四）用药指导

中西医结合用药指导是指在药物治疗过程中，综合运用中医和西医的护理方法和理念，为患者提供全面、个体化的护理服务。内容主要包括如下。

（1）了解中西药相互作用，避免不良反应。了解中西药相互作用的情况，如有些中药含有与西药相似的化学成分，可能会导致药效增强或减弱，甚至产生不良反应。了解用药情况，如用药种类、剂量、用法等，确保用药安全。

（2）掌握正确的中西药配伍禁忌。药物配伍禁忌是指中药和西药之间存在相互作用，会影响药效或产生不良反应。使用开具的药方时，应考虑中药和西药之间的相互作用，避免产生不良后果。

（3）合理安排中西药用药时间。合理安排中药和西药的使用时间，可以提高药效。患

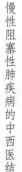

者在用药过程中应保持良好的生活习惯,减少不良反应的发生,如规律作息、合理饮食等。

(4)注意中药煎煮方法及服用剂量。中药煎煮方法和服用剂量会影响其中的药效成分和药效强度。学会正确保存中药,确保药效得到充分发挥,避免变质或污染等情况发生。

(5)关注服药过程中的饮食禁忌及生活调理。根据病情和用药情况,进行合理饮食和适当运动。例如,对于高血压患者,应该避免摄入过多的盐分和脂肪;对于糖尿病患者,应该控制饮食中糖分的摄入量。

(6)及时记录用药情况及反应。记录包括中药和西药的使用情况、不良反应等。这些记录可以为医生调整治疗方案提供重要的参考依据。

(7)为患者提供心理支持,增强治疗信心。在治疗过程中,往往会出现焦虑、恐惧、抑郁等负面情绪。为患者提供心理支持,介绍治疗成功的案例,增强患者的治疗信心和依从性。

(五)膳食指导

(1)了解病情,制订个体化膳食方案。了解患者的体质、疾病类型和治疗需求,从而与医生、营养师一同制订符合患者实际辨证情况的个体化膳食方案。

(2)根据体质和疾病类型,提供膳食调理建议。根据中医理论,不同体质和疾病类型需要采取不同的膳食调理方法,以达到调理身体和缓解症状的效果。

(3)结合西医营养学知识,指导患者合理膳食。西医营养学知识对于制订合理的膳食方案同样具有重要意义。结合营养学知识,提供合理的饮食建议,包括食物搭配和烹饪方法等。

(4)定期评估营养状况,调整膳食方案。定期评估患者的营养状况是保证膳食方案有效实施的重要手段。定期评估营养状况,以便调整膳食方案,确保获得充足营养。

(5)提供饮食禁忌和注意事项,预防相关并发症。医护人员需要向患者提供饮食禁忌和注意事项,以避免膳食对患者健康造成不良影响。此外,讲解常见的饮食并发症和预防措施,如误吸、腹胀等,以提高自我营养管理意识。

(6)进行膳食治疗宣教,提高自我管理能力。患者及家属对于膳食治疗的了解程度直接决定患者的康复效果。因此,提高自我膳食管理能力十分必要。

(六)并发症预防

中西医结合护理通过治未病的中医理念,强调早期预防以避免疾病相关并发症的发生。通过对个人的健康进行全面评估、分析,提供治未病的健康咨询及指导,对危险因素进行干预的全面预防。通过定期检查、调整膳食等多个方法有效结合与综合应用,帮助患者减少并发症的发生及发展。

四、中西医结合护理在慢阻肺中的应用

中西医结合护理在慢阻肺中应用内容较多,开展范畴较广。通过将中医及西医理念两者结合,一边注重整体辨证缓解患者不适症状,一边强调对症下药从源头治疗疾病,充分发挥各自优势,为广大慢性、迁延性疾病提供有效的治疗及护理。根据慢阻肺临床特征,中医学将其归于"肺胀"范畴。关于"肺胀"的论述很多,如"肺胀者,虚满而喘""咳而上气,此为

肺胀,其人喘,目如脱状"等,形象描述了肺胀的临床表现,与现代医学中慢阻肺的临床症状相似。因此,肺胀定义为多种慢性肺系疾病反复发作,迁延不愈,导致肺气胀满、不能敛降的病证等。对于缓解临床慢阻肺症状,中西医结合护理多从起居护理、情志护理、氧疗护理、辨证施护、用药护理、并发症预防、膳食护理及健康宣教开展。具体如下。

(一)起居护理

病室宜安静、空气清新、温度适宜、定时紫外线消毒,尽量减少或缩短家属探视时间,防止交叉感染。重症患者原则上需卧床休息,严重呼吸困难出现发绀时宜取半卧位,以减少回心血量,减轻肺瘀血;病情缓解或轻症患者可适当活动,逐渐增加活动量,但不宜过劳。若出现烦躁不安、精神错乱、严重失眠者,遵医嘱慎用镇静剂,并密切观察以防引起严重呼吸抑制等不良后果。同时加强保护、加强巡视,以免发生坠床、碰伤等意外事故。重点观察生命体征、喘息、浮肿、咳嗽、咳痰等变化,以及各种治疗的反应,观察有无心力衰竭、肺性脑病、消化道出血、恶性心律失常及电解质紊乱等严重并发症,尤其应注意神志、呼吸节律和频率等,有水肿者,应记录出入量。

(二)情志护理

慢阻肺患者的精神及经济负担较重,易产生焦虑、抑郁情绪,部分经济困难的家属还可能产生厌烦情绪。建立良好的护患关系,提高患者自信心。同时,对患者进行切实有效的治疗指导,鼓励其积极进行康复治疗。通过社会、家庭、医护人员的支持和关爱,以提高患者的生活质量。

(三)氧疗护理

氧疗是急性加重期的慢阻肺患者住院的基础性治疗,神志清醒患者的给氧途径包括鼻导管、面罩或鼻塞,采用持续低浓度给氧,一般氧浓度以30%~40%为宜。注意定期消毒吸氧装置并保持导管通畅。对于稳定期的慢阻肺患者,长期氧疗可以改善症状和生活质量,并延长生存时间,每日坚持15 h以上为宜,特别是夜间持续吸氧,常用低流量(1~2 L/min),低浓度(25%~30%),同时应做好防震、防火、防油等措施。另外,慢阻肺患者气道内可产生大量的痰液,易导致继发感染,影响气道通畅,甚至窒息,故保持呼吸道通畅至关重要。对于清醒患者,要鼓励其用力咳嗽排痰。痰黏稠难咳出者,应使用祛痰药,嘱患者适当饮水,必要时可使用超声雾化吸入。咳嗽无力或重症患者,应定时帮助翻身拍背,叩击背部,使痰液流入气管易于排出,边拍边引导患者咳嗽,以利痰液排出,出院患者需教会家属此方法。对无力咳嗽或昏迷者,可用导管吸痰。要掌握正确的吸痰方法,严格无菌操作,动作要轻、稳、准、快,一次吸痰时间不超过15 s,以免发生低氧血症。危重患者和痰多者,吸痰时不宜一次吸净,应吸痰与吸氧交替进行。出现严重呼吸困难,给氧效果不明显者,应做好气管插管或气管切开准备,随时准备协助抢救。

(四)辨证施护

中医学认为,肺胀由痰浊、水饮、瘀血内阻,脏腑功能失调,机体防御功能低下所致,

第十章 慢性阻塞性肺疾病的中西医结合护理

病位在肺,涉及心、脾、肾,病性总属本虚标实。中医辨证分型可分为风寒犯肺证、风热犯肺证、燥邪犯肺证、痰湿蕴肺证、痰热壅肺证、寒饮犯肺证、外寒内饮证、上盛下虚证、痰瘀阻肺证九型。中医辨证施护辅助治疗慢阻肺具有独特的优势。痰湿蕴肺证,痰黏稠咳出不畅,嘱患者口服鲜竹沥水,每次10~50 mL,每日3次,亦可以胖大海、罗汉果等泡水饮服;上盛下虚证,可灌服安宫牛黄丸以清心开窍,合并高热者,应做好物理降温,因患者久病体弱,降温宜缓慢,不宜过快,以免引起大汗虚脱,保持患者的大便通畅很重要,必要时可使用麻仁丸、开塞露等通便,嘱排便时切勿过度用力或屏气,以免诱发或加重呼吸困难。

(五)用药护理

1. 中药汤剂

中药汤剂一般宜温服,风寒犯肺证、寒饮犯肺证者宜热服,服药后可进食热米粥以达温养胃气助行药力之功。

2. 广谱抗生素

在慢阻肺急性加重的应用十分重要,首先做好痰及血培养标本的采集工作,注意严格无菌操作,血培养标本尽可能在使用抗菌治疗之前采集。同时注意观察感染控制的效果及不良反应。

3. 茶碱类药物

在慢阻肺应用广泛,但可引起烦躁、头痛失眠、心律失常、恶心呕吐等不良反应,注意观察本药中毒表现,即心律失常、心率增快、肌肉颤动或癫痫、黑便呕血等。对于静脉使用氨茶碱量较大者(0.75~1 g/d),推荐使用静脉推注泵,用生理盐水稀释氨茶碱至50 mL,持续缓慢泵入,既可控制茶碱用量,又可减少副作用。

4. 吸入性糖皮质激素

长期小剂量吸入性糖皮质激素治疗,有助于改善肺功能,缓解症状,但容易引起口腔霉菌感染,嘱患者吸入半小时后可使用生理盐水漱口,预防口腔感染。

5. 呼吸兴奋剂

慢阻肺重症患者出现肺性脑病时通常须考虑使用呼吸兴奋剂,常用尼可刹米,用量过大过快可引起恶心呕吐、烦躁、面部潮红、皮肤瘙痒及肌肉震颤等不良反应,静脉推注该药时应注意速度宜缓慢,不可注入血管外,亦可使用静脉推注泵以利于控制速度,同时注意观察呼吸情况及副作用。

(六)并发症预防

慢阻肺患者多见于老年人,其机体抵抗力低下,一旦发病易产生并发症,如皮肤压疮、口腔炎症、下肢静脉血栓、肛周感染、骨折等,应做好预防并发症的护理,以免加重病情,对昏迷患者应做好皮肤及口腔清洁护理。

(七)膳食护理

中医认为"肺主气、司呼吸",慢阻肺患者长期呼吸负荷加重,能量消耗增加,饮食摄入不

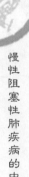

足,合并营养不良,常影响预后。

(1)急性期加重期者因呼吸困难、进食不便,可采用经胃肠营养和静脉营养,稳定期可经胃肠营养。饮食宜清淡、营养、易消化,宜少食多餐,避免因饱胀而引起呼吸不畅,并发肺源性心脏病。出现腹水或水肿尿少时,应适当控制钠水的摄入,盐<3 g/d,水分<1 500 mL/d,以免加重心力衰竭。多汗者,注意补液,给予含钾食物如香蕉、橙汁等。风寒犯肺证、寒饮犯肺证,忌食生冷水果,同时应严禁吸烟、饮酒、喝浓茶及咖啡。

(2)慢阻肺稳定期无痰或痰少色白者,鼓励患者适量炖食怀山药、核桃仁、蛤蟆油、海马、甘枸杞、冬虫夏草等健脾益肺补肾之品,以扶正固本,提高机体免疫力;痰多色白者,常以枇杷叶、枇杷花、车前草等煎水代茶饮用,可化痰止咳。

(八)健康宣教

慎起居,避风寒,防外感。特别是指导患者冬季天寒洗澡时,宜选择中午餐后时间,动作宜迅速,以免诱发或加重病情。指导患者进行呼吸功能锻炼,如做深而慢的腹式呼吸及缩唇呼吸等,鼓励有条件的患者参加一些增强体质的活动,如慢跑、打太极拳等。严格遵医嘱服药,不随意改变用药剂量或停药,不乱使用成分不明的"止喘"药。指导患者及家属在病情变化时的应急措施,如氧疗、使用支气管扩张剂、抗生素治疗等,如无效及时就医。

慢阻肺是一种不可逆的慢性进展性疾病,通过实行中西医结合护理,可以控制症状,增加患者活动能力,扩大活动范围,缓解患者心理情绪障碍,减少并发症和急性加重次数,延缓病情进展。尽可能地延长患者生存时间,提高生活质量。

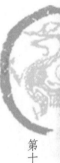

第二节 饮食护理要点

慢阻肺的发展与饮食有着密切的关系,因此,慢阻肺患者应注重饮食护理,合理搭配食物,保持健康的饮食习惯,以促进疾病的康复。

一、饮食原则

(一)饮食营养均衡

慢阻肺患者应注意摄入适量的蛋白质、碳水化合物、脂肪等营养成分。同时应多摄入富含维生素和矿物质的食物,如菠菜、胡萝卜、西红柿等,以增强身体免疫力,促进疾病康复。

(二)多摄入水果、蔬菜

水果、蔬菜富含各种维生素和矿物质,对慢阻肺患者尤为重要。建议每日食用5种以上的水果和蔬菜,如苹果、橙子、西兰花、胡萝卜等,有助于提高身体免疫力。

（三）饮食清淡

慢阻肺患者应避免食用过于油腻或刺激性强的食物，如辣椒、咖啡、酒等，保持饮食清淡，以减轻肠胃负担。

（四）多饮水

慢阻肺患者需要保持身体充足的水分摄入，每日饮水量应达到 1 500 mL 以上，以促进身体代谢，缓解咳嗽、痰多等症状。

（五）控制食物摄入量

慢阻肺患者应控制食物摄入量，每日摄入量不宜超过 1 200 kcal，以免加重肠胃负担。

（六）少吃胀气食物

胀气食物会影响肠胃功能，导致肠胃不适，慢阻肺患者应尽量避免食用，如豆类、卷心菜、洋葱等。

（七）少吃产气食物

产气食物也会导致肠胃不适，慢阻肺患者应尽量避免食用，如碳酸饮料、油炸食品等。

（八）多吃软食

软食易消化，可以减轻肠胃压力，缓解胀气，帮助患者顺畅排便。

（九）饮食渐变

通过逐渐改变饮食结构来调节身体状况，从而达到更好的治疗效果。

（十）合理补充营养素

慢阻肺患者应根据自身情况，合理补充营养素。

二、慢阻肺稳定期饮食护理要点

饮食有节，戒烟酒，饮食宜清淡可口、富营养、易消化，少量多餐，每餐不宜过饱，以高热量、高蛋白、高维生素、易消化的饮食为主，烹调方式以炖、蒸、煮为宜，忌食辛辣、煎炸，或过甜、过咸之品。汗出较多者，可多饮淡盐水，进食含钾丰富的食物，如橘子、香蕉等；腹胀纳呆者可用山楂、炒麦芽少许代茶饮。针对不同证型，饮食推荐如下。

（一）肺脾气虚证

宜食健脾补肺的食物，如山药、百合、薏苡仁、核桃、胡萝卜、鸡肉等。

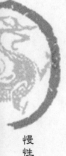

慢性阻塞性肺疾病的中西医结合治疗

（二）肺气虚证

宜食补益肺气、肾气的食物，如枸杞子、黑芝麻、核桃、木耳、山药、杏仁、桂圆、牛肉、猪心、羊肉等。

（三）肺肾两虚证

宜食益气养阴的食物，如莲子、牛乳、蛋类、百合、荸荠、鲜藕、雪梨、银耳、老鸭等。

（四）兼有痰瘀

宜食燥湿化痰、活血化瘀的食物，如桃仁、山楂、雪梨、萝卜等。

三、慢阻肺急性加重期饮食护理要点

饮食以高热量、高蛋白和高维生素为宜，并补充适量无机盐，同时避免摄入过多碳水化合物及易产气食物。多食绿叶蔬菜及水果，食物烹饪以蒸、煮为宜，食物宜软烂，以利于消化吸收，同时忌辛辣、肥腻、过甜、过咸及煎炸之品。针对不同证型，饮食推荐如下。

（一）风寒犯肺证

宜食疏风散寒、宣肺止咳的食物，如生姜、葱白、香菜煮水等。

（二）风热犯肺证

宜食疏风清热、宣肺化痰的食物，如金银花茶等。

（三）燥邪犯肺证

宜食疏风清肺、润燥止咳的食物，如梨、枇杷、白萝卜、百合等。

（四）痰湿蕴肺证

宜食燥湿化痰、理气止咳的食物，如苦瓜、乌梅、薏苡仁等。

（五）痰热壅肺证

宜食清肺化痰、理气止咳的食物，如萝卜猪肺汤等。

（六）寒饮犯肺证

宜食温化寒饮的食物，如红糖、生姜、南瓜等。

（七）外寒内饮证

宜食疏风散寒、宣肺止咳的食物，如紫苏粥、白果煲鸡等。

（八）上盛下虚证

宜食降气平喘、祛痰止咳的食物,如丝瓜、枇杷、罗汉果等。

（九）痰瘀阻肺证

宜食化痰降气、健脾益气的食物,如鲤鱼蔻仁汤等。

第三节　体位引流法

肺部深处的黏液,单靠咳嗽不能排出,支气管引流可减少痰液在肺内气管大量蓄积。体位引流是指对分泌物的重力引流,将感染的肺部置于高位时,借重力作用使蓄积的黏液从毛细支气管流向大的支气管,顺体位引流姿势,从而排出痰液。可配合使用胸部手法治疗,如拍背、震颤等,促进分泌物排出,开放气道充分。治疗者可参照胸部 X 线检查跟踪肺内分泌物的方法,通过血气分析监测肺内分泌物清除效果,提供氧合的客观数据。体位引流用于治疗慢阻肺,以慢性支气管炎和支气管扩张为主。

一、治疗目的

达到最佳的引流效果;提高氧合水平;改善呼吸肌力,产生咳嗽反射。

二、禁忌证

年迈及极度虚弱、无法耐受所需的体位,无力排出分泌物(在这种情况下,体位引流将导致低氧血症);抗凝治疗;胸廓或脊柱骨折、近期大咯血和严重骨质疏松。

三、治疗方式

根据体格检查和 X 线,确定治疗的部位。病变广泛者,可能需要全部 6 种基本体位引流。
支气管引流的次数取决于黏痰的量。通常每日 2~4 次。早晨起床后和晚间睡前引流是最为合适的时间,避免餐后进行。可在餐前 1~2 h 或餐后 2 h 进行,治疗时间为 5~10 min。引流时,嘱患者间歇做深呼吸后用力咳嗽,护理人员用手(手心屈曲呈凹状)轻拍患者胸或背部,自下向上进行,直到痰液排尽,或使用机械振动器,将聚积的分泌物松动,并使其移动,易于咳出或引流。如感头晕、眩晕呼吸困难加重,立即停止引流。
进行体位引流前,痰液黏稠不易咳出者可遵医嘱采用雾化吸入,应用支气管扩张剂、祛痰药,以减少支气管痉挛、支气管壁水肿和痰液的黏稠度,提高引流效果。病变位于不同部位时,先从病变严重或积痰较多的部位开始,再引流另一部位。体位引流应根据肺部病变部

慢性阻塞性肺疾病的中西医结合治疗

位,决定应采取的体位。首先引流上叶,然后引流下叶后基底段。下肺病变时,为引流下叶支气管,应采取仰卧、头低脚高位。上叶病变时,应采用半坐位引流。右中叶或左舌叶病变,引流时需采用侧卧位。基本体位引流见图 10-1。

如患者不能耐受,应及时调整姿势。头部外伤、胸部创伤、咯血、严重心血管疾病和患者状况不稳定者,不宜采用头低位进行引流。

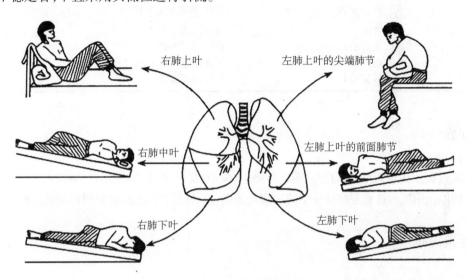

图 10-1 基本体位引流

四、肺段解剖

左、右肺各有 10 个肺段,当左肺上叶的尖段和后段支气管及下叶的内侧底段和前底段支气管发自一个共干时,此时左肺分为 8 个肺段。左肺分为左肺上叶尖段、左肺上叶后段、左肺上叶前段、左肺上叶上舌段、左肺上叶下舌段、左肺下叶背段、左肺下叶内侧基底段、左肺下叶前基底段、左肺下叶外侧基底段、左肺下叶后基底段。右肺分为右肺上叶尖段、右肺上叶后段、右肺上叶前段、右肺中叶外侧段、右肺中叶内侧段、右肺下叶背段、右肺下叶内侧基底段、右肺下叶前基底段、右肺下叶外侧基底段、右肺下叶后基底段。

五、引流体位

各肺段蓄积分泌物体位引流方法具体见表 10-1。

表 10-1 病灶部位及引流部位表

病灶部位		引流体位
右肺上叶	尖段	坐位,根据病灶部位倾斜
	后段	左侧卧位,向前转 45°
	前段	仰卧,右侧稍稍抬高

病灶部位		引流体位
左肺上叶	尖段、后段	坐位，根据病灶部位倾斜
	前段	右侧仰卧位
	上、下舌段	仰卧，胸腹向右转45°
右肺中叶	内、外侧段	仰卧，胸腹向左转45°
肺下叶（左、右）	背段	俯卧，头低脚高
	前基底段	仰卧，头低脚高
	内、外侧基底段	侧卧位，患侧在上，头低脚高
	后基底段	俯卧，头低脚高

六、观察

引流过程中注意观察患者反应，若出现咯血、头晕、发绀、呼吸困难、出汗、脉搏细速、疲劳等情况应立即停止引流。注意观察体位引流出痰液的色、量、性质，并记录，必要时将痰液送检。

七、注意事项

（1）说服患者配合引流治疗，引流时鼓励患者适当咳嗽。
（2）引流体位不宜刻板执行，必须采用患者既能接受，又易于排痰的体位。

第四节　机械通气的护理

一、无创机械通气的护理

无创机械通气是治疗慢阻肺伴呼吸衰竭的重要手段，已越来越多地应用于临床。应用无创机械通气技术可以缩短慢阻肺住院时间，治疗效果好，减少医疗费用，操作简单，相关并发症少。

（一）心理护理

慢阻肺患者由于反复发作迁延不愈，患病时间长，医疗费用大，家庭负担重，使患者产生焦虑、烦恼、渴求、紧张、多疑、敏感、抑郁、悲观的心理反应，表现为心烦、气急、胸闷、心悸、纳差。在接受呼吸机前患者恐惧无助的心理加重，部分患者认为面罩会影响呼吸，有窒息感、压迫感，加重呼吸困难，尤其首次上机者，这就要求医护人员向患者及家属介绍病情，让其认识到目前使用无创呼吸机是最佳时机，介绍使用的必要性，多与患者交流，消除患者顾虑及紧张的情绪，刚上机时陪伴在患者的身旁，指导患者如何配合，随时听取患者的主诉，及时调整参数,使患者有安全感,能积极配合治疗。

（二）上机前准备

1. 鼻（面）罩的选用

选用多头软带固定的硅胶面罩。面（鼻）罩有大、中、小号,先让患者试戴,以刚好罩住口鼻（鼻）为宜。松紧适度,不让患者有压迫感。

2. 无创呼吸机检测

医护人员在上机前必须严格测试呼吸机功能是否良好,检查各管路是否在有效期内,有无漏气,是否通畅。另外,准备急救设备,创造插管条件,备好人工呼吸器等。以备患者病情加重,无创通气无意义,积极改有创通气。

3. 护理人员具备能力

要求参与护理人员熟练无创呼吸机操作技能,掌握使用方法,能够排除故障,报警处理。每位护理人员有高度责任感,时刻从患者出发,体会上机感受,使其更舒适接受这种治疗。

（三）无创通气时的护理

1. 气道湿化

为保证湿化,使用前先在湿化罐内放 150 ~ 200 mL 的蒸馏水,加温湿化液,温度 32 ~ 34℃,对气体进行湿化处理,以稀释痰液,防止气道痉挛。

2. 呼吸指导

为患者示范科学的呼吸方式,可经鼻吸气,经口呼气,确保呼吸频率等同于呼吸机,避免进行吞咽动作,以防胃部进入较多气体,出现胃胀气情况。

3. 呼吸道通畅

保持呼吸道通畅,对于机械通气至关重要。上机前鼓励患者进行有效咳嗽、咳痰、深呼吸,协助患者翻身、叩背促进排痰,若痰液黏稠无力咳出,可给予雾化吸入。通气过程中观察呼吸道有无过多分泌物,医护人员定时为患者调节体位,协助其咳嗽与排痰,在病情允许情况下鼓励患者多饮水。在上机过程中,保持舒适体位,可取半卧位,坐位,头稍后仰,保持呼吸道通畅。

4. 病情观察

应密切观察患者的自主呼吸频率、节律与呼吸机是否同步,通气是否适当。注意观察病情变化,密切观察患者的生命体征、神志、发绀程度及血氧饱和度。血氧饱和度不足,及时通知医生及时调整参数。在应用中注意患者不安全因素,防止患者无意识下摘面罩,或氧气管脱落。准确记录出入液体量。

5. 呼吸机监测

定时检查呼吸机功能,记录潮气量、呼气相/吸气相压力、呼吸频率等指标,若有异常立即上报。观察呼吸机的运转情况,评价有无故障。记录相关体征,如动脉血气和肺功能指标等,若血气分析指标异常,则要及时调整呼吸机参数。

（四）加强基础护理

1. 加强口腔护理

预防口腔菌下延至气道十分重要。根据病原菌选用漱口液,每日漱口 3 ~ 5 次,进食后

及时漱口,保持口腔清洁、湿润。

2. 正确肺功能锻炼

指导患者掌握腹式呼吸和缩唇呼吸,指导有效咳嗽,能有效改善肺功能。

3. 建立有效沟通

应用机械通气的患者自理能力下降,要求护士密切观察。加强巡视,正确判断患者的需求,及时满足。减少在面罩内说话。

(五)饮食护理

机械通气患者对饮食的要求高,加上有不同程度地咳嗽、排痰,损耗体力及蛋白质和水分,应给予高热量、高蛋白、富含维生素、易消化的食物,但要避免过多糖分的摄入,因为摄入的糖分分解后使二氧化碳增加,加重呼吸衰竭。如出现腹胀,应给流食或半流食。

(六)并发症的预防及处理

1. 腹胀

腹胀是使用无创呼吸机最常见的并发症,发生率在21%～46%。护士应指导患者口唇闭紧,用鼻呼吸,减少戴面罩说话,减少吞咽动作,避免把气体吸到胃内,造成腹胀。对腹胀明显的患者,在病情允许情况下,可行腹部热敷,必要时进行胃肠减压。

2. 压力性损伤

压力性损伤发生率为7%～27%。由于患者持续使用面(鼻)罩,两侧长时间受压,出现循环障碍,造成皮肤红肿、疼痛,甚至破溃,所以长时间使用呼吸机的患者每隔4 h放松一次,每次15～30 min,并局部使用水胶体敷料或减压贴保护皮肤,减少摩擦和损伤。

3. 误吸

在应用无创机械通气治疗时,口咽部分泌物、胃反流内容物或呕吐物误吸可造成吸入性肺炎和窒息。应避免过度饱餐后使用无创机械通气,适当抬高头部,有利于减少误吸的危险性。

4. 刺激性角膜炎

面罩和皮肤接触松紧不适合,漏气对眼角刺激,有造成刺激性角膜炎的可能。所以应用中观察漏气情况,观察角膜反应。

二、有创机械通气的护理

慢阻肺病情进行性加重时,从而导致发生呼吸功能障碍,甚至呼吸衰竭。慢阻肺患者并发呼吸衰竭后可出现呼吸不畅、二氧化碳潴留的现象,使其机体难以维持正常的血气水平,进而可导致其发生低氧血症,威胁生命安全。对慢阻肺并发呼吸衰竭患者进行机械通气治疗可显著降低呼吸频率,提高通气质量,并可将血气指标保持在平稳的水平。

(1)严格掌握气管插管指征,对于需要辅助通气的患者,宜采用无创正压通气。

(2)宜选择经口气管插管。2周内不能撤除人工气道的患者,宜尽早选择气管切开。

(3)应选择型号合适的气管插管,并常规进行气囊压力监测,气囊压力应保持在25～30 cmH$_2$O。

（4）预计插管时间超过72 h的患者,应选用声门下分泌物吸引气管导管。

（5）对于留置气管插管的患者,每日停用或减量镇静剂1次,评估是否可以撤机或拔管,应尽早拔除气管插管。

（6）应定时抽吸气道分泌物。当转运患者、改变体位或插管位置、气道有分泌物积聚时,应及时吸引气道分泌物。吸引气道分泌物时,应遵循无菌原则,每次吸引应更换吸痰管,先吸气管内,再吸口鼻处,每次吸引应充分。气管导管气囊上滞留物的清除方法如下。

1）操作前先清除呼吸机管路集水杯中的冷凝水。

2）协助患者取头低脚高位或平卧位。

3）先吸引下呼吸道分泌物,再吸引口腔内分泌物。

4）将简易呼吸器与气管插管连接,操作者在患者吸气末轻轻挤压简易呼吸器,在患者呼气初用力挤压简易呼吸器,操作者同时放气囊,再次吸引口鼻腔分泌物。

5）如此反复操作2~3次,直到完全清除气管导管气囊上滞留物为止。

（7）对多重耐药病原体感染或定植患者、呼吸道传染性疾病患者或疑似患者,宜采用密闭式吸痰管。

（8）连续使用呼吸机机械通气的患者,不应常规更换呼吸机管路,遇污染或故障时及时更换。

（9）呼吸机管路集水杯应处于管路最低位置,患者翻身或改变体位前,应先清除呼吸机管路集水杯内的冷凝水。

（10）应在呼吸机管路中采用加热湿化器或热湿交换器等湿化装置,不用使用微量泵持续泵入湿化液进行湿化。加热湿化器的湿化用水应为无菌水。

三、病情监测

在为患者建立人工气道后,呼吸道内会出现较多无法自行排出的痰液,严重影响呼吸功能,并进行性加重呼吸困难的程度。因此,护理人员需密切监测患者血压、心率、体温、脉搏、呼吸及意识等生命体征的变化情况,重点观察患者呼吸道的通畅情况和痰液的性状、黏稠度,适时为其进行吸痰,并遵医嘱对其进行雾化吸入治疗。患者若出现呼吸困难、大汗淋漓的现象,须立即采取有效措施为其排出痰液。观察患者血气分析指标及电解质水平的变化情况,根据血气分析结果调节氧气的吸入浓度和呼吸机的其他参数。

四、呼吸机相关性肺炎的预防和控制措施

（1）应每日评估呼吸机及气管插管的必要性,尽早脱机或拔管。

（2）若无禁忌证,患者的床头抬高30°~45°,并应协助患者翻身拍背及振动排痰。

（3）应使用有消毒作用的口腔含漱液对患者进行口腔护理,每6~8 h进行一次。

（4）在进行与气道相关的操作时应严格遵守无菌技术操作规程。

（5）宜选择经口气管插管。

（6）应保持气管切开部位的清洁、干燥。

（7）宜使用气囊上方有侧腔的气管插管，及时清除声门下分泌物。

（8）气囊放气或拔出气管插管前应确认气囊上方的分泌物已被清除。

（9）呼吸机管路湿化液应使用无菌水。

（10）呼吸机及附属物的消毒。

1）呼吸机外壳及面板应每日清洁消毒1~2次。

2）呼吸机外部管路及配件应一人一用一消毒或灭菌，长期使用者应每周更换。

3）呼吸机内部管路的消毒按照厂家说明书进行。

（11）应每日评估镇静药使用的必要性，尽早停用。

五、用药指导

慢阻肺并发呼吸衰竭患者的治疗方法较为复杂，所用药物的数量和类型较多，故在用药期间，护理人员应注意各药物之间的配伍禁忌、使用的先后顺序、输注药液的浓度和速度等，避免出现用药不良反应。

六、心理护理

人工气道的建立可大大地降低患者的舒适度，使患者极易出现烦躁、企图拔管、不配合治疗等行为。因此，在为患者进行气管插管前，护理人员应向其解释进行机械通气的目的和效果，以提高其对自身病情的认知程度和对治疗的依从性。多与患者进行沟通和交流，耐心地解答其提出的疑问，帮助其树立治疗的信心。

七、健康教育

在患者的病情稳定后，护理人员向其讲解与其病情相关的知识，嘱其保持清淡、有营养、易消化的饮食习惯，并戒烟戒酒。指导患者进行呼吸功能训练及适量的运动，以提高其肺部的功能。

第五节 药 膳

膳食是人体营养物质的主要来源，用以保证人体生长发育及生命活动；药物的重要作用，在于药品的不同性能和功效，能用于调节生命体的各种生理功能、防病治病、促进机体健康。就一般概念说，用药是治疗疾病的手段，是在疾病状态下使用的方法。将药物的保健、治疗、预防及增强体质的这些作用融入日常膳食，使人们能在必需的膳食中享受到食物营养和药物防治调节两方面的作用，中华民族的先人们很早就认识到了"药食同源""食养""食

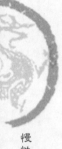

治"的道理,把膳食与药治有效地结合在一起,形成独具特色的"药膳"。药膳是具有功效的食品,因而一种药膳多半只能适应与辨证相应的机体状态,应正确辨证与施膳。因此,配伍就必须注意其禁忌,应在辨证指导下运用,不可混同寻常餐食随意长期进食。

一、常用药膳方

(一) 化痰类

1. 瓜蒌饼

【组成】 瓜蒌瓤(去子)250 g,白砂糖100 g,面粉1 000 g。

【制法用法】

(1) 把瓜蒌瓤(去子)与白砂糖放入锅内,加水适量,以小火煨熟,拌匀成馅。

(2) 面粉发酵成软面团,擀面皮,添加瓜蒌馅,制成面饼,烙熟或蒸熟即可食用。

(3) 每日早、晚空腹各食1个。

【功效】 清热化痰,散结润肠。

【应用】 痰热壅肺证。适用于痰热咳喘,症见咳嗽气促、痰多色黄质稠、伴胸胁痞满、大便不畅等。

【使用注意】 脾虚便溏、湿痰、寒痰者不宜。

2. 川贝秋梨膏

【组成】 款冬花、百合、麦冬、川贝母各30 g,秋梨1 000 g,冰糖50 g,蜂蜜100 g。

【制法用法】

(1) 将款冬花、百合、麦冬、川贝母入煲加水煎成液汁,去渣留汁。

(2) 秋梨洗净,去皮去核榨汁,将梨汁与冰糖一同放入药汁内,文火煎至梨浆浓稠后调入蜂蜜拌匀,再沸时熄火,冷却后装瓶备用。

(3) 每次食膏15 g,日服2次,温开水冲服。

【功效】 养阴润肺,清热化痰,止咳平喘。

【应用】 燥热伤肺证。还可用于肺热燥咳,或肺虚久咳,症见咳嗽气短、痰少而黏、难以咯出、咽干等。

【使用注意】 脾胃虚寒、咳唾清稀、腹泻者不宜。

3. 青龙白虎汤

【组成】 橄榄30 g,生芦菔60 g。

【制法用法】 将橄榄和生芦菔洗净,一同入砂锅,加水适量,水煎取汁,频频饮之。

【功效】 清热化痰,消食利咽。

【应用】 痰热阻肺证。适用于痰热咳嗽伴有食积者,症见咳嗽、痰多色黄、咽喉肿痛、食少纳呆、嗳腐吞酸、脘腹胀满、大便不畅、舌红、苔黄腻、脉滑等。

【使用注意】 脾胃虚弱,大便稀溏者不宜服用。

4. 柚子炖鸡

【组成】 新鲜柚子1个,新鲜鸡肉500 g,姜片、葱白、百合、味精、食盐等适量。

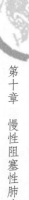

【制法用法】

（1）将柚子剥皮，去筋皮，除核，取肉 500 g。

（2）将鸡肉洗净切块，焯去血水。

（3）再将柚肉、鸡肉同放入炖盅内，置姜片、葱白、百合于鸡肉周围，调好食盐、味精，加开水适量，炖盅加盖，置于大锅中，用文火炖 4 h，取出可食之。

（4）每周 2 次，连食 3 周。

【功效】 健脾消食，化痰止咳。

【应用】 痰浊壅肺证。适用于脾虚食滞，痰浊内生，壅聚于肺所致之咳嗽较多，食少纳呆，脘闷呕恶，大便时溏，舌苔厚腻，脉濡滑等。

【使用注意】 消化力弱者以饮汤为宜。

5. 莱菔子粥

【组成】 莱菔子 15 g，粳米 100 g。

【制法用法】

（1）将莱菔子炒熟，磨成细粉。

（2）将粳米洗净，与莱菔子粉一同置锅内，加水适量，置武火上烧沸，用文火熬煮成粥即成。

（3）每日温食。

【功效】 降气化痰，消食和胃。

【应用】 痰浊壅肺证。适用于食积痰嗽，症见咳嗽痰多、气逆喘满、食欲不振、脘腹胀满、舌苔厚腻、脉滑数等。

【使用注意】 因其下气作用较强，中气亏虚者慎用。

6. 萝卜鲫鱼汤

【组成】 萝卜 500 g，鲫鱼 300 g，食盐适量。

【制法用法】

（1）将萝卜洗净切块。

（2）鲫鱼去鳞、去内脏洗净。

（3）将萝卜、鲫鱼放入锅内，清水煮，至肉烂汤成，酌加食盐，适量服。

【功效】 清化热痰，下气止咳。

【应用】 痰热壅肺证。适用于痰热互结引起的咳喘，症见咳嗽、痰多色黄、质稠、舌苔黄腻、脉滑数等。

【使用注意】 脾气亏虚者不宜久服多服，中焦寒湿者不宜。

（二）止咳类

1. 蕺菜炖鲜梨

【组成】 鱼腥草（蕺菜）50 g，鲜梨 250 g，白糖适量。

【制法用法】

（1）蕺菜加适量水，煎煮取汁。

（2）将鲜梨洗净，切成块，与白糖一同加入药汁中，小火煮至梨块酥烂即可。

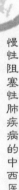

（3）吃梨,饮汁,每日 2 次。

【功效】 清肺泄热,化痰止咳。

【应用】 痰热壅肺证。适用于痰热咳嗽,症见咳嗽气粗急促,或喉中有痰声,痰多色黄质稠,咳吐不爽,或有腥味,或吐血痰,面赤身热,舌红苔黄,脉滑数等。

【使用注意】 鱼腥草含挥发油,不宜久煎。

2. 百部生姜粥

【组成】 百部 50 g,生姜 50 g。

【制法用法】 把生姜洗净切块拍扁,与百部同入瓦煲,加水煎沸,改文火煎煮 15 min;去渣,待晾凉即可饮用。

【功效】 疏风散寒,降气止咳。

【应用】 风寒袭肺证。适用于风寒外袭、肺气壅塞所致之咳嗽,症见咳嗽、咳声重浊、气急咽痒、咳痰稀薄色白、鼻塞流涕、发热、恶寒、无汗等。

【使用注意】 因百部甚苦,可调入蜂蜜,既可矫其苦味,又可增强其润肺之力。

3. 苏子煎饼

【组成】 紫苏子 30 g,白面粉 150 g,生姜汁 30 mL,食盐适量。

【制法用法】

（1）将洗净的紫苏子捣如泥。

（2）与白面粉、姜汁相和,加水、食盐适量,调匀。

（3）油锅内烙成煎饼。

（4）每日 1 次,空腹食之,20 日为一疗程。

【功效】 化痰宣肺止咳。

【应用】 痰湿阻肺证。适用于痰湿阻肺而见咳嗽、气喘、痰多、色白而稀等。

【使用注意】 气虚者慎用,或不可久服。

（三）平喘类

1. 人参胡桃汤

【组成】 人参 6 g,核桃仁 30 g,大枣 7 枚,生姜 5 片。

【制法用法】

（1）先将人参洗净。

（2）与核桃仁、生姜一同入锅,加水适量煎煮,去渣取汁。

（3）再在药渣中加水煎取药汁。

（4）将两次药汁合并即成,分 2~3 次服用。

【功效】 补益肺肾,纳气定喘。

【应用】 肺肾两虚证。适用于肺肾两虚、气失摄纳所致之喘证,症见咳嗽喘促、不能平卧、动辄喘甚、咳声低弱、短气乏力、脉弱等。

【使用注意】 实证、热证而正气不虚者不宜服。

2. 蛤蚧粥

【组成】 成年蛤蚧 1 只,全党参 30 g,糯米 50 g,米酒、蜂蜜适量。

【制法用法】

（1）蛤蚧涂上米酒和蜂蜜，置瓦片上炙熟。

（2）全党参洗净，炙干，与蛤蚧共研末，再加适量蜂蜜调匀成饼。

（3）煮糯米稀粥八成熟，加入蛤蚧党参饼搅化，继煮至粥熟即可食用。

（4）每日早、晚温服，可连服1个月。

【功效】 补益肺肾，纳气定喘。

【应用】 肺肾两虚证。适用于久病肺虚及肾、气失摄纳所致之喘证，症见喘促日久、呼多吸少、气不得续、动辄喘甚、面浮肢肿、神疲乏力、食少纳呆、腰腿冷痛、阳痿等。

【使用注意】 蛤蚧以干爽、全尾、无虫、不张口、无破碎者为佳。糯米性黏滞，难于消化，不宜一次食用过多，或以粳米代之也可。风寒咳喘及外有实热者不宜食用。

3. 桑白皮枇杷饮

【组成】 桑白皮25 g，枇杷叶15 g。

【制法用法】

（1）先将桑白皮洗净，切段，晒干。

（2）枇杷叶刷去毛，洗净，切碎，晒干后蜜炙。

（3）将桑白皮和枇杷叶放入锅内，加水适量煎煮30 min，去渣取汁即成。

（4）每日代茶饮。

【功效】 清热宣肺，止咳平喘。

【应用】 邪热犯肺证。适用于热邪伏肺、宣降失常所致之咳喘证，症见咳嗽气喘、呼吸气粗、身热面赤、咳痰白黏或黄稠、大便干燥甚或便秘、舌红苔黄、脉数等。

【使用注意】 肺寒证及孕妇慎服。

4. 杏仁粥

【组成】 杏仁10 g，粳米50 g，食盐或冰糖适量。

【制法用法】

（1）先将杏仁去皮尖，放入锅中加水煮至杏仁软烂，去渣留汁。

（2）用药汁煮粳米成粥，调入食盐或冰糖。

（3）温热食，每日2次。

【功效】 降气化痰，止咳平喘。

【应用】 痰浊壅肺证。适用于痰浊壅塞、肺气失降所致之咳嗽气喘，痰多黏腻色白，胸满窒闷，大便偏干等。

【使用注意】 苦杏仁有小毒，用量不宜大，使用时以甜杏仁为宜。

二、常用食疗方

1. 肺脾气虚

【食疗方法】 健脾益气，补土生金。

【推荐食材】 党参、白术、茯苓、山药、杏仁、大枣、黄芪、乳鸽等。

【推荐食疗方】

（1）甲鱼贝母汤：甲鱼1只，川贝母10 g，精盐、料酒、葱、姜、味精各少许。甲鱼杀好洗净，川贝母放入甲鱼腹内，随后用精盐、料酒、葱、姜、味精调味后将甲鱼放入炖盅并加水，置锅中隔水炖2 h左右，直至甲鱼肉熟软即成。食甲鱼肉，饮汤。每日分2次食用，每隔5日服1剂。

（2）茯苓大枣粥：茯苓粉30 g，粳米60 g，大枣10 g，白糖适量。将大枣去核，浸泡后连水同粳米煮粥，粥成时加入茯苓粉拌匀，稍煮即可。服时加白糖适量，每日2~3次。

（3）党参黄芪粥：党参15 g，黄芪15 g，山药30 g，粳米60 g。将党参、黄芪（用纱布包好）、粳米、山药洗净，全部用料一起下锅，加清水适量，文火煮成粥即可（弃黄芪包）。随量食用。

2. 肺肾两虚

【食疗方法】　补肺益肾。

【推荐食材】　党参、蛤蚧、韭菜、枸杞子、桑椹、核桃仁、乌鸡、羊肉、海参、山茱萸等。

【推荐食疗方】

（1）韭菜炒核桃仁：韭菜200 g，核桃仁50 g，麻油、食盐各适量。核桃仁开水浸泡去皮，沥干备用。韭菜切成寸段备用。麻油烧至七成热，加入核桃仁，炸至焦黄，再放入韭菜、食盐，翻炒至熟。

（2）山茱萸粥：山茱萸15~20 g，粳米100 g，白糖适量。先将山茱萸洗净，去核，再与粳米同入锅内煮粥，待粥将熟时，加入白糖稍煮即可。每日1~2次，3~5日为1个疗程。

3. 外寒内饮

【食疗方法】　温肺散寒，涤痰降逆。

【推荐食材】　干姜、生姜、淡豆豉、饴糖、羊肺、洋葱、佛手、香橼、桂花等。

（1）姜糖饮：生姜10 g，饴糖15 g。洗净生姜，切丝，放入瓷杯内，以沸水冲泡，盖上盖温浸5 min，再调入饴糖即可。服法可不拘时间和次数。

（2）姜豉饴糖：干姜30 g，淡豆豉15 g，加入适量水煎煮；每30 min取液一次，加水再煎；共取2次后合并煎液小火浓缩，至稠厚时加饴糖250 g调匀；再熬至用铲挑起成丝而不甚黏时停火；趁热搅拌，倒在表面涂过食用油的大盘中，待稍冷，分割成100块即成。可经常食用。

4. 痰瘀阻肺

【食疗方法】　化痰降气，健脾益肺。

【推荐食材】　莱菔子、粳米、川贝母、杏仁、厚朴、橘红、生姜等。

【推荐食疗方】

（1）蚌粉杏贝汤：杏仁、川贝母、厚朴各10 g，莱菔子20 g。四物同煎2次，每次用水250 mL，煎半小时，混合，去渣留汁。分2次服，每次冲服蚌粉5 g。

（2）杏仁橘红粥：粳米100 g，橘红12 g，杏仁10 g，生姜5 g，红糖少许，清水适量。生姜去皮洗净，用刀拍松，与杏仁、橘红一同放入砂锅内，加入适量清水，上旺火烧沸，后改小火煎煮10 min，过滤去渣，取汁备用。将粳米淘洗干净，放在砂锅内，加入适量清水，上旺火烧沸后，转小火煮成稀粥，再加入橘红杏仁汁和红糖，稍煮片刻，即可食用。

5. 痰热壅肺

【食疗方法】　清肺化痰，降逆平喘。

【推荐食材】　川贝母、冬瓜、杏仁、粳米、白萝卜、紫菜、海带、海藻、桔梗、陈皮等。

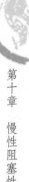

【推荐食疗方】

（1）罗汉果蒸川贝：罗汉果 1 个，敲破，川贝母 10 g，揭碎。同放入瓷碗中，加水 200 mL，盖好，隔水蒸熟。分 1~2 次服。

（2）贝母粥：粳米 100 g 煮粥，将熟时加入川贝母粉末 5~10 g 和适量冰糖（或白糖），煮沸即可食用。

（3）萝卜杏仁猪肺汤：白萝卜 500 g，杏仁 15 g，猪肺 250 g，生姜 10 g，食盐、大蒜、大葱、胡椒粉、酱油、味精各适量。猪肺洗净放沸水中烫过，余去血水，切成块备用。白萝卜洗净去皮切片，生姜切碎，二者同猪肺块一起在食油热锅中煸炒后，加杏仁与适量清水，置砂锅中武火烧沸，改用文火煨炖，至熟烂后加入调味品服食。吃猪肺、白萝卜，饮汤。每日 1 剂，分 3 次食完，连续服 5~7 日。

第六节　四季防护特点

慢阻肺是一种具有持续性气流受限特征的慢性呼吸系统疾病，常伴有进行性肺功能下降和呼吸困难加重。多种因素如吸烟、大气污染、职业粉尘、空气氧气不足等都可能导致慢阻肺的发生。因此，在四季防护中，需要注意以下特点。

一、春季防护

春季是慢阻肺易发的季节之一，由于气温逐渐升高，大气污染逐渐加重，容易诱发慢阻肺急性发作或加重病情。

（1）建议出门佩戴口罩，减少到人多拥挤、空气污染严重的地方去。

（2）注意戒烟，减少接触空气污染严重的环境。

（3）春季预防慢阻肺的一个关键是减少发作，这就要求患者在慢阻肺早期或稳定期积极治疗，无论是急性加重期还是稳定期都可以通过长效支气管扩张剂来改善呼吸困难和提高活动能力，预防急性加重和降低患者死亡率。

（4）慢阻肺患者应在早春多吃瘦肉、鱼、鸡、蔬菜和水果等高蛋白、富含维生素的食物，少吃刺激性食物。

（5）加强室内通风，可进行适当的运动，增强体质，提高呼吸道抗病能力，改善呼吸功能，提高生活质量。

二、夏季防护

夏季是慢阻肺患者感觉最舒服的季节，也是稳定期患者进行康复治疗的黄金季节。

（1）特别是用药方面，病症好转后也不能停药，因为容易导致病情大起大落，如肺功能急剧下降、症状发作等，所以建议患者坚持药物治疗。

慢性阻塞性肺疾病的中西医结合治疗

（2）夏季勿贪凉，要谨防室内外温差过大引起受凉。慢阻肺患者由于自身防御力和免疫力的降低，较平常人更容易受凉，就容易造成慢阻肺急性加重。因此，在防暑降温的同时，应尽量避免长时间待在空调房间内，每日定时开窗通风，保持室内空气清新，避免刺激性气体、烟尘等。

（3）夏季也要坚持运动，最好在清晨或傍晚较凉爽时进行，避免长时间在高温、潮湿的环境中活动。根据自身情况，选择合适的运动方法，如步行、家务劳动、太极拳、广播体操等，以不出现气短为度。

（4）合理饮食也很重要，可以多吃蛋白质、菌类、维生素 C、维生素 A 等食物，尽量避免进食刺激性食物、海鲜等，以免加重病情；由于天气炎热，患者需要及时补充液体，这样能够使痰液稀释，利于咳出。此外，慢阻肺患者应尽量少喝冷饮，避免损伤脾胃。

三、秋季防护

秋季气候干燥，呼吸道黏膜保护功能下降，病毒、细菌更容易侵入呼吸道，慢阻肺患者免疫力较正常人明显低下一些，更容易感冒。一旦感冒，患者就会出现咳嗽、胸闷、气喘、呼吸困难等症状，本来就有气喘的患者会出现呼吸困难加重，轻微活动，甚至吃饭、穿衣都会呼吸困难、喘不上气来。部分患者在秋冬季节选择关门闭窗，以保持室内温度，这样做不仅会造成缺氧，还会加剧室内污染的程度。空气中的有毒有害物质进入患者体内，对呼吸系统会造成严重损害，就可能出现病情加重的表现。

（1）慢阻肺患者平时需要长期规律使用药物，即使是轻症患者，也需要长期使用药物；建议定期测量血压、血氧饱和度，注意呼吸道症状，如咳嗽、咳痰等。

（2）饮食应清淡易消化，多吃新鲜蔬菜、水果，避免食用辛辣刺激性食物。

（3）除了饮食，还需要睡得好，每日保证充足的睡眠，尽量不要熬夜，能让人体吸收到更多营养。

（4）戒烟，避免粉尘和刺激性气体的吸入，在呼吸道传染病流行期间，尽量避免去人群密集的公共场所；气候变化时，及时增加衣物，避免受凉感冒。

（5）根据自身情况选择空气新鲜、安静的环境，进行步行、慢跑、打太极拳、呼吸操训练等康复锻炼。适当的运动如步行、太极拳或跑步等各种不同强度的运动，不仅可以增强肌肉的活动能力和呼吸功能，还可以增强体质。进行呼吸操的练习也可以锻炼肺功能。

四、冬季防护

冬季是慢阻肺的高发季节之一，寒冷空气可能会导致呼吸道小血管收缩，血液供应减少，从而加重慢阻肺患者的病情。

（1）为避免受到雾霾恶劣天气的影响，尽量不要到户外或减少野外体力劳动，若避免不了尽量选择晴朗的天气外出。减少有害气体吸收，减少空气中颗粒物的吸入，也要避免接触烟雾和强烈的气味。室内外温差较大，进出屋门注意增减衣服。当天气寒冷出门时，请戴上棉帽和口罩，穿好御寒棉衣。进出有空调地暖的房间注意穿脱衣物，避免气温低的清晨或晚间外出活动。

（2）养成每日做运动的习惯,如步行、太极拳或跑步等各种不同强度的运动,不仅可以增强肌肉的活动能力和增强呼吸功能,还可以增强体质。也可长吸气慢吐气或腹式呼吸,有目的地进行增加肺功能的练习。但对有合并肺气肿的患者,尤其是有肺大疱者,拎重物、用力屏气都可能使肺内压力瞬间增高,肺大疱破裂,诱发气胸,一定要避免。

（3）要规律用药,不能擅自停药。有条件的患者还可以使用增强机体免疫力的药物,或在冬日来临前接种肺炎疫苗、流感疫苗以防呼吸道感染疾病的发生。另外,保护肺功能也可用家庭氧疗器。

（4）冬季天气寒冷,易患伤风感冒,故预防慢阻肺尤其重要的一项就是预防感染,做好个人卫生和隔离消毒。

总之,慢阻肺患者在四季防护中需要注意以上内容,加强自我保健意识,定期进行健康检查和治疗,以维持良好的身体状况。

第七节　耐寒锻炼

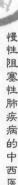

在冬季,慢阻肺患者容易症状加重或严重发作,需住院治疗,甚至突发呼吸衰竭、心力衰竭等严重致死性并发症。寒冷刺激是诱发慢阻肺的主要外因,严重威胁患者的生命健康。现代医学早已阐释寒冷与支气管炎病发作的关系,冷空气使呼吸道局部温度降低,毛细血管收缩,局部血液减少。另外,寒冷导致患者气道黏膜上皮的纤毛活动减慢,使气管排出细菌的功能减弱。若外界的或寄生于呼吸道中的病毒和细菌增生,导致急性气管炎发作。同时,在冷空气刺激下,支气管黏液腺分泌物增加,平滑肌痉挛,导致气道阻力增加,分泌物排出困难,从而引起病症的急性加重。而且,冬季气候干燥,室内外的温度和湿度相差较大,呼吸道黏膜不断受到刺激,致使免疫能力下降。老年人慢性支气管炎极易伤风感冒,还会引起扁桃体炎、气管炎和肺炎等,使阻塞性症状加重,导致慢阻肺复发。

慢阻肺患者冬季耐寒锻炼的方法多种多样,最终的目的是加强患者身体对外界气温变化的适应,增强身体的抗寒能力,从而预防本病的复发,提高机体的耐寒能力,减少冬季发病次数。患者可以根据自己的不同身体情况而选择适合自己的耐寒锻炼方式。

一般情况下,患者参加耐寒锻炼,应从入秋开始,先坚持用冷水洗手、洗鼻、洗脸,以及擦洗四肢和全身,增强这些部位的抗寒御寒能力。秋天来临,气温下降,但不要急于添加过多衣服,要有意识地尽量穿些单薄衣服,并经常到室外进行冷空气浴,提高机体的抗寒御寒能力。但也要注意天气变化,随气温高低增减衣服,防止感冒。

一、常用的耐寒锻炼方法

（一）积极进行室外锻炼

可采取早晚散步呼吸新鲜空气、适当快走、慢跑等方式,还可以打太极拳、舞剑。

（二）简易耐寒按摩

以手摩擦头面部及上下肢的暴露部位,每日 3~5 次,每次 5 min;按摩迎香穴,迎香穴位于鼻唇沟止于鼻翼处,以食指轻轻揉 1~3 min,每日 2 次;按摩风池穴,风池穴位于项部肌肉两旁的凹窝中,以双手掌心按摩之,每次 30~60 下,每日 2~3 次。

（三）冷水锻炼

用温水(水温高于 20℃的水)洗手、洗脸、洗脚和揉搓鼻部,逐渐用温水擦洗面部、颈部,每日 2 次,每次 5 min。坚持一段时间后可用温水擦洗四肢至全身。若气温太低要量力而行,尤其遇到突然降温时应慎重。

二、对于症状严重程度不同的患者,采取不同的耐寒锻炼方法

（一）重症患者

可坚持室内锻炼,通过锻炼,使机体逐渐适应干冷空气的刺激,提高身体素质,增强机体免疫力。简单的锻炼方法是按摩鼻部和脸部,用以增强局部抗寒御寒能力;拍打前胸和后背,刺激胸腺,以减缓肺脏衰退过程或重新激活肺脏生理功能,提高机体免疫力。在室内锻炼,居室要经常开启门窗,一方面是通过通风换气,减少和排除病菌和病毒;另一方面是增加日光照射,起到抑制和杀死病菌的作用,保证室内整洁,空气新鲜,温度适宜,无烟尘,无异味。

（二）轻症患者

应坚持室外锻炼,通过增加运动量,使其耗氧量也增加,从而改善呼吸功能,促进血液循环和新陈代谢,提高机体免疫力和抗病毒能力。在室外锻炼,要选择阳光明媚、气候清爽的天气及环境幽静、空气新鲜、地面平坦的场地,如江海湖滨、高山田野、公园和草坪周围等地。

采用任何一种锻炼方式,都需遵循以下原则:因人而异,循序渐进,量力而行,持之以恒,病发即止。老年人可选择适合自身运动量的项目,避免因剧烈运动而加重心肺负担,可以进行集体锻炼,以起到互相关心、互相照顾、互相帮助的作用。若四季坚持锻炼,可使患者增强耐寒能力,避免受凉感冒,降低慢阻肺的发生和发作概率。

-------- 参 考 文 献 --------

上海中医药大学附属龙华医院护理部,2009. 常见病证中西医结合健康教育[M]. 上海:上海科学技术文献出版社.
国家卫生和计划生育委员会,2016. 重症监护病房医院感染预防与控制规范 WS/T 509-2016[S]. 北京:中国标志出版社.
李小寒,尚少梅,2017. 基础护理学[M]. 6 版. 北京:人民卫生出版社.
慢性阻塞性肺疾病急性加重诊治专家组,2023. 慢性阻塞性肺疾病急性加重诊治中国专家共识(2023 年修订版)[J]. 国际呼吸杂志,43(2):132-149.
施洪飞,方泓,2021. 中医食疗学[M]. 2 版. 北京:中国中医药出版社.
王肖龙,2020. 内科学[M]. 2 版. 上海:上海科学技术出版社.

谢梦洲,朱天民,2021.中医药膳学[M].4版.北京:中国中医药出版社.

尤黎明,吴瑛,2017.内科护理学[M].6版.北京:人民卫生出版社.

余小萍,方祝元,2018.中医内科学[M].3版.上海:上海科学技术出版社.

中华医学会呼吸病学分会慢性阻塞性肺疾病学组,中国医师协会呼吸医师分会慢性阻塞性肺疾病工作委员会,2021.慢性
    阻塞性肺疾病诊治指南(2021年修订版)[J].中华结核和呼吸杂志,44(3):170-205.

中华中医药学会肺系病分会,2021.慢性阻塞性肺疾病中医肺康复临床应用指南[J].中医杂志,62(22):2018-2024.

马烈光,章德林,2021.中医养生学[M].北京:中国中医药出版社.

周文琴,2016.中医康复教育处方[M].北京:中国中医药出版社.

Asia Pacific COPD Roundtable Group, 2005. Global Initiative for Chronic Obstructive Lung Disease strategy for the diagnosis,
    management and prevention of chronic obstructive pulmonary disease:an Asia-Pacific perspective[J]. Respirology, 10(1):
    9-17.

Swiss Society of Pulmonology (SGP),2020. Recommendation:long term mechanical ventilation[J]. Respiration, 10:1-36.

The Global Initiative for Chronic Obstructive Lung Disease (GOLD), 2024. Interpretation of global strategy for the diagnosis,
    treatment,management and prevention of chronic obstructive pulmonary disease 2024 report[J]. Chinese General Practice. 27
    (13):1533-1543.

慢性阻塞性肺疾病的中西医结合治疗

第十一章 慢性阻塞性肺疾病
患者的自我管理

慢阻肺是很常见却受严重忽视的疾病。据世界卫生组织统计,慢阻肺是"世界四大慢病"之一,同时也是"人类四大致死病因"之一。可慢阻肺并没有像高血压、冠心病、糖尿病一样得到广泛的重视,这让慢阻肺成为一个"沉默的杀手"。慢阻肺就像一把藏在身体里的"慢刀子",具有高致病、高致残、高致死等特点,但很多慢阻肺患者早期并无任何明显症状,或者咳、痰、喘症状也易被患者忽视,从而导致80%以上的慢阻肺患者到医院就诊已经到了疾病的中晚期。

第一节　角色管理

角色管理学是一门研究人际关系中角色的构成、演变和管理的学科。在现代社会中,人们的角色越来越多样化,角色管理学的研究也越来越重要。在现代医疗活动中,同样需要做好角色管理。对慢阻肺患者来说,病情的迁延难愈及反复发作是经常遇到的情况,合适的角色分析和定位是很重要的。慢阻肺的治疗是一个长期的过程,准确的角色定位才能让患者在长期的康复治疗过程中逐渐向好的方向发展。角色管理包括几个重要概念。

1. 角色

角色是指在特定的社会环境中,个体所扮演的行为和身份。角色是社会对个体的期望和要求,也是个体对自己的期望和要求。在角色管理学中,角色是研究的核心概念,它包括角色的构成、演变和管理。慢阻肺患者,就是要把自己这个"角色"研究好。

2. 角色管理

角色管理是指个体在扮演不同角色时,通过有效管理和调整,实现角色的平衡和协调。角色管理是人际关系中的重要问题,它需要个体具备良好的自我认知和自我管理能力。因此,做好慢阻肺患者的角色管理,是需要医院、家庭、社会等多方面一起努力。

3. 角色定位

角色定位是指个体在社会中扮演的角色在整个社会结构中的位置和地位。角色定位是人际关系中的重要问题,它关系到个体在社会中的地位和影响力。慢阻肺患者要做好角色管理,必须先做好角色定位分析。自我管理是个漫长的过程,需要患者及身边的亲属、医护人员时刻保持耐心。

角色定位管理的流程:①分配角色;②角色定位;③给角色设定目标;④具体执行方法;

⑤总结；⑥反馈；⑦调整。

角色定位分析可以这样安排：①设定一个你想最终达成的角色；②你是否了解这个角色应该做什么和不该做什么？③你现在的能力和性格适合这个角色吗？④你目前离这个角色的要求还有多少差距？⑤通过学习和努力，你会多久适合这个角色？怎样把这个角色扮演得更好？

这样的思考和计划，不但适合慢阻肺患者，同样也适合相关的家属、医护人员，毕竟，患者的恢复就在日常生活的点滴中。

4. 角色冲突

角色冲突是指在扮演不同角色时，个体之间的角色要求发生矛盾，导致个体难以同时满足不同角色的要求。角色冲突是人际关系中常见的问题，它会影响个体的心理健康和社会适应能力。在慢阻肺患者的自我管理中，角色冲突最主要的就是两个方面、两个角色间的冲突：①患者"现在患病的身体"角色和"曾经健康的身体"这两个角色之间的冲突，很多患者尤其是既往体健的患者，无法面对自己身体状况的改变，无法做好角色调整，以至于产生了冲突。②患者角色和医护角色的冲突，这方面需要双方更多沟通和交流。

5. 角色期望

角色期望是指社会对个体在特定角色中所期望的行为和表现。角色期望是角色管理学中的重要概念，它对个体的行为和身份有着重要的影响。合理的预期目标对患者的自我管理有很重要的指导。

6. 角色转换

角色转换是指个体在不同的社会环境中，扮演不同的角色，从而实现角色的转换。角色转换是人际交往中的重要问题，它需要个体具备良好的适应能力和角色管理能力。

7. 时间管理

时间管理是角色管理的基础，是指管理者处理工作优先次序、有效率地工作和适当授权的能力。角色管理反过来促进时间管理的调整，有计划、有效率地完成目标对慢阻肺患者大有益处。

第二节　医疗管理

慢阻肺稳定期的治疗，包括药物治疗和非药物治疗。慢阻肺患者的肺功能呈进行性减退，且症状容易反复发生，需要在医生的指导下，积极、科学、规律治疗，可以有效延缓慢阻肺的进展。其中，坚持长期用药是治疗慢阻肺的关键。

1. 药物治疗

慢阻肺稳定期的药物维持治疗，有助于减少慢阻肺急性加重的发生和住院次数。病情稳定的慢阻肺患者一定要维持原有药物治疗，保持良好的用药习惯，不得擅自减量或停药，不建议通过不正规途径购药，尤其是一些私人偏方。

2. 非药物治疗

非药物治疗包括戒烟、远离环境污染、疫苗接种、家庭氧疗、营养支持和肺康复锻炼、家

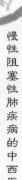

庭无创通气治疗(呼吸机)。平时注意观察自己的症状和体征,包括体温、咳嗽、痰液状况(痰量、颜色、黏稠度)、呼吸困难、疲乏、活动受限、睡眠障碍等。学会评估自己的病情,病情变化时应及时就医。

除此之外,遵循医嘱进行适当的长期家庭氧疗是有效提高慢阻肺患者生存率的治疗手段。

在安静状态下,无明显低氧血症(血氧饱和度>90%)的慢阻肺患者可采取短时间氧疗或必要时氧疗,即在活动后、饭后、夜间睡眠时适当给予氧疗,而对于存在慢性低氧血症(血氧饱和度<90%)者则需长期氧疗,具体情况需遵从医嘱。

长期氧疗是指每日吸氧,至少达 6 个月以上,每日至少吸氧 15 h,维持动脉血氧饱和度在 90% 的水平,才能获得较好的氧疗效果。还需要注意吸氧流量,吸氧后血氧饱和度能够达到 90% 为标准,流量宜设定在 0.5~2 L/min 为宜,具体情况需遵从医嘱。

作为长期的医疗管理,让患者配合,有效地做好医疗随访是很重要的内容。慢阻肺患者的随访表,可以参考表 11-1 与表 3-2。

表 11-1　慢阻肺患者随访表

随访表说明:

1. 本表为慢性阻塞性肺疾病患者在接受随访服务时由医生填写。表格中有序号的选项在"□"中填写选项序号,没有序号的在相应选项前"□"中画"√"。

编号填写:第一段为 4 位数字,为身份证号前 4 位数;第二段为 6 位数字,为身份证号后 6 位数。

2. 询问患者基本症状,有无咳嗽、咳痰、呼吸困难。根据随访表中对相应症状的说明,随访医生仔细询问患者真实症状,选填相对应的选项。

咳嗽程度说明:

轻度:间断咳嗽,不影响正常工作和生活。

中度:介于轻度与重度之间。

重度:昼夜频繁咳嗽或连续咳嗽,影响工作和睡眠。

咳痰量说明:

少痰:昼夜咳痰量<10 mL。

中痰量:昼夜咳痰量 10~50 mL。

多痰:昼夜咳痰量>50 mL。

3. 每年一次全面健康体检,患者肺功能检查在秋季进行,将检查相关结果记录在随访表中。若有多次实验室检查结果,记录在随访表中。

4. 询问患者日常生活情况,包括吸烟史、日常生活是否烧柴、运动情况。

吸烟史为跳问,若第 1 题回答为"否"则不需回答后续问题;若回答为"是",则需询问患者具体吸烟情况,包括开始吸烟时间及吸烟量。

日常生活烧柴包括煮饭、烧水等是否燃烧木材、干稻草、玉米秸秆等生物燃料。

运动情况主要询问患者除日常生活活动外,是否有额外的活动、运动。

5. 询问患者目前用药情况,包括药品名称、用法、用量、不良反应。

服药:"规律"为按医嘱服药,"间断"为未按医嘱服药,频次或数量不足,"不服药"即为医生开了处方,但患者未使用此药。

药物种类说明:

不同作用机制的药物列出常见药品名称以供参考。不同药物有不同的不良反应,在随访表中填写相应序号。

(1) β_2 受体激动剂+吸入性糖皮质激素:常见药品名称有沙丁胺醇、左旋沙丁胺醇、布地奈德福美特罗、沙美特罗氟替卡松。

该类药物常见不良反应:①无　②头痛　③心悸　④手抖　⑤感染　⑥其他。

(2) 抗胆碱药:常见药品名称有噻托溴铵、异丙托溴铵、氧托溴铵。

该类药物常见不良反应:①无　②口干　③便秘　④真菌感染　⑤其他。

(3) 茶碱类:常见药品名称有氨茶碱、二羟丙茶碱、茶碱缓释片。

该类药物常见不良反应:①无　②恶心呕吐　③心悸　④失眠　⑤其他。

(4) 口服激素类:常见药品名称有泼尼松片、地塞米松片。

该类药物常见不良反应:①无　②消化性溃疡　③感染　④血糖异常　⑤血压升高　⑥骨质疏松　⑦其他。

(5) 祛痰药:常见药品名称有氨溴索、愈创甘油醚、乙酰半胱氨酸、羧甲司坦、桃金娘油、溴己新、氯化铵、碘化钾。

该类药物常见不良反应:①无　②过敏　③恶心呕吐　④其他。

(6) 其他药物:填写上药品名称,按随访表询问患者用药剂量、用法、不良反应。

6. 询问患者过去一年的就诊情况,是否因慢性阻塞性肺疾病住过院及因本病住院的次数。

7. 随访情况分类:若本次随访,患者综合情况较好、CAT 评分≤上次评分,或评分≤20 分,则患者情况稳定视为"满意"。

若患者短期内症状急性加重,痰量增多、呈脓性或黏液性,伴随发热等炎性症状(不论 CAT 评分为多少),以及出现药物不良反应,或 CAT 评分已达 20 分以上(严重或非常严重),均视为"不满意",预约 2 周后进行再次随访,若 2 周后随访结果仍不满意,建议患者进行转诊寻求更好治疗。

8. 随访指导记录:随访医生给予的随访指导记录在本栏中。

根据本次随访情况分类,评价为"满意"的患者随访医生嘱其按照医嘱继续用药,劝诫患者戒烟,建议接种流感疫苗,预防感冒,生活作息规律,多吃蔬菜、水果及优质蛋白质食物。

评价为"不满意"的患者,根据情况对患者增加药量或更换、加用其他药物,若情况严重无法进一步处理,建议立即转诊,寻求更专业、规范的治疗。

9. 转诊:如果转诊要写明转诊的医疗机构及科室类别,如某市人民医院呼吸科,并在原因一栏写明转诊原因。

10. 下次随访日期:根据患者此次随访分类,确定下次随访日期,并告知患者。

11. 随访医生签名:随访完毕,核查无误后随访医生签署其姓名。

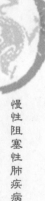

姓名:　　　　　　　　　　　　　　　　　　　编号:□□□□—□□□□□□□

确诊信息(仅第一次填写):		
肺功能	FEV$_1$/FVC:　　%　　　　　　FEV$_1$%预计值:　　%	
诊断医院		
吸烟史 (以往或现在)	1. 是否吸烟或曾吸烟? □否　□是　(本题回答"否",则不需回答后续问题) 2. 开始吸烟年龄:□<20 岁 3. 吸烟量:□<20 支/日　□20~40 支/日　□>40 支/日 4. 戒烟:□是　□否	
其他说明		

随访表:

随访日期	随访 1	随访 2	随访 3
随访方式	□1. 面访 2. 网络、电话	□1. 面访 2. 网络、电话	□1. 面访 2. 网络、电话
症状 咳嗽	□1. 无咳嗽 2. 轻度 3. 中度 4. 重度	□1. 无咳嗽 2. 轻度 3. 中度 4. 重度	□1. 无咳嗽 2. 轻度 3. 中度 4. 重度
咳痰	□1. 无痰 2. 少痰 3. 中量痰 4. 多痰	□1. 无痰 2. 少痰 3. 中量痰 4. 多痰	□1. 无痰 2. 少痰 3. 中量痰 4. 多痰

症状	呼吸困难	□1. 剧烈运动时感气短 2. 快步走或上楼时感气短 3. 平地正常行走感气短 4. 日常活动感气短 5. 静息状态下感气短			□1. 剧烈运动时感气短 2. 快步走或上楼时感气短 3. 平地正常行走感气短 4. 日常活动感气短 5. 静息状态下感气短			□1. 剧烈运动时感气短 2. 快步走或上楼时感气短 3. 平地正常行走感气短 4. 日常活动感气短 5. 静息状态下感气短		
查体	随访肺功能检查	FEV$_1$/FCV： % FEV$_1$%预计值： % 检查日期： 年 月 日 □无条件检查			FEV$_1$/FCV： % FEV$_1$%预计值： % 检查日期： 年 月 日 □无条件检查			FEV$_1$/FCV： % FEV$_1$%预计值： % 检查日期： 年 月 日 □无条件检查		
生活方式	是否戒烟（只填一次）	（如果前述"确诊信息表"中回答"不吸烟"或"已戒烟"，则无须回答此问题） 是否吸烟或曾吸烟？ □否 □是								
	日常生活是否烧柴	□否 □是			□否 □是			□否 □是		
	是否有呼吸锻炼（多选）	□1. 无 2. 呼吸操 3. 缩唇呼吸 4. 腹式呼吸			□1. 无 2. 呼吸操 3. 缩唇呼吸 4. 腹式呼吸			□1. 无 2. 呼吸操 3. 缩唇呼吸 4. 腹式呼吸		
用药情况	β$_2$受体激动剂+吸入性糖皮质激素药品名：	次数	1	2	3	次数/日	1	2	3	药物不良反应	1	2	3
		剂量											
	抗胆碱药药品名：	剂量				次数/日				药物不良反应			
	茶碱类药品名：	剂量				次数/日				药物不良反应			
	口服激素类药品名：	剂量				次数/日				药物不良反应			
	祛痰药药品名：	剂量				次数/日				药物不良反应			
	其他药物药品名：	剂量				次数/日				药物不良反应			
	服药依从性	□1. 规律 2. 间断 3. 不服药			□1. 规律 2. 间断 3. 不服药			□1. 规律 2. 间断 3. 不服药		
过去一年是否因本病住院		1. □否 □是 2. 住院次数□1次 □2次 □>2次			1. □否 □是 2. 住院次数□1次 □2次 □>2次			1. □否 □是 2. 住院次数□1次 □2次 □>2次		
此次随访情况分类		□满意 □不满意， 2周后再次随访			□满意 □不满意， 2周后再次随访			□满意 □不满意， 2周后再次随访		
随访指导记录										
转诊	原因									
	机构及科别									
	转诊后预约随访时间									
下次随访时间										
随访医生签名										

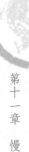

第十一章 慢性阻塞性肺疾病患者的自我管理

第三节 生活管理

慢阻肺是一种不可逆的疾病,需要长期控制,在生活中一定要注意增强免疫力,避免感染其他病菌,平时养成良好的生活习惯,经常锻炼身体,保证营养,有条件者可以进行家庭氧疗和无创通气治疗(呼吸机)。当然除了尽早发现、科学治疗外,健康的生活方式也尤为重要。远离烟和二手烟、尽量减少雾霾等空气污染对自身的损害;规律作息,劳逸结合,保持良好心情;注重饮食调理和身体锻炼等良好的生活习惯值得每个人遵行。

所以慢阻肺患者在日常生活管理中还要注意以下几点。

(1)合理均衡膳食,适量运动,保证充足的睡眠,保持平和的心态。

(2)勤洗手,使用肥皂或洗手液并用流动水洗手,用干净的毛巾擦手。

(3)保持良好的呼吸道卫生习惯,咳嗽或打喷嚏时,用纸巾、毛巾等遮住口鼻,咳嗽或打喷嚏后洗手。

(4)做好防护措施,出门戴口罩,保持室内通风,尽量减少到人群密集场所活动,避免接触到呼吸道感染患者。

有些患者会因气温骤降而感冒,从而导致慢阻肺发作。对于慢阻肺的患者而言,其急性加重的主要原因在于感染,包括呼吸道感染、病毒感染、细菌感染等。所以,季节交替的时候,尤其在秋冬季节,由于气温气压的变化,容易发生慢阻肺急性发作。有些患者容易频繁出现急性加重,或者病情随着天气的变化而变化,我们建议这类患者在每年秋冬交界的季节注射流感疫苗或者肺炎疫苗,可以降低由于感染导致急性加重的风险。除此之外,还可以针对不同的患者使用免疫调节剂,如提高免疫力的药物,也可以减少由感染所致的急性加重机会。

运动在康复的阶段中尤为重要,有助于加强慢阻肺患者的心肺功能,尤其是慢阻肺的慢病患者,运动可以带来很大的获益。但很多慢阻肺患者一动就喘,不同的慢阻肺患者应当选择不同的运动方式。对于运动方式的选择,我们建议患者选择力所能及的运动方式,不建议患者进行超过自身体能的运动。力所能及的运动包括散步、慢跑、爬坡、游泳、太极拳,也可以练习腹式呼吸,对于改善患者的整体状态可起到积极的作用。

很多慢阻肺患者存在吸烟史,对于慢阻肺患者而言,戒烟是唯一的"不花钱""省钱"且可延缓疾病进展的方法。自我生活管理中,戒烟管理是很重要的一项内容。很多慢阻肺患者之前都有吸烟史。但吸烟容易,戒烟难。实际上大多数患者都难以成功戒烟,自主戒烟的成功率仅为3%,而在医务人员的协助下戒烟成功率可得到一定的提高。

还有部分患者难以通过上述方法成功戒烟,建议患者到专业的戒烟门诊,咨询专业的人士,采用相关的药物辅助戒烟。有人采用电子烟的方式来替代传统烟草,但是电子烟实际上依然含有尼古丁成分和其他的有害成分,因此我们不推荐通过电子烟替代传统的卷烟。

对慢阻肺患者来说,这个疾病带来的最直观的痛苦感受就是缺氧,因此长期家庭氧疗成为一部分慢阻肺患者的治疗手段,那么,患者该如何判断自己是否需要长期家庭氧疗? 氧疗的时间、频次、方法及目标分别是什么呢？

对于慢阻肺患者来说，氧疗并非适合所有患者，仅适合部分患者。氧疗作为一种治疗措施，对于需要氧疗的患者，吸氧才可发挥其作用。

氧疗患者需符合一定的指征，包括氧饱和度<90%，或者氧分压<55 mmHg，以及肺源性心脏病累及心脏，出现下肢浮肿等。氧疗的时间要求达到 15 h 以上，才可以起到治疗效果，以延长患者的生存期。我们不建议患者在不经过专业人士的指导下进行氧疗，这样难以获得有效的治疗效果。

对于慢阻肺患者的激素治疗来说，吸入治疗是慢阻肺患者最主要的治疗方式，药物有效成分可直达患者肺部，其作用起效快，药量小，副作用少，也是慢阻肺患者首选的治疗方式。常用的吸入药物主要为两大类，一类是吸入性支气管扩张剂，另一类是吸入性糖皮质激素，其中吸入性糖皮质激素不建议患者单独吸入，通常是基于吸入性支气管扩张剂的吸入治疗，联用吸入性糖皮质激素，同时吸入性糖皮质激素的使用仅针对可能从吸入性糖皮质激素获益的患者。

糖皮质激素的吸入剂量有所规定，不建议患者自行减量。在吸入治疗的过程，患者出现口腔黏膜白斑，对于这种情况，临床会观察患者吸入的方法，患者吸入方法错误会导致药物沉积于口腔黏膜，容易引起口腔细菌感染。同时，我们会告知患者在吸入治疗后，充分漱口，用温开水漱口 3 次，以清洁口腔。通过上述两种方法可有效帮助患者减少吸入治疗所导致的口腔黏膜白斑。

另外，慢阻肺患者容易出现抑郁、焦虑等不良情绪，在临床上极为常见。相关文献报道，慢阻肺患者合并抑郁、焦虑情绪的概率高达 1/3。因此，对于已经确诊为慢阻肺的患者，应当保持健康、积极的心态，应当听从医生的建议和指导，遵循医嘱，规律用药，包括药物治疗、非药物治疗，有利于缓解患者的症状，从而减轻患者的不良情绪。因此，对于伴随不良情绪的患者，可加强和医生的沟通，加强亲人朋友的陪伴，有助于缓解不良情绪。而对于合并精神疾病的患者，可以咨询专业的精神科医生，接受专业的评估，必要时需要使用抗焦虑、抗抑郁的药物进行干预，也可以结合之前所说的角色管理、医疗管理来进行相关的自我管理。

第十二章　慢性阻塞性肺疾病的三级防控

慢阻肺的发生是一个漫长的过程,识别其起病是非常困难的,临床早期慢阻肺诊断指对患者症状、气流受限和结构异常的预先感知。早期慢阻肺与不良临床结果相关,慢阻肺的早期发现、诊断和治疗及戒烟与呼吸功能锻炼,可能有助于控制疾病进展并改善预后。

我国《慢性阻塞性肺疾病基层诊疗指南(2018 年)》中已有对慢阻肺三级预防的策略。①一级预防:戒烟,减少危险因素的接触,预防接种。②二级预防:早发现、早诊断、早治疗,目前推荐的是在有症状和高危人群中结合问卷调查和肺功能检查进行筛查。③三级预防:定期检查,规范治疗,防止伤残,促进功能恢复。

一、一级预防

一级预防即病因预防,旨在寻找发生慢阻肺的高危人群。同时对高危人群的致病因素采取适当的预防措施。

慢阻肺的高危人群符合以下 1 个及以上特征:①年龄 ≥35 岁。②吸烟或长期接触"二手烟"污染。③患有某些特定疾病,如支气管哮喘、过敏性鼻炎、慢性支气管炎、肺气肿等。④直系亲属中有慢阻肺家族史。⑤居住在空气污染严重地区,尤其是二氧化硫等有害气体污染的地区。⑥长期从事接触粉尘、有毒有害化学气体、重金属颗粒的工作。⑦在婴幼儿时期反复患下呼吸道感染。⑧居住在气候寒冷、潮湿地区,以及使用燃煤、木柴取暖。⑨维生素 A 缺乏或者胎儿时期肺发育不良。⑩营养状况较差,BMI 较低。对高危人群以控制主要危险因素为主要内容,以健康教育和健康促进为主要手段,彻底实施全人群一级预防是降低慢阻肺发生率的关键。

1. 健康教育,有效戒烟

《"健康中国 2030"规划纲要》中明确提出控烟(防控慢阻肺的一项重要内容)一项,要求"到 2030 年,15 岁及以上人群吸烟率降低到 20%"。而预防慢阻肺的最简单、经济、有效的措施就是切实做好控烟工作,提倡不吸烟,尤其是年轻人不吸烟是慢阻肺防治的早期阶段的最主要干预性措施。实践表明,实行禁烟是一项涉及面广、难度大、需要持续时间相当长而且难以在短时间内见效的巨大工程。具体包括以下几个方面。

(1) 深入研究吸烟引起慢阻肺的机制,回答人们头脑中存在的一系列疑问,如为什么吸烟者中只有 10%~15% 的人会发生慢阻肺? 为什么同样吸烟,有的人以慢性支气管炎为主,有的人则以肺气肿为主,有的人两病兼而有之?

(2) 需要向广大群众反复宣传吸烟的危害,并同时说明吸烟产生的危害具有渐进性、累积性、隐蔽性、依赖性和选择性等特点。

（3）大量研究表明,被动吸烟,尤其是儿童被动吸烟也可导致慢阻肺,因此必须重视吸烟所产生的危害性,国家应该立法严格限制人们在公共场合吸烟,保证不吸烟者免受被动吸烟之苦和呼吸新鲜空气的权利。

（4）开展必要的卫生经济学研究,冷静、认真地权衡烟草税收和用于为吸烟所引起的疾病支付的医疗费用,以及相关的劳动力丧失所造成的损失之间的关系,逐年控制乃至减少卷烟生产量。通过立法强迫各级烟草公司每年交付一定数额的附加税,以抵偿吸烟所造成的健康损害费用,并从法律上明确吸烟者有权向烟草公司索赔相关的医疗费用。

（5）制订减少吸烟人数的目标。吸烟率是人群健康的关键指数。对于今后长期的卫生保健费用支付具有肯定的重大影响,国家每年均应统计吸烟率,并且将吸烟率逐年下降作为政府的一个重要奋斗目标。

2. 长久、彻底改善环境、劳动卫生和空气质量

有证据表明,空气污染特别是二氧化硫、一氧化氮、颗粒物质,是引起慢阻肺的重要环境因素。目前,国内大城市中由于汽车尾气排放量剧增、燃煤量增加,空气污染程度有增无减,这与近年来呼吸道感染性疾病增多不无关系,必须引起高度重视,有关机关必须采取有效措施。另外,长期接触镉和硅可引起慢阻肺,高危工作人群包括煤矿工人、接触水泥的建筑工人、金属加工工人、谷物运输工、棉纺工人、造纸工人及大量吸入灰尘的工人。这里需要特别强调两点:①近几年在地方小工业的发展过程中,一些必要的劳动保护措施有所削弱,这必然增加工人接触危险因素的机会,应当引起重视。②随着工农生产的发展,新的职业不断涌现,可能会出现许多原先我们对其危害性认识不足的工种。其中可能潜伏着许多危险因子,需要我们去学习、去研究,是职业病医学面临的新课题。与此同时,应当鼓励社区居民避免职业粉尘接触,减少使用不良炉灶及废物燃烧,使用绿色能源烹饪,建立良好的排烟设施,改善厨房通风条件等来降低室内空气污染指数,进一步预防慢阻肺的发生及发展。将更多的精力投入到农村居民烹饪污染燃料的使用上,加快城镇和农村天然气改造进程,尽量减少农村地区烹饪污染燃料的使用。在燃料使用改造的过程中也可以通过其他方式减少污染燃料暴露对于慢阻肺患者的影响,如对原有炉灶进行改造和更换,提高污染燃料的燃烧效率,减少污染燃料烟雾暴露;使用合理设计的厨房和排风装置,尽量减少污染燃料未完全燃烧导致的室内空气污染;更多地使用干燥的燃料,减少燃烧产生的烟雾;减少厨房的使用时间,在烹饪后打开厨房的门窗进行通风;注意厨房和炉具的卫生,尽量保持厨房清洁,防止污染燃料烟雾沉积导致的长期污染。除了加强针对污染燃料的一级预防外,也要关注吸烟人群的烹饪污染燃料暴露情况,对居民进行健康教育,教育居民改善生活习惯,尽量减少同时暴露于两项因素的人数,以提高慢阻肺的防治效果,促进人群健康。

3. 通过体育活动、耐寒能力锻炼增强体质

体育锻炼可以促进气道分泌物的排出,减少感染机会。通过低强度的体育锻炼可以明显提高运动耐力,增强对疾病的抵抗能力。通过锻炼增强有氧运动的能力,提高身体耐力水平,发展心肺功能,改善新陈代谢,有助于减少日常生活中气急等症状的发生,改善生活质量。在选择运动项目时,应根据个人兴趣爱好,选择步行、踏车、太极拳、登梯、游泳等运动。此项锻炼应从低运动量开始,循序渐进、因人而异、适可而止,以免造成运动损伤。

4. 合理使用通风、防尘、空调设备,预防感冒和下呼吸道感染

要随着环境气温变化而适时地增减衣服,避免骤冷和骤热。在冬季和夏季由于受暖气

和空调的影响,即便是在同一幢楼房的不同楼层或同一楼层的不同房间内,温度也可能差别较大,在其间走动时,容易受凉感冒;而在春秋季时,昼夜温差较大,所以受凉感冒者多见。

5. 接种疫苗

接种疫苗可以减少慢阻肺急性加重的次数和减轻发病的严重程度。流感疫苗可以预防流行性感冒病毒的感染;肺炎疫苗是由引起肺部感染的几种常见致病菌抗原提取物制成的,可以刺激机体产生特异性抵抗力,减少感染的发生。

6. 慢阻肺筛查问卷

慢阻肺筛查问卷以高危因素为基础,可以识别如吸烟史和常见的与慢阻肺相关的症状等,作为初步筛查工具,有助于发现那些可能有气流受限症状的患者。GOLD 指南指出通过邮寄筛查问卷在初级医疗环境中进行系统地主动病例发现是识别未诊断慢阻肺患者的有效方法。通过问卷也可以提高人群对于慢阻肺疾病的认识,促使一部分人主动至医院就诊。问卷大多包含年龄、危险因素暴露史、呼吸系统症状等,目前常用的筛查问卷包括慢性阻塞性肺疾病诊断问卷、慢性阻塞性肺疾病人群筛查问卷、肺功能问卷、用于识别未诊断呼吸道疾病和加重风险的初级保健慢阻肺评估、慢性阻塞性肺疾病自我筛查问卷等。

7. 加强营养

营养不良可引起呼吸肌无力,咳嗽咳痰能力降低,机体免疫功能下降,易反复加重肺部感染。宜进食高热量、高蛋白、高维生素的食物,如瘦肉、豆腐、蛋、鱼、新鲜蔬菜、水果等,应细嚼慢咽,避免进食产气食物,如汽水、豆类、马铃薯等,避免易引起便秘的食物,如油煎食物、干果等。

二、二级预防

二级预防即临床前预防,其目的是通过筛查达到早诊早治,改变其病程,而坚持长期随访是成功治疗慢阻肺的关键。

1. 尽早检出早期慢阻肺患者

采取最简单、实用的技术方法,在无症状的慢阻肺高危人群中,定期进行普查,以期尽早检出早期病变者。

慢阻肺的筛查有利于疾病早发现、早治疗,有利于延缓疾病发生、减轻经济负担、延长寿命。《中国防治慢性病中长期规划(2017—2025 年)》建议基层医疗机构使用微型肺量计、呼气峰流速仪、问卷调查等方式进行慢阻肺筛查。对筛查出的患者建立个人及家庭健康档案,通过病史、辅助检查结果进行体质、心理、行为、疾病等危险因素综合评价,纳入慢性病综合管理。目前,在世界范围内比较适用的方法是用肺量计测定 FEV_1(具体指标为 FEV_1% 预计值或 FEV_1/FVC)。但是在应用肺量计检出早期慢阻肺过程中还存在不少问题。诸如肺功能测量相当不普遍(缺乏必要的物美价廉的设备),FEV_1 的测量需要受试者密切配合,因而其重复性容易受到影响,敏感性和特异性也不尽如人意,需要进一步提高检查技术,实行严格质量控制。是否还可以用更简单、价廉的检测方法,亦有待探讨。

2. 慢阻肺二级预防工作中戒烟是最主要、最关键的措施

国内国外学者均认为大力宣传并采取切实有效的戒烟措施是当务之急的,医护人员,特

别是呼吸专业医生应以更大的热情和决心投入这项工作中,千方百计地、百折不挠地使那些已经检出发生气道病变的吸烟者尽早戒烟,这就需要我们尽快建立一系列从花费到强度都可供选择且受人们欢迎的戒烟方法,并将这些资料尽快送到每个吸烟者手中。目前,国外已经摸索出一些行之有效的戒烟方法,可供我们借鉴。国外大量事实说明戒烟是一种明显有效的干预手段,对于人群的健康具有重大影响,应当成为全局性战略,国家每年都应当制定减少吸烟的目标,即每年戒掉吸烟习惯人数占每年参加戒烟烟民人数的百分比,对于成功戒烟者应予以奖励。此外,还需要前瞻性系统研究戒烟后戒烟者肺功能、免疫功能变化情况,使戒烟工作更有说服力。

3. 研究慢阻肺发病病理机制

深入研究慢阻肺发生早期气道黏膜中、管腔内参与气道炎症的各种炎症细胞(如中性粒细胞、淋巴细胞、巨噬细胞),以及它们释放出来的各种炎性介质、细胞因子对炎症发生发展的作用,进一步研究各种炎症细胞的趋化、黏附、移行及细胞因子调控机制,以及蛋白酶-抗蛋白酶、氧化-抗氧化平衡机制在慢阻肺发生发展中的作用,在此基础上开发出一些能够逆转、康复气道组织功能障碍的治疗方法。

三、三级预防

三级预防即临床预防,目的在于尽量减少疾病对人体功能和生命质量的影响,防止产生并发症并提高患者生存质量。主要措施:①建立健康档案;②医患共同制订和实施防治方案;③指导患者戒烟、长期家庭氧疗、全身体能和呼吸肌功能锻炼;④教育患者及家属明确急性加重的诱因、并发症及必要的防治知识;⑤对急性加重者作必要的急救处理、适时安全转院;⑥对患者旅行进行评估,预计飞行中的动脉血氧分压[动脉血氧分压(mmHg)= $22.8-2.74X+0.68Y$(X 为以英尺表示的飞行高度,Y 为患者在地面的动脉血氧分压测值)]并进行指导;⑦对终末期患者实施临终关怀。

对于慢阻肺急性加重的处理已为大家所熟悉且在我国重新修订的《慢性阻塞性肺疾病诊治指南(2021年修订版)》中已明确强调。慢阻肺急性加重会加速病情的进展,加快肺气肿、肺源性心脏病、呼吸衰竭的发生,加剧患者体力的衰退。

1. 继续强化戒烟

因为任何时候戒烟都可使吸烟者的 FEV_1 获得改善,并使 FEV_1 年下降速度减慢。已有研究结果表明,成功戒烟可以显著地保护那些具有 FEV_1 进行性下降高度危险者的肺功能。因此,即使是已经发生症状的慢阻肺患者,认真戒烟对其缓解病情、提高生命质量仍然是有效的、有益的。对此应当反复向患者进行宣传,增强其戒烟和康复的信心。

2. 在慢阻肺稳定期中下功夫

通过改善患者营养状态,应用中医药健脾补肾,提高机体免疫力,改善机体内环境,增强防御能力,预防、减少呼吸道感染,减缓疾病进展速度。中医在慢阻肺稳定期的防治上有一定优势。例如,中医药在治疗慢阻肺中具有抑制炎症细胞和炎症介质、改善肺功能、调节机体免疫等作用,可有效预防疾病进展,改善和提高患者生活质量。

3. 加强慢阻肺患者康复锻炼

可以开设康复锻炼中心,制订康复锻炼计划,同时编写康复锻炼指南,制订客观的评价指标。运动训练:慢阻肺影响患者的运动能力,患者也常因为呼吸困难而运动受限,继而导致骨骼肌功能丧失。运动训练被认为是肺康复治疗的基础,也是改善慢阻肺患者肌肉功能的最佳途径。传统的运动训练包括呼吸训练、耐力训练和阻力训练等。

(1) 呼吸训练:是肺康复中较为常用的方法,通过进行呼吸训练,患者可以不断增加胸廓的活动度,同时也使得患者的呼吸肌得到一个有效的锻炼,从而改善呼吸困难症状和提高生活质量,其主要内容包括缩唇呼吸、腹式呼吸、呼吸操。缩唇呼吸的原理是通过缩唇形成的微弱阻力增加气道阻力,延迟呼气时间,从而有助于排出残余气体,延缓气道塌陷。有研究证明,与正常呼吸相比,缩唇呼吸对慢阻肺患者氧合水平有改善作用,可使慢阻肺患者的心肺功能指数发生显著正向变化。腹式呼吸是一种利用横膈膜收缩和腹肌参与呼吸的方式,可以减轻胸部压迫,提高呼吸效率和耐力。呼吸操是中国传统的运动疗法,其原理是将意念、呼吸和身体动作融为一体,这种特殊的运动可以有效地锻炼呼吸肌、调整呼吸模式,如太极拳、八段锦、六字诀、五禽戏等。

(2) 耐力训练:骑自行车或步行,是肺部康复最常用的运动形式之一。其目的是在运动中调节肌肉,改善心肺功能,以增加体力活动,从而减少呼吸困难和疲劳的症状。张振赟等研究分析显示,相比于常规治疗,增加耐力训练在提高慢阻肺稳定期患者的运动能力和改善呼吸困难症状上有着积极的影响。高强度的耐力训练通常可以用于肺康复工作计划,然而这对于一些患者来说,即使在密切监督下,也很难达到教学目标强度或训练活动时间。对于那些因呼吸困难严重或血氧饱和度下降而无法忍受高强度耐力训练的人,间歇训练可能是增加运动强度和训练适应性的合理策略。间歇训练是耐力训练的改进,其特点是在高强度锻炼间隔期间定期穿插休息或低强度锻炼。

(3) 阻力训练:是一种对抗阻力的运动,主要目的是训练人体的肌肉,传统的抗阻力训练有俯卧撑、哑铃、杠铃等项目。慢阻肺患者往往存在周围肌肉功能障碍,研究表明阻力训练可以显著改善患者肌肉力量。与单纯有氧运动相比,在有氧运动中增加阻力训练可以使肌肉力量得到更明显的改善。所以建议慢阻肺患者每周进行 2~3 次阻力训练,加强呼吸相关肌肉力量,改善患者的肺功能。

4. 对于严重低氧血症者应进行长程家庭氧疗

长期氧疗可以纠正低氧血症,改善患者生活质量和精神状态;还能使血细胞比容降低,血液黏稠度降低,使心肺氧供增加,缓解肺源性心脏病的发展。但是长期给氧,要注意用氧安全,不管是家庭用氧还是在医院治疗期间用氧,都应避免吸入氧浓度过高,引起二氧化碳潴留和氧中毒。所有患者均应采用持续低流量吸氧,氧浓度 25%~29%,每日吸氧至少 10 h以上,氧疗时间达 6 个月以上,才能获得满意效果。目前,国内最需要解决的问题是氧源和吸氧经费问题。根据我国目前的实际国情,只能以压缩氧或液态氧为主,辅以少量家庭浓缩制氧机。应当协同医院、公费医疗管理系统研究、制订出一套切实可行而又合理的氧疗费用支付办法,使长程家庭氧疗落到实处。

5. 定期注射流感疫苗、肺炎疫苗等以减少呼吸道感染

每年秋季接种一次流感疫苗,每 5~6 年接种一次肺炎链球菌疫苗可以减少这两种呼吸

道感染。此外,还可肌内注射核酪,接种气管炎疫苗、灭活卡介苗。慢阻肺患者应根据当地相关指南接种所有推荐的疫苗。GOLD 2023 根据当前美国疾病控制与预防中心(CDC)发布的指南调整了对肺炎链球菌疫苗的推荐意见,流感疫苗、新冠疫苗、百白破疫苗接种推荐与GOLD 2022 相同。肺炎链球菌疫苗[肺炎球菌结合疫苗(PCV20 或 PCV15)和肺炎球菌多糖疫苗(PPSV23)]被获批用于≥65 岁的成人;也被批准用于患有基础疾病的 19~64 岁成人,即取消了接种人群的年龄限制。目前,美国疾病控制与预防中心建议慢阻肺患者接种 1 剂PCV20;或接种 1 剂 PCV15,随后序贯接种 PPSV23。此外,PCV15、PCV20 或 PPSV23 可以在成人免疫计划中与流感疫苗共同给药。GOLD 2023 对各类疫苗接种的推荐更趋于积极。

6. 对于慢阻肺患者及其家庭进行系统教育,加强患者的自我管理

使患者了解慢阻肺病程的长期性、危害性,以及进行长期防治的必要性、可行性,争取患者及其家庭对于我们工作的理解、配合和支持,这是做好慢阻肺三期预防的基础和前提。慢阻肺稳定期患者自我管理的主要内容包括教育和行动执行计划。其中教育是指干预、提高患者自我管理能力,以及增强患者每日实际执行行动计划的动力,是慢阻肺自我管理的重要组成部分。研究表明,护士主导的慢阻肺患者自我管理计划可有效减少患者就诊次数、减轻患者焦虑程度、提高患者自我效能,针对不同文化层次的患者及家庭采取相应的指导方法,可使患者了解慢阻肺的相关知识,识别使病情恶化的因素。戒烟是预防慢阻肺的重要措施,在疾病的任何阶段戒烟都有益于防止慢阻肺的发生和发展。避免粉尘和刺激性气体的吸入;避免和呼吸道感染患者接触,少去人群密集的公共场所;避免受凉感冒。同时,应重视患者的心理因素对健康的影响,慢阻肺病程长,反复发作,患者常有焦虑、易怒、烦躁和忧郁心理,故需及时了解患者的心理状态,消除不良情绪。医生护士运用沟通技巧对患者进行心理上的安慰、支持,鼓励患者参加一些力所能及的社交活动,加强自主性。并且也可以通过定期与新闻传媒合作,制订科普宣传册、卫生科普影片,在社区宣传栏向居民宣教慢阻肺相关防治知识。利用电话、门诊、家庭访视等途径,让患者及其家属能够掌握慢阻肺相关知识,提高患者的遵医性及慢阻肺急性加重时的应对能力,改善患者生活方式,给予全方位健康教育及监督,最终让其实现良好的自我管理。

7. 提高慢阻肺长期管理成效

对慢阻肺患者进行长期系统管理,提高慢阻肺稳定期患者管理率和规范治疗率。慢阻肺自我管理软件或微信等平台建立慢阻肺自我管理系统,有助于提高慢阻肺稳定期患者自我管理能力,实现慢阻肺临床症状自我评估、肺功能测试、病情严重程度评估、治疗效果评价、专科专病门诊预约、向相关医生咨询问题等,建立由全科医生、全科护士、专科医生、临床药师组成的慢阻肺健康教育团队,有利于及时解决慢阻肺患者的相关问题,包括长期监测肺功能进展情况,检查督促戒烟效果等。

8. 营养支持

慢阻肺患者由于长期咳嗽和呼吸困难导致机体能量过度消耗、消化吸收功能减退,从而出现营养不良状态。营养不良是独立于肺功能的预后不佳危险因素。因此,应加强慢阻肺患者营养管理,对患者日常膳食摄入习惯定期开展调查,通过测量 BMI、脂肪厚度、检测血清白蛋白等对患者的营养状况进行综合评估。为患者制订个体化营养指导,指导患者增加优质蛋白饮食的摄入,适时摄入高热量食物,提高患者营养水平,增强免疫力。

总之，由于慢阻肺是一种常见的高花费低效益疾病，容易被检出，且可以有效地加以预防，因此非常适合进行三级预防，对于慢阻肺进行系统的三级预防必将带来巨大的社会经济效益。

---------------------------- **参 考 文 献** ----------------------------

高天霖,刘萍,周哲,2021.呼吸训练器对慢阻肺急性期患者肺康复的临床效果[J].中外医学研究,19(3):129-131.

黄文菲,陈嘉馨,梁志欣,等,2021.三球式呼吸训练器在稳定期慢性阻塞性肺疾病患者肺康复中的应用及对生活质量的影响[J].辽宁医学杂志,35(1):38-42.

李恩清,2020.新型缩唇呼吸训练器在稳定期老年慢阻肺患者肺康复中的应用研究[D].太原:山西医科大学.

李凡,高臻,盛春风,等,2018.移动互联网信息平台在慢性阻塞性肺疾病分级诊疗中的应用效果研究[J].中国全科医学,21(30):3730-3734.

潘东霞,钱一建,王春梅,等,2016.吸烟与室内空气污染的交互作用对慢性阻塞性肺部疾病影响的分析[J].中华流行病学杂志,37(11):1444-1449.

辛晓峰,戴伟,2018.老年慢性阻塞性肺疾病患者的营养管理[J].中华老年医学杂志,37(2):129-132.

张振赟,魏莉莉,刘晓梅,等,2021.耐力训练对稳定期慢性阻塞性肺疾病患者有效性的meta分析[J].中国康复医学杂志,36(3):330-334.

中华医学会,中华医学会杂志社,中华医学会全科医学分会,等,2018.慢性阻塞性肺疾病基层诊疗指南(2018年)[J].中华全科医师杂志,17(11):856-870.

Effing T W, Vercoulen J H, Bourbeau J, et al., 2016. Definition of a COPD self-management intervention: international Expert Group consensus[J]. European Respiratory Journal, 48(1): 46-54.

Gimeno-Santos E, Rodriguez D A, Barberan-Garcia A, et al., 2014. Endurance exercise training improves heart rate recovery in patients with COPD[J]. COPD, 11(2): 190-196.

Ofori-Anyinam O, Leroux-Roels G, Drame M, et al., 2017. Immunogenicity and safety of an inactivated quadrivalent influenza vaccine co-administered with a 23-valent pneumococcal polysaccharide vaccine versus separate administration, in adults ≥50 years of age: results from a phase Ⅲ, randomized, non-inferiority trial[J]. Vaccine, 35(46): 6321-6328.

Petty T L, Weinmann G G, 1997. Building a national strategy for the prevention and management of and research in chronic obstructive pulmonary disease. National Heart, Lung, and Blood Institute Workshop Summary. Bethesda, Maryland, August 29-31, 1995[J]. JAMA, 277(3): 246-253.

Sakhaei S, Sadagheyani H E, Zinalpoor S, et al., 2018. The impact of pursed-lips breathing maneuver on cardiac, respiratory, and oxygenation parameters in COPD patients[J]. Open Access Macedonian Journal of Medical Sciences, 6(10): 1851-1856.

Spruit M A, 2014. Pulmonary rehabilitation[J]. European Respiratory Review, 23(131): 55-63.

Yu X Q, Li J S, Li S Y, et al., 2013. Functional and psychosocial effects of pulmonary Daoyin on patients with COPD in China: study protocol of a multicenter randomized controlled trial[J]. Journal of Integrative Medicine, 11(2): 140-146.

慢
性
阻
塞
性
肺
疾
病
的
中
西
医
结
合
治
疗

第十三章 慢性阻塞性肺疾病的预后与转归

第一节 西医转归

近年来,慢阻肺的患病率和病死率逐步增高。2018 年,王辰院士牵头的"中国成人肺部健康研究"调查结果显示,我国 20 岁及以上成人慢阻肺患病率为 8.6%,40 岁以上人群患病率高达 13.7%,估算我国患者数近 1 亿,提示我国慢阻肺发病仍然呈现高态势。根据全球疾病负担调查,慢阻肺是我国 2016 年第 5 大死亡原因,2017 年第 3 大伤残调整寿命年的主要原因。世界卫生组织(WHO)关于病死率和死因的最新预测数字显示,随着发展中国家吸烟率的升高和高收入国家人口老龄化加剧,慢阻肺的患病率在未来 40 年将继续上升,预测至 2060 年死于慢阻肺及其相关疾病患者数超过每年 540 万人,给患者、家庭、社会带来沉重的负担。

慢阻肺的预后转归差异较大,影响因素众多。轻度和中度患者预后一般较好,恢复良好者可一定程度恢复心肺功能;而重度和极重度慢阻肺患者随时有可能处于急性加重期,伴发肺动脉高压、肺源性心脏病和右心功能不全等疾病,预后相对较差,严重者可导致死亡。

一、早期诊断

早诊断、早治疗是慢阻肺防治的关键,早期肺功能受损程度较轻的患者经规范治疗可一定程度恢复心肺功能。然而慢阻肺知晓率及肺功能检查普及率较低,加之超 60% 的患者无明显咳嗽、咳痰、喘息等呼吸道症状,或是认为症状由吸烟等其他因素导致,未引起重视,待出现明显活动受限和呼吸困难症状时已进展至中、重度肺功能受限,此时再进行药物治疗的效果不显著。中国成人肺部健康研究显示,在所有慢阻肺患者中,不足 3% 患者知道自己患有慢阻肺,近 90% 此前从未得到明确诊断。尤努斯·科拉克等研究发现慢阻肺漏诊率达 78%,无症状者占 29%,漏诊患者发生急性加重和罹患肺炎的风险均会增加,其中有症状患者死亡的风险增加。

肺功能检查是诊断慢阻肺的金标准,GOLD 指南推荐对于有呼吸道症状和危险因素接触史的人群进行肺功能检查确诊。我国对肺功能检查也予以重视,2016 年于《国家慢性病综合防控示范区建设管理办法》中首次将简易肺功能检查和慢阻肺列入国家慢病示范区防治内容;《"十三五"卫生与健康规划》进一步要求加强慢性呼吸系统疾病筛查干预,将肺功能检查纳入常规体检;《中国防治慢性病中长期规划(2017—2025 年)》提出实施早诊早治、降低高危人群发病风险,提供更多包括简易肺功能检查在内的促进慢性病早期发现服务。

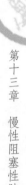

二、吸烟

吸烟是慢阻肺的首要危险因素和关键环境因素,这与烟草中焦油、尼古丁等物质对肺部的破坏作用有关。《中国吸烟危害健康报告2020》数据显示吸烟者的吸烟量越大、吸烟年限越长、开始吸烟年龄越小,慢阻肺发病风险越高。与不吸烟者相比,吸烟者的呼吸道症状和肺功能异常的发生率更高,FEV_1的年下降率更大,慢阻肺的死亡率也更高。2017年上海市静安区统计显示该区居民慢阻肺死亡中有50.12%由吸烟造成,造成慢阻肺的全部健康寿命年损失为3 614人/年。二手烟暴露也会导致呼吸症状和慢阻肺,研究估算表明因二手烟暴露可导致190万的慢阻肺额外死亡。吸烟环境暴露与CAT评分增加呈现显著剂量反应关系,更容易引起慢阻肺肺部改变,肺功能进一步下降,且损伤可能是不可逆的。

GOLD指南明确指出,戒烟最能影响慢阻肺的自然病程,是所有吸烟慢阻肺患者的关键干预手段。Cochrane系统评价认为戒烟是唯一能减缓慢阻肺患者肺功能加速下降的干预措施。戒烟可以减慢慢阻肺患者肺功能下降的速率,延缓病变进展,从根本上改变慢阻肺的自然病程,避免严重或致死性慢阻肺的发生。戒烟的慢阻肺患者下呼吸道疾病症状减少,急性加重减少,预后显著优于吸烟患者。因此远离吸烟环境对慢阻肺的预后有重要意义,对肺部健康最佳的方法便是在全球范围内消除烟草和电子烟。

三、规范治疗

慢阻肺需要终身治疗,稳定期的长期规范用药是实现疾病控制的核心,早期发现的患者经规律治疗后症状控制良好,部分可一定程度恢复心肺功能。《健康中国行动(2019—2030年)》提出需为慢阻肺患者落实诊断、治疗、随访管理、功能康复等全流程防治管理服务,提高慢阻肺患者的规范化管理率。研究表明,在重度和极重度慢阻肺患者中,停药患者相比规范用药者肺功能显著下降。然而患者对治疗的依从性差异较大,部分患者仅在症状严重时用药,或是短期服药认定无效,自行增减给药剂量或停药,这些错误行为均会导致不良预后,增加急性加重和死亡风险。因此,需要重视慢阻肺患者的长期规范用药和安全合理用药,定期评估以制订个体化治疗方案,并确保吸入制剂的正确使用,向患者强调规范治疗的重要性,进而更好地实现慢阻肺管理目标。

四、慢阻肺急性加重

慢阻肺急性加重是慢阻肺患者的首位死亡因素,频繁的急性加重会显著提高住院率。慢阻肺患者每年发生0.5~3.5次急性加重。1次中重度急性加重后,肺功能下降速率增加95%以上,部分患者在急性加重8周后肺功能仍处于受损状态。任何程度的慢阻肺急性加重都会增加血管事件发生风险,重度加重后血管风险增加高达85%,且风险升高可维持1年。因此,减少慢阻肺急性加重的次数尤为重要。

早期预防、早期诊断和规范治疗慢阻肺急性加重可以最大限度地减少恶化的负面影响,并防止病情进一步发展。慢阻肺急性加重通常是可以预防的,根据 2015 年美国胸科医师学会和加拿大胸科学会联合发布的《慢性阻塞性肺疾病急性加重期预防指南》,慢阻肺患者应当戒烟,控制污染,尽量避免呼吸道病毒感染和寒冷环境,按时接种流感疫苗和肺炎疫苗,进行家庭氧疗和无创机械通气支持,正确规范用药,必要时行肺减容术。用药方面,可选择吸入支气管扩张剂、糖皮质激素,也可口服抗氧化剂药物(如 N-乙酰半胱氨酸)、黏液溶解剂(如氨溴索、厄多司坦、羧甲司坦等),或进行免疫调节治疗,可减少慢阻肺急性加重发生率,降低严重程度。

五、并发症与合并症

慢阻肺患者常存在其他并发症与合并症,包括呼吸系统、心血管系统、内分泌系统、消化系统等疾病,会导致或加重慢阻肺急性加重,影响疾病状态和预后,因此需要进行针对性治疗。现就主要并发症与合并症进行讨论。

(一)呼吸系统疾病

肺部感染是慢阻肺急性加重的常见诱因,是造成慢阻肺患者住院死亡的高危因素。吸烟、滥用抗生素、侵入性操作、辅助呼吸装置、糖皮质激素应用、感染及营养不良等慢阻肺相关因素均易引发肺部感染。慢阻肺患者一般年龄较大,且病程长、营养状况差,长期反复应用抗生素,机体的免疫器官功能差,常由于气道阻塞发生肺部感染,引发慢阻肺急性加重,加重呼吸衰竭。慢阻肺患者应当戒烟,避免受凉,规范佩戴口罩,按时接种流感疫苗和肺炎疫苗,流感高发季节避免前往公共场所,适当锻炼,以预防肺部感染。对于长期卧床的患者应该注意各项操作的无菌观念,喂饭时避免误吸。如出现发热、感冒等症状需及时就医,以免引起慢阻肺急性加重。

呼吸衰竭和肺性脑病是慢阻肺较为危重的并发症,两者伴发将增大致残及病死风险,严重影响患者预后。由于肺功能的进行性下降,大部分中重度慢阻肺患者都有可能出现呼吸衰竭,伴随有不同程度的供氧失衡、内皮细胞受损、炎症反应及微循环障碍等病理状态。若未及时治疗,导致低氧血症和酸中毒,脑功能受损,出现脑水肿,引起肺性脑病,重则脑死亡,同时还会诱发其他器官功能衰竭,如心、肝、肾,影响体内毒素的代谢和排除,严重者可出现心搏骤停。慢阻肺患者必要时应坚持家庭氧疗,病情严重时配合无创通气,改善低氧血症,预防高碳酸血症,改善预后。

(二)心血管系统疾病

心血管疾病是慢阻肺重要的合并症,也是导致患者死亡的重要原因,两者互相影响。慢阻肺引起的肺结构改变和通气障碍会导致肺动脉高压,加重心脏工作负担,增加心血管疾病发生的风险;同时心血管疾病也会造成慢阻肺病情加重,增加慢阻肺的死亡率。合并心力衰竭、冠心病的慢阻肺患者 1 年内急性加重次数及死亡率明显高于无心血管合并症的慢阻肺患者,可能与患者血清脑钠肽浓度明显升高、心力衰竭没有得到纠正有关。合并高血压的患者则更易出现低氧血症及高碳酸血症,易引起血压波动,增加心脏负荷,进而导致心力衰竭。在治

疗慢阻肺同时积极合理治疗心血管合并症,对于减少慢阻肺急性加重次数及降低死亡率有重要意义。

(三) 内分泌系统疾病

糖尿病可能影响慢阻肺的预后。糖尿病与慢阻肺共存时死亡率将升高。糖尿病患者机体内糖代谢、脂肪代谢及蛋白质代谢紊乱,且糖尿病患者自身免疫功能下降,易引起肺部不良感染。同时慢阻肺治疗常应用糖皮质激素,可以明显改善症状,降低气道高反应性。然而,长期多次使用糖皮质激素可以增加糖异生,减慢葡萄糖分解,升高血糖。慢阻肺与糖尿病相互影响,在治疗慢阻肺的过程中应严格控制血糖水平,提高患者的生活质量,防止病情恶化。

骨质疏松症是慢阻肺常见的合并症之一,两病并发易致恶性循环。慢阻肺相关骨质疏松的风险约为对照人群的 1.5~2 倍,气流受限程度与骨矿物质密度降低独立相关,因此骨质疏松症的患病率则随慢阻肺的进展升高;另外,骨质疏松所致骨折又会促进肺功能进一步恶化及慢阻肺急性加重。然而慢阻肺患者的骨骼健康关注度不足,诊断率低。对于慢阻肺患者应多关注骨质疏松情况,进行预防和多学科治疗,给予足量的钙剂、维生素 D 及抗骨质疏松药物治疗。

(四) 消化系统疾病

胃食管反流是慢阻肺病情加重的独立风险因素,与慢阻肺的预后息息相关。有多项研究表明,胃食管反流与慢阻肺加重有关,可能的原因为胃食管反流能增加气道的敏感性并产生炎症反应,加重慢阻肺患者症状,使肺功能恶化,出现二氧化碳潴留。慢阻肺与胃食管反流形成恶性循环,胃食管反流可诱导慢阻肺急性加重,而部分慢阻肺药物可以促进胃酸分泌,从而加重胃食管反流。慢阻肺也会增加消化性溃疡、非活动性出血溃疡、幽门螺杆菌等疾病的风险,合并消化性溃疡后,慢阻肺患者死亡率将升高。因此,在慢阻肺的治疗中可适当采取预防性治疗,已合并消化系统疾病的患者治疗中应维持原治疗方案,如使用质子泵抑制剂类等。激素可延缓溃疡的愈合,因此慢阻肺的治疗应当尽量避免不必要激素的使用。

六、营养不良

营养不良是慢阻肺不良预后的肺外独立危险因素,与死亡率升高及肺功能下降有关。白蛋白参与营养代谢,与机体免疫防御功能密切相关,是反映人体营养状态的重要指标。慢阻肺患者存在慢性气道炎症及持续的气道阻塞,机体处于缺氧状态,消化道消化吸收能力下降,低白蛋白血症的发生率明显升高。慢阻肺急性加重期间机体处于应激状态,炎症反应加剧、肝脏合成减少、摄入原料不足、高代谢状态消耗增多等共同作用导致低白蛋白血症进一步加重。营养不良状态会加速肺功能下降,同时更容易导致呼吸衰竭等并发症的发生,加速病情发展。因此,应当关注慢阻肺患者的营养状态,必要时积极加强营养支持以改善预后。

七、精神状态

慢阻肺患者因患病时间长,易反复急性加重,无法完全治愈,随病情进展出现体力和社

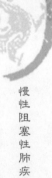

会活动受限等,易合并焦虑、抑郁、认知障碍等心理疾病,与不良预后有关。GOLD 指南提示慢阻肺患者自杀的可能性比没有慢阻肺的人高 1.9 倍,且呼吸困难的患者更易患抑郁症。患者精神状态不佳可能影响治疗的依从性,进而影响慢阻肺的预后。因此,心理康复是慢阻肺治疗中不可缺少的一部分,应定期进行心理支持治疗,建立良好的医患关系,缓解患者焦虑、抑郁等不良情绪。

第二节 中医转归

　　慢阻肺属于中医学"喘病""肺胀"等范畴。慢阻肺的发生多责于肺气虚,患者往往患久咳、支饮、哮喘等日久,迁延失治,痰瘀稽留,最终导致肺气胀满,不能敛降。长期吸烟、处于空气污染环境等亦损及肺脏,致肺失宣降。痰、瘀是慢阻肺病程漫长的原因,痰瘀互结加之外邪引动,气机逆乱,易致慢阻肺反复发作、病情加重,预后不佳。《素问·五脏生成》中有"诸气者,皆属于肺"之言,《素问·六节藏象论》中有"肺者,气之本也"之言,肺主宣发肃降,肺气通畅,呼吸乃畅,肺气不足则肺气宣降失司,清肃之令失常,可出现呼吸功能的异常,表现为咳喘、胸闷等。肺主水,肺气的宣发肃降推动和调节全身水液的输布和排泄,肺失宣降,肺行水功能失常,水饮聚集于肺中,痰饮水湿内生并贮存于肺,发为咳喘、咳痰,故明代李中梓云:"肺为贮痰之器。""气非血不和,血非气不运",气滞则血运不行,肺运化功能失常,气滞血瘀,瘀而化热,痰热互结,阻塞肺络,导致气机逆乱。而痰亦能生热,瘀热搏结,阻塞肺络,浊血伤津,全身气机走行不畅,加剧气机逆乱。《灵枢·九针论》中有"肺者,五脏六腑之盖也"之言,肺脏位于上焦,上通鼻窍,外合皮毛,易受外邪侵袭而感邪毒,加之慢阻肺患者机体虚弱,正不胜邪,卫气为邪所束,不能御邪于外,邪毒与气血搏结于内。

　　慢阻肺病变可传变他脏,最易损及心、脾、肾三脏。"肺为气之主,肾为气之根",肺之气阴耗伤,宣肃失常,气机壅滞,则肺气胀满而无法敛降,日久母病及子,肺虚累肾,肾气亏虚,摄纳无权,症见气短难续、声低气怯,甚者张口抬肩,倚息不得平卧等肺肾气虚证,或腰膝酸软、尿有余沥之肾气虚证。"邪之所凑,其气必虚",久则子耗母气,肺损及脾,脾失健运,津液输布失常,痰饮内生困于中焦,反伤肺气,如此循环终致肺脾两虚。肺、脾、肾虚损失能,易感外邪,复伤正气,反复发作,久则耗气伤阴,肾气不固,水无所主,津液通调失常,外泛肌肤则发为水肿,水饮迫肺凌心,内停胸腹,喘咳心悸。宗气贯于心肺,心阳根于命门真火,咳喘日久,肺肾虚弱,进一步导致心阳虚衰,阳虚水泛。"肝生于左,肺藏于右",肺与肝共调气机升降和气血,肺主气、性清肃,肝藏血、性升发,两者相互制约、相互为用,故"病先发于肺,三日而入肝"。久病肺虚气少而血滞,肝郁不畅,疏泄失司,可见肝气郁结之证;或肺津耗伤,肺失滋润,清肃不能,金不制木,肝气易动,升发太过,终成肺燥肝热;又或肝失疏泄,血行不畅而郁于肝,瘀结胁下,出现癥积或肿块等。

　　慢阻肺病久变证诸多。若痰浊壅盛,或痰热内扰,闭阻气道,蒙蔽神窍,则可发生烦躁、嗜睡、昏迷等变证,甚者危及生命。若痰热内郁,热动肝风,可见肉瞤、震颤甚则抽搐,或因动血而致出血。久病肺脏虚损,肺气日耗,进而伤阳,肺中虚冷,气不化津,可致肺痿不用。肺

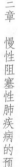

虚日久,亦可因气机运行不畅而逆乱,诸邪聚生交织,最终导致邪盛正绝,发为暴喘。病重者肺肾俱虚,病及于心,肺虚不能助心营运血脉,肾阳无以温煦心阳,导致心气、心阳衰惫,鼓动血脉无力,血行瘀滞,可见喘息鼻煽,摇身撷肚,张口抬肩,又见烦躁不安,面青唇紫,手足厥逆,头汗如油,脉浮大急促无根,或模糊不清的肺气欲绝、心肾阳衰的喘脱危候,孤阳欲脱,出现亡阴、亡阳之危重病情。

综上所述,慢阻肺往往归为"正虚积损",正虚为肺、脾、肾三脏亏虚,以气虚为本,虚极成损。肺、脾、肾功能失职,则会导致水液内停生痰,气机阻滞成瘀,痰瘀与邪实互结则虚益甚。虚、痰、瘀互为因果,最终会导致多脏腑功能失调而预后不佳。故在治疗过程中应注重辨证论治、整体与局部相结合,扶正祛邪、攻补兼施,同时兼顾健脾补肾、活血祛瘀、祛痰逐饮等。

-------------------------------- 参 考 文 献 --------------------------------

李睿,曾雪梅,万碧莲,等,2023.血清 PCT、hs-CRP、BNP 与 COPD 合并呼吸衰竭患者病情急性发作及预后的相关性[J].分子诊断与治疗杂志,15(1):77-80.

慢性阻塞性肺疾病急性加重诊治专家组,2023.慢性阻塞性肺疾病急性加重诊治中国专家共识(2023 年修订版)[J].国际呼吸杂志,43(2):132-149.

万秋萍,熊建菁,褚晓婷,等,2021.2017 年上海市静安区居民 COPD 的健康损失及其吸烟归因负担分析[J].环境与职业医学,38(7):725-732.

许骁颖,2017.慢性阻塞性肺疾病与胃食管反流病之间关系的研究进展[J].中华胃食管反流病电子杂志,4(2):77-80.

《中国吸烟危害健康报告》编写组,2021.《中国吸烟危害健康报告 2020》概要[J].中国循环杂志,36(10):937-952.

钟园园,孙婧,汪斌,等,2023.慢性阻塞性肺疾病相关骨质疏松症的研究进展[J].中华中医药杂志,38(1):265-268.

Criner G J, Bourbeau J, Diekemper R L, et al., 2015. Prevention of acute exacerbations of COPD: American College of Chest Physicians and Canadian Thoracic Society Guideline[J]. Chest, 147(4): 894-942.

Echevarria C, Steer J, Bourke S C, 2019. Comparison of early warning scores in patients with COPD exacerbation: DECAF and NEWS score[J]. Thorax, 74(10): 941-946.

Lu M, Yao W Z, Zhong N S, et al., 2010. Asymptomatic patients of chronic obstructive pulmonary disease in China[J]. Chinese Medical Journal, 123(12): 1494-1499.

Schnell K, Weiss C O, Lee T, et al., 2012. The prevalence of clinically-relevant comorbid conditions in patients with physician-diagnosed COPD: a cross-sectional study using data from NHANES 1999-2008[J]. BMC Pulmonary Medicine, 12: 26.

Stolz D, Mkorombindo T, Schumann D M, et al., 2022. Towards the elimination of chronic obstructive pulmonary disease: a Lancet Commission[J]. Lancet, 400(10356): 921-972.

Wang C, Xu J Y, Yang L, et al., 2018. Prevalence and risk factors of chronic obstructive pulmonary disease in China (the China Pulmonary Health[CPH]study): a national cross-sectional study[J]. The Lancet, 391(10131): 1706-1717.

慢
性
阻
塞
性
肺
疾
病
的
中
西
医
结
合
治
疗